健康生活
HEALTHY LIVING

家庭医学内参系列

中医偏方
验方治百病

★

临床主任医师　陈希久◎主审

健康生活图书编委会◎编著

吉林出版集团
吉林科学技术出版社

图书在版编目（CIP）数据

中医偏方验方治百病 / 健康生活图书编委会编著. -- 长春：吉林科学技术出版社，2010.8

ISBN 978-7-5384-4937-2

Ⅰ．①中… Ⅱ．①健… Ⅲ．①常见病－土方②常见病－验方 Ⅳ．①R289.5

中国版本图书馆CIP数据核字（2010）第149095号

中医偏方验方治百病

主　　审	陈希久	
编　　著	健康生活图书编委会	
编　　委	赵易博　姜　丽　赵益普　林子琪　庞甜甜	
	王　亮　陈晓娇　王一然　曲孝章　宋文静　尹冬冬	
出 版 人	张瑛琳	
选题策划	李　梁	
责任编辑	隋云平	
封面设计	长春茗尊平面设计有限公司	
制　　版	长春市墨工文化传媒有限公司	
开　　本	820mm×1170mm　1/16	
字　　数	250千字	
印　　张	27.5	
印　　数	1-10000册	
版　　次	2010年8月第1版	
印　　次	2022年1月第3次印刷	

出　　版　吉林出版集团
　　　　　　吉林科学技术出版社
发　　行　吉林科学技术出版社
地　　址　长春市人民大街4646号
邮　　编　130021
发行部电话 / 传真　0431-85677817　85635177　85651759
　　　　　　　　　　85651628　85600611　85670016
储运部电话　0431-84612872
编辑部电话　0431-86037698
网　　址　www.jlstp.net
印　　刷　唐山才智印刷有限公司

书　　号　ISBN 978-7-5384-4937-2
定　　价　55.00元

如有印装质量问题可寄出版社调换
版权所有　翻印必究　举报电话：0431-85635185

前言/PREFACE

养生在于平时的一点一滴

每个人都热爱生命，而让生命更加多姿多彩的是健康。不是有那么一句名言吗？"健康是'1'，财富、权利、爱情等等都是'0'，如果'1'不存在了，再多的'0'也没有意义。"所以，越来越多的人开始重视健康，开始追求"养生"。

可惜事与愿违。看看我们身边的人，虽然现代人的平均寿命提高了，但是很多人才到壮年就患上了高血压、糖尿病等疾病，并且持续到生命的结束。甚至青年人也开始受到颈椎病、腰椎病的困扰，年纪轻轻就要忍受病痛的折磨。这是为什么呢？

看看我们现在的生活方式吧！饮食多是精致的白米白面、多油多盐的饭店伙食、高热量的快餐食品……长时间的工作，缺少放松，每天背负着巨大的精神压力……越来越少到大自然中去，出门有车代步，健身也是在健身房里……这样的生活方式怎么可能带来健康呢？还有很多人盲目跟从那些所谓的"养生权威"、"健康大师"，把似是而非的"秘方"当法宝，结果受骗上当，与"追求健康"的初衷南辕北辙。

有人说"养生很难"，其实不然。养生其实并不是多么困难的一件事。说它难，是因为要坚持，要贯彻到每日的行动中去。饮食有节、运动有法、起居有常、房事有度，如果做到了这些，每日的生活就变成了养生。养生是一门学问，但是并非想象的那么艰深，关键还在于每天的一点一滴，在于您是否将养生变成了习惯。

为了让更多的人掌握养生的细节和方法，我们特别编纂了此系列图书，希望可以将健康知识和养生方法传播开去，让更多的人受益。这套书内容林林总总，包括了养生保健的各个方面，比如饮食、运动、生活习惯、四季养生、中医家庭疗法、民间偏方等，可以根据个人的不同需求自由选择。书中包含了大量的生活起居细节、饮食或运动方面的建议、常见疾病治疗的指导，还有丰富的养生方法可供读者选择。我们的目的是将这套图书制作成可参考、可借鉴的家庭健康百科，希望它可以在您的家庭书架上占据一席之地。

在追求内容丰富、信息量大、知识科学准确的同时，为了方便中老年读者和长期用眼导致视力疲劳的读者阅读，我们特别采用了"大字号"这一特殊的版式，以期带来轻松的阅读感觉。希望我们的努力可以从"放松眼睛"开始，为各位读者带来不一样的健康阅读体验。

本书虽然以中医偏方、验方为主要内容，但是考虑到目前医院就诊都是以西医病名为主，所以本书中的病名也是以西医病名为主。由于编者能力有限，书中难免出现疏漏之处，还请各位读者多多谅解，也欢迎各位同行批评指正。书中的偏方、验方只是给各位读者参考借鉴，使读者朋友多几种选择，但是不能代替医生的诊断和治疗。请各位读者多留意自己的身体状况，需要时还是应去医院就医，不要延误治疗。

编　者

2010年11月

目录/CONTENTS

第一章　循环系统疾病偏方验方

第二章　内分泌科疾病偏方验方

第三章　消化内科疾病偏方验方

第四章　泌尿科疾病偏方验方

第五章　呼吸科疾病偏方验方

第六章　神经科疾病偏方验方

第七章　外科／骨科疾病偏方验方

第八章 皮肤科疾病偏方验方

第九章 男科／妇科疾病偏方验方

第一章
循环系统疾病偏方验方

一、高血压

1.疾病综述

高血压是以体循环动脉压增高为主要表现的临床综合征，是最常见的一种心脑血管疾病。它可分为病因不明的原发性高血压和继发性高血压两大类，其中原发性高血压占总高血压患者的95%以上。患者一般临床表现为头痛、眩晕、气急、疲劳、心悸、耳鸣等症状。发病初期只是在精神紧张、情绪波动后，血压暂时升高，心绪平稳后，即可恢复正常，而以后血压升高的症状逐渐趋于次数频繁、波动明显以及时间持久。

在中医理论中，高血压属于"风眩"。"风眩"一词源自《诸病源候论·风头眩候》，"风头眩者，由血气虚，风邪入脑，而引起目眩故也。"即意为高血压的主要病因是肝肾阴虚、肝阳上亢，或久病之后阴损及阳，导致阴阳两虚或肾阳不足。

2.民间验方

(1)中药组方治疗高血压

李阿姨今年65岁，有十几年的高血压病史，也吃过很多的降压药，不是就没有效果，就是降得太低，并引起严重的头痛和身体不适，一旦停药，反弹得更厉害。早晨和晚上血压易升高，中午稍低，平时晚上都睡不着觉。睡着了经常做梦，而且，大多数都是恐怖的噩梦。后来一位老中医给她开了个药方，吃了一段时间后，病情有所好转，血压也趋于稳定。这个药方就是用川牛膝、夜交藤、青龙齿、益母草、炒酸枣仁各20克；丹参、法半夏各15克；夏枯草、牡丹皮、柏子仁、淡竹叶、制香附各10克，煎熬成汁液，每天喝1剂，1个月为1个疗程。

(2)黄芪治疗高血压

许先生今年55岁，得高血压病5年，经常头晕，胸闷，气短乏力，腰膝酸软，手心和脚心发热，眼睛干涩和耳鸣，测血压发现舒张压高而不降。而且容易烦躁、失眠多梦。后经人推荐了一个偏方，方法是女贞子、桑寄生各25克，牛膝10克，泽泻5克，钩藤20克，黄芪、牡蛎各30克（这两剂要先煎）。坚持服用2个月，他的睡眠质量提高了，头痛也明显缓解了。而且，这个方子还可以根据自己的病情在剂量上酌情增减。

(3)药敷疗法治疗高血压

张先生今年也55岁，有过高血压病史，近期常头晕头痛，血压也经常升高。他到医院就诊，医师给开了一个药敷的方法，将生附子、吴茱萸研成细末，每晚睡觉前取4克，用醋调糊，敷于脚底涌泉穴，再用绷带固定住，24小时后换药1次，7天为1个疗程。使用2个疗程后，就取得了一定的疗效。

3.民间偏方

(1)**黑木耳柿饼**：黑木耳6克，柿饼50克，冰糖少许。3种原料加水放一起煮烂。此方为1日用量，久食有效。可清热、润燥，治老年人高血压。

(2)**柠檬荸荠汤**：柠檬1个，荸荠10个，用水煮熟后饮用。可食可饮，常服有效。适用于高血压。

(3)**山楂粳米粥**：山楂30～40克，粳米100克，砂糖10克。先将山楂用砂锅煎熬成浓汁，倒去残渣，然后加入粳米、砂糖煮粥。可在两餐之间当点心食用，不宜空腹食用。健脾养胃，促进消化，活血散淤。适用于高血压、冠心病、心绞痛、高脂血症等患者。

(4)**桃仁粥**：桃仁10～15克，粳米50～100克。先把桃仁捣烂绞碎，加水搅拌成汁液后过滤掉残渣，加入粳米后，煮成稀粥，每日1次，5～7天为1个疗程。活血止痛，通经祛痰。适用于高血压、冠心病、心绞痛等。

(5)**胡萝卜粥**：新鲜胡萝卜、粳米适量。胡萝卜洗净后切成细丁，与粳米一起煮至略微黏稠时最佳，早晚温热食用。健脾和胃，下气化滞，明目，降压，利尿。适用于高血压，以及消化不良、夜盲症、营养不良等。

(6)**藕藏花生**：大藕1000克，花生米300克，白糖适量。在藕的一端切开一个口子，将花生米倒灌入内，灌满后，将切下的藕片当作盖子盖上，并用竹签固定，放进锅里用冷水浸没，中火煮2小时后，挤出汁水，食用时再用刀将其切成厚片即可。每日2次，蘸着白糖食用。补脾润肺，止血化痰，高血压、心血管病人宜食。

4.外用偏方

(1)**足浴疗法**：取夏枯草30克，钩藤20克，桑叶15克，菊花20克用开水煮后，洗脚。每日2～3次，每次30分钟。药水要浸没到脚踝。该方法有清热、祛肝火、治疗痉挛麻木的功效。适用于肝阳上亢的高血压。

(2)**敷贴疗法**：用吴茱萸20克，研磨成粉末状，用醋调匀。睡前敷在两脚脚底的涌泉穴，再用纱布裹紧固定，次日起床后拆除。可以止痛镇静，用于治疗高血压性头痛。需要特别注意的是：如果在使用过程中，发现皮肤过敏者，应立即停用。

5.其他疗法

(1)**药枕疗法**：将野菊花、灯心草、石菖蒲、晚蚕砂以相同分量混合加工成粗末，制成枕芯后，每日枕着睡觉，药物可以直达头部。有除风祛邪、平衡气血、调节阴阳、缓解治疗高血压的功效。

(2)**按摩疗法**：通过按摩足底的涌泉穴，能够宁神开窍、沉降肝火、引血下行、通经活络，从而缓解因高血压而引起的头痛、眼花、心悸、耳鸣、腰膝酸软、晕眩等症状，起到辅助治疗的效果。采用揉按、点捻、压等按摩手法皆可，每天坚持早晚各一次，每次10分钟。

(3)**植物疗法**：饮芦荟汁、生嚼芦荟叶肉，能够起到较好的调理和保健作用。以每次生食15克的芦荟叶为宜。如果感觉生芦荟叶片太苦，实在接受不了，可采取饮用新鲜叶汁的方法。成人每次一匙，每日2～3次，芦荟含有大量可以去掉胆固醇的多糖体，软化已经硬化了的血管。同时，芦荟还有缓泻和利尿作用，可以提高人体的排泄功能，这是治疗高血压不可缺少的要素。另外，它也可以消除其他降压药物对人体产生的有害副作用。

6.生活建议

预防和缓解高血压症，可以从以下日常生活习惯入手。

(1)合理膳食：首先，要控制热量的摄入，提倡吃淀粉、玉米等富含碳水化合物的食物；其次，应限制蛋白质和食盐的摄入量，饮食要以清淡为主，做菜尽量少放盐；多吃新鲜蔬菜和水果；适当吃些海带、紫菜、海鱼等这一类海产品。

(2)适当运动：运动可以有效促进血液循环、降低胆固醇，而且，还有增加食欲、促进肠胃蠕动、预防便秘、改善睡眠和提高免疫力的作用。平时最好多做一些有氧运动，不但有益健康，还可以降低血压，如散步、慢跑、太极拳、打篮球、骑自行车和游泳等都是很好的有氧运动。

(3)戒烟少酒：吸烟有害健康，这是一个基本常识。尼古丁能使毛细血管收缩，导致心跳加快，血压升高。提倡戒烟少酒，俗话讲"酒乃穿肠毒药"，可见大量喝酒肯定是有害无益的。

(4)适度减肥：高血压患者应适当地降低体重，这有益于预防糖尿病、高脂血症和左心室肥厚。减少日常饮食中的高热量摄入，再加上适合自己，并且科学合理的运动减肥方法，都可以起到减肥的作用。

(5)调节情绪：保持轻松愉快的情绪，避免过度紧张，这对于高血压患者来说尤为重要。平时可通过简单的健身动作、散步等调节自己的神经。心情烦躁、抑郁、易怒时，要转移一下注意力。切忌情绪

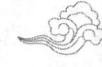

激动、暴怒，这些都是导致高血压发生的直接因素。

（6）**科学饮水**：有研究证明，硬水中富含钙、镁离子，而这些离子都是参与血管平滑肌细胞舒缩功能的重要调节物质，一旦缺乏，易使血管发生痉挛，最终导致血压升高。因此，高血压患者平时应尽量饮用硬水，如泉水、深井水、天然矿泉水等。

（7）**温水洗澡**：温度的骤然变化会影响到人体的血压波动，所以，洗澡时不要用热水或冷水，以防止在洗澡时出现危险，最好选用温水洗澡。

（8）**劳逸结合**：工作期间要注意劳逸结合，并尽量避免有害的慢性刺激（如噪声、电磁辐射、光污染等）的影响。一般来讲，高血压患者不适宜从事重体力劳动和剧烈运动。但轻体力劳动和适度的体育运动是可以的，而且，长期卧床也不利于身心健康。

（9）**注意如厕安全**：厕所是高血压患者的危险地带，长时间蹲坐，不但不利于血液循环，而且，一旦起身过快过猛，还会影响到大脑的供血，高血压患者本身血管弹性就稍差，因此，要保持厕所的温度适中和控制如厕时间，并尽量使用坐便器。

二、低血压

1.疾病综述

低血压的临床表现症状为动脉血压的收缩压（俗称高压）低于12千帕（90毫米汞柱），舒张压（俗称低压）低于8千帕（60毫米汞柱）。症状较轻的患者血压长期偏低，并伴有头晕、头昏、乏力、食欲缺乏、易疲劳、脸色苍白、消化不良等症。严重的患者还会有直立性眩晕、四肢冰冷、心悸胸闷、呼吸困难，甚至昏厥，需要长期卧床休息。长此以往，会导致机体功能大大下降，会降低患者的视力和听觉，诱发或加重老年性痴呆症，也会经常发生乏力、精神疲惫、心情压抑、抑郁等情况，从而影响病人的生活质量。

在中医学中低血压属于"眩晕"、"厥证"、"虚劳"等范畴，主要是由中气不足、肝肾阴亏、脾肾阳虚等引起的，治疗时以补肾益精、补益气血为原则。现代医学认为，低血压与内分泌系统失调及遗传因素有关，但目前西医对原发性低血压尚无有效的治疗方法。

2.民间验方

(1)陈皮治疗低血压

柳小姐今年28岁了，形体瘦小。最近她经常出现头晕、头昏、乏力、易疲劳的症状。到医院检查后，发现原来是因为低血压。医生推荐给她一个偏方：用陈皮15克，核桃仁20克，甘草6克，放在一起用水煎煮，每天喝2次，10天为1个疗程。服用一段时间后，她的面色红润了不少，人也显得精神抖擞了。

(2)热水袋治疗低血压

老赵最近腰疼得很厉害，经常睡不好觉，还经常做梦，一觉醒来感到十分疲惫，而且后腰经常发凉，白天身体也很虚弱，并伴有头晕等症状。后到医院检查才知道，自己是低血压。经人推荐，在晚上睡觉前，用一个热水袋放在腰部，就可以缓解腰疼的症状。后来他坚持了1个月，腰也舒服了，睡觉的质量也提高了。再也没有出现以前的情况，他现在的精神状态也好了很多。

3.民间偏方

(1)红枣乌鸡煲：红枣10枚，板栗200克，龙眼肉10克，乌鸡1

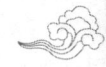

只。将乌鸡洗净后切成碎块，加入以上配料，再适量加水和调味品，放入砂锅里，用温火慢炖即成，佐餐食用。适用于头晕、乏力、四肢冰冷等由低血压所引起的症状。

(2)鲫鱼糯米粥：鲫鱼肉200克，糯米100克。把鲫鱼肉切成适当大小的若干块，加入适量的糯米和水，文火熬粥，再加入姜、葱等调味品即可。因起效缓慢，需经常食用。

(3)黑豆大枣茶：黑豆、大枣各50克，桂圆15克，蜂蜜适量。将上述原料放入适当的器皿中，用沸水冲泡即可，每日2次。

(4)生姜莲籽茶：莲籽30克，生姜6片。投入沸水煮15分钟后饮用。每日2次。适用于低血压引起的头晕、乏力、四肢冰冷等症状。

4.外用偏方

(1)耳穴疗法：用王不留行籽胶贴于耳穴两侧的心脏、头部兴奋点，各按摩50次。每天吃饭前或睡觉前按摩1次，每周换1次药。

(2)艾灸疗法：在百会、神阙、关元、足三里、涌泉5个穴位用艾条灸刺，每次15分钟，每日1次，10天为1个疗程。对于低血压有治疗作用。

5.其他疗法

按摩疗法：每日揉压涌泉穴5次，每次10分钟左右。用拇指和示指对左足拇趾、第三趾各揉搓5分钟，然后，再揉压足心5分钟，每日2次。可以有效缓解低血压。2个月后，即可好转。

6.生活建议

治疗低血压，应坚持饮食和运动调养相结合。

(1)**补充营养**：多吃动物肝脏、鸡蛋、牛奶等有利于调节血压或者高蛋白、高维生素的食品，以及瘦肉、鱼虾、大豆等具有养血作用的食物。这些食物中富含蛋白质和各种矿物质、维生素等，可以提高心肌动力，增加病人心脏的排血量，从而提高病人的血压。

(2)**加强锻炼**：多做一些能提高四肢肌力的运动，如扩胸运动、俯卧撑、蹲起、跑步等。因为适当地体育锻炼可以提高机体调节的能力，另外，强而有力的下肢肌肉运动可以使血压升高20%。

(3)**劳逸结合**：经常参加一些有益于身心健康的社团活动，可以调节血压。比如适当地外出旅游、爬山、踏青、钓鱼等。

(4)**培养情趣**：琴棋书画是一种很好的调剂生活、舒缓压力的休闲方式。在快节奏的工作之余，可以借此放松身心，缓解紧张的神经，有益于低血压患者调整心情。

(5)**提高饮水量**：平时应注意多喝水，每天至少喝2～3升，特别是早晨起来，应喝一杯500毫升左右的水，以增加身体内的血容量。但在晚上睡前应减少饮水量。

(6)**起身不要过猛**：低血压患者平时需多注意。洗完热水澡后，要稍微躺一会儿再起立活动。夜间起床或早晨起床之前，先活动一下四肢，或伸一下懒腰，稍适休整后再起身，以防止猛然起床后，出现短暂性大脑缺血导致头晕目眩的现象。

(7)**避免久站或久坐**：呈站立姿态时，要每隔几分钟就运动一下四肢，弯腰之后或久坐以后，不可突然站起，应扶墙或借助外力慢慢起立，以防止发生意外。

(8)**适当增加枕头的高度**：每晚睡觉的时候，可以把枕头抬高15°～20°角，能够降低肾动脉压并增加血容量。

三、高脂血症

1.疾病综述

高脂血症是指血浆中的胆固醇、甘油三酯、磷脂和未脂化的脂酸等血脂成分过多的一种疾病。高脂血症主要表现在并发症、动脉硬化、心脏出现问题、脑供血的问题或者出现肝功能异常或肾脏问题，甚至有的人出现高脂血症胰腺炎，这些都可能是由高脂血症所引发的并发症。

中医认为高脂血症属"痰湿"、"湿阻"、"血淤"范畴，而该病的基本病理变化是本虚标实，本虚是肝、脾、肾气虚，标实为痰浊、血淤。

2.民间验方

(1)山楂加鸡内金治疗高脂血症

有一位患有高脂血症的姚先生，今年49岁，是企业职工，形体肥胖，经常出现头晕、头痛、耳鸣、目涩、腰膝酸软等症状，去医院一检查，结果显示是胆固醇偏高。后经医院给他开了一个药方，取何首乌、山楂各20克，枸杞子、杜仲、牛膝各15克，鸡内金10克，煎汁服用，每日1剂，1个月为1个疗程。服用几个月后，复查结果显示胆固醇已经恢复到了正常水平。

(2)决明子治疗高脂血症

孔大妈患有高脂血症病史有5年了，最近几个月发现头晕现象更加严重了。后来朋友建议她试试用决明子海带汤治疗高脂血症，结果几个月后再看到孔大妈时，发现她气色好了很多，人也变精神了。她说方法很简单，就是用草决明20克，海带30克，煎汁后喝汤，每日1

次，1个月为1个疗程，这个方法可以祛脂降压，对高脂血症病人的病情很有效。

(3)干荷叶治疗高脂血症

杨女士今年刚刚42岁，体形有些偏胖，经常容易头晕、头痛、胸闷，到了晚上则更加严重。后来了解到民间流传着一个偏方，专治自己的高脂血症。这个偏方就是将干荷叶碾成细末后泡茶喝，每天2次。干荷叶能清痰、泄气、消肿，如果再加上苍术、白术，疗效会更好。

3.民间偏方

(1)牛肉烧萝卜：牛肉50克，白萝卜100克，食油、酱油各5克，葱、姜、食盐、料酒、味精等调料适量。先将牛肉洗净后切块，萝卜去皮切块，萝卜需要用开水先焯一下。油烧热以后，将牛肉煸炒至白色时，加入调料，经过翻炒后，加水使汤汁没过牛肉，用文火慢炖，在牛肉炖烂之前加入萝卜块，煨到酥烂时，再加入适量食盐、味精即成。每周食用2～3次。适用于高脂血症。

(2)老醋黄豆：黄豆500克，老陈醋适量。将黄豆放进适量老陈醋中，密封浸泡半年，取出生食，每日10颗。对高血压症、高脂血症均有一定疗效。

(3)凉拌芹菜丝：芹菜丝100克，调味料适量。将芹菜切成丝后，在开水中焯一下后，加蒜末、食盐、香油、味精拌匀即可，佐餐食用，每日1次。适用于高脂血症等病。

(4)三花减肥茶：玫瑰花、茉莉花、玫瑰花适量。将花茶用沸水冲泡，加盖闷5分钟，即可饮用。每日1次。对高脂血症伴有头昏眼花、心慌气短、神疲乏力、烦躁、失眠者均有一定疗效。对高血压症也有一定疗效。

4.外用偏方

(1)**艾灸耳穴疗法**：艾灸耳部的内分泌、皮质下、神门、交感、心、肝、肾、脑、内耳等穴位，每次15分钟，每日1次，10天为1个疗程。坚持治疗对高脂血症有效。

(2)**艾灸经络穴位疗法**：艾灸法可以温阳益气、活血通脉。每天用艾条灸神阙穴能调理脾胃、补益气血。每日1次，每次30分钟。坚持一段时间，可以明显降低血清、动脉硬化的指数和血脂的水平。

5.其他疗法

嗅觉疗法：用适量的菊花制成枕芯，睡眠时使用。中药扩散到空气中后，通过自然呼吸，使药物直接进入肺部，再通过血液循环治疗病患。适用于高脂血症引起的头痛、眩晕。注意对菊花过敏者不适宜采用此疗法。

6.生活建议

培养良好的生活习惯，可以起到预防和缓解高脂血症的作用：

(1)**注意饮食**：通过合理饮食来调节体内的脂质代谢，是防治高脂血症的一个重要手段。高脂血症患者应减少动物脂肪的摄入量，多食用香菇这样的菌类，以及苹果、葡萄等水果，这些都是有助于降低血脂的食品。同时，还要杜绝甜食和零食。食用油应以选择豆油、花生油、菜油为佳。饥饱适度，以在下一次进食前半小时有饥饿感为度，尽量避免过度饥饿，过度饥饿会加速体内脂肪的分解，使血中脂酸增加，不利于身体的健康。

(2)**适度运动**：积极的体力活动可以起到降低血脂含量的作用。科学证明，运动能够促进人体的新陈代谢，提高脂蛋白脂酶的活性，加速脂质的运转、分解和排泄。除此之外，还可以改善人体内糖分的代谢，增强血小板功能，抗血凝，降低血液黏度，改善心肌功能，加强心肌代谢，这些都对"三高"的防治有着积极的作用。平时多坚持体育锻炼，如慢跑、太极拳、老年迪斯科等，都可以起到控制肥胖、防止血脂升高的作用。

(3)**勤于用脑**：只占人体重2%的大脑每日却消耗着人体20%的热量。所以，勤于用脑，平时多下下棋、看看书，对于老年人来讲，这都有利于减少体内脂肪堆积，促进降低血脂。

(4)**戒烟忌酒**：香烟中含有大量的尼古丁，会刺激血管收缩，使血压升高。而过量饮酒会损害心肺功能，对胃肠道、肝脏、内分泌系统也有不同程度的损害，所以，要想控制血脂，戒烟忌酒势在必行。

(5)**注意换季**：冬季的防寒保暖尤为工作重要，骤然寒冷的天气会造成病情的加剧，秋冬季节要小心天气变化。在夏季，炎热更是对患者不利，这时更应注意避暑降温。急剧的气温变化，不仅容易加重高脂血症并发的高血压，严重者还容易危及生命，诱发脑卒中。

(6)**适量饮茶**：茶叶中含有的儿茶酸能够增强血管的柔韧性和渗透性，有预防血管硬化的作用。但喝浓茶太多，则会刺激心脏，使心跳加快，对身体则有害。所以，适量饮茶才最健康。

(7)**少喝果汁**：现在市面上的果汁大多数并非是100%的纯果汁，里面添加了甜味剂、人造香料及其他化学物质，还是少喝为妙。

四、动脉硬化

1.疾病综述

动脉硬化是指原来的动脉内膜由于某种原因受到损伤后，在这个

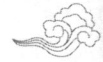

创伤面沉积了血液中大量的脂质，然后使内膜的纤维结缔组织增生，在动脉内膜上产生局部增厚或隆起，形成斑块，以后在这些斑块下面发生坏死、崩溃、软化，看上去动脉内膜的表面像是泼上了一层米粥的样子，因此，也被称为动脉粥样硬化。这种硬化的斑块造成血管不同程度的阻塞，影响了血流的通畅，导致机体相应器官因缺血器官而产生功能障碍。冠状动脉、脑动脉是最容易产生粥样硬化的部位，其次是肾动脉、腹主动脉和下肢动脉。而且还常伴有高血压、高胆固醇血症或糖尿病等并发症。脑力劳动者中比较常见，是老年人主要致死病因之一。

本病在中医学中属"痰湿"、"血淤"等范畴。主要是由痰湿阻络、气滞血淤、肝肾阴虚及气血两虚所导致。

2.民间验方

(1)山药加枸杞子治疗动脉硬化

童先生刚满53岁，但是他现在时常感觉头昏、头痛，而且，左眼有胀痛感，并且记忆力也减退了，有时候手脚心还发麻。到医院就诊后发现，他患有肝肾两亏型的动脉硬化。医院给开一个药方，是用生地、熟地、山茱萸、茯苓、丹皮、泽泻、制首乌、菊花、女贞子、旱莲草各10克，再加上枸杞和山药各15克，可以滋补肝肾，益髓通络。每天煎成汤药喝1剂，15天为1个疗程，服用1个疗程后，各种症状均有减轻。

(2)细辛加生石膏治疗动脉硬化

今年59岁的徐阿姨已经头痛了5年，最近这段时间更加严重，常伴有恶心、头晕、腰膝酸软、手足发麻、耳鸣失眠、食欲减退等症状。医生诊断为动脉硬化后开了1剂药方，用先煎好的生石膏30克，加上细辛3克，连续服用4剂，头痛的症状即可明显减轻。好转以后，再加上何首乌，病情基本可以得到控制。

(3)豆浆煮粥治疗动脉硬化

有一位患上了动脉硬化的张大妈，以前她经常说自己头晕、目眩、耳鸣、健忘，并且一活动就腰酸腿软，夜里还经常睡不着觉。但是，最近听说她的病情转好了，而且，人看上去也精神多了。原来一位朋友给她推荐了一个偏方，就是用新鲜豆浆煮粳米粥，再加上冰糖调味即可。每天喝一碗，可以防治动脉硬化、高血压、冠心病等疾病，而且，还有健脾补虚的功效。

3.民间偏方

(1)**米醋萝卜**：生白萝卜250克，米醋适量，花椒、食盐少许。把洗净的萝卜切成薄片，先用少许的花椒、食盐腌上，再加米醋浸泡4个小时即可。食用时，可滴几滴香油调味，每日2次，佐餐食用。解暑排毒，促进消化。用于治疗便秘、高脂血症、脂肪肝、冠心病、动脉硬化等症。

(2)**田园四宝**：胡萝卜、荸荠、黄瓜、蘑菇各适量。胡萝卜、荸荠切成丁煮熟，用冷水浸一下，蘑菇去梗后，把黄瓜丁过油，再一起入锅加入清水，用中火烧汤，撒上食盐、味精后勾芡，最后，滴上少许香油即成，佐餐食用。适用于动脉硬化。

(3)**玉米粉粥**：玉米粉、粳米各50克，先把玉米糊用清水调成糊状，待煮熟米粥时，再倒进调匀的玉米糊，一起煮稠即可，每日服用1～2次。健胃消食，滋补心肺。适用于动脉硬化症、高脂血症、冠心病及心肌梗死等心血管病患者。

(4)**大蒜粥**：大蒜30～50克，粳米100克，将大蒜用沸水煮1分钟

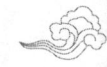

后捞出，然后，用煮蒜的水煮粳米粥，最后，再把煮好的蒜放进去一起煮一会儿便成了，每日服用1～2次。有软化血管、降血压、降血脂等功效。适用于动脉硬化症。

(5)鲜菇炖豆腐：鲜菇150克，豆腐200克，冬笋、蒜苗各15克，调味料适量。注意笋要洗净后去皮，先将冬笋、豆腐、鲜菇切成片，再把蒜苗切成段一起放入500毫升的素汤里，加姜末、食盐、胡椒面等调料烧开，然后撇掉浮起来的沫子，再放入味精、米醋。豆腐入味后放香油，倒进汤碗里，佐餐食用。能软化血管、降血压、降血脂等，适用于动脉硬化症。

(6)山楂饮：新鲜山楂60克，煎汤服用，每日1次。开胃消食，宁心益肺。适用于动脉硬化、高脂血症等心血管病患者。

(7)冰糖炖海参：生水发海参50克，冰糖适量。将海参和适量的水置于锅内，炖至熟烂后，加入冰糖，再炖至冰糖全部融化即可。早饭前空腹食用。主治血管硬化。

4.外用偏方

药浴疗法：取当归15克，赤芍、川芎、红花各10克，桃仁12克，煎成汤汁后，倒掉药渣，兑入温水药浴。在洗浴过程中，不时用鼻子吸蒸气，10天为1个疗程，药浴时间不宜过久，避免缺氧。中间可以设置15分钟的休息时间，然后添入热水继续药浴。

5.其他疗法

(1)掌擦疗法：取灵墟、天池、心俞、屋翳4个穴位，用手掌擦按，每日2次。可以促进血液循环，起到软化血管、治疗动脉硬化的作用。

(2)按摩疗法：按摩心前区、内关、膻中、三阴交、足三里这些穴位，各按揉5分钟，每天早晚各1次。可以促进血液循环，起到软化血管、治疗动脉硬化的作用。

6.生活建议

动脉硬化对于身体的危害很大，已经发生动脉硬化的患者需要更加积极地治疗，患者可以从饮食和生活习惯上进行调理和预防：

(1)减少脂肪和蛋白质的摄入：每次进餐都要严格控制肉类食物的摄入，把脂肪摄入量减少到最低限度。特别是不能吃鸡、鸭皮这样含脂肪比例非常高的外皮。一星期内吃猪、牛肉不超过3次，多选择鸡肉和鱼肉比较好，因为这些肉类所含的饱和脂肪酸相对较少。另外，多吃一些蛋白制品、豆制品和新鲜的水果、蔬菜，对动脉硬化有缓解作用，尤其应该多吃一些可以降低胆固醇的大蒜、香菇、木耳、燕麦、山楂等食物。

(2)使用植物油：做菜应尽量选择豆油、玉米油、菜子油、花生油、橄榄油这类的植物油。这些油含有的饱和脂肪酸比较少，并富含植物纤维，适合动脉硬化患者的食用。

(3)饮食要有规律：一日三餐要固定准时，两餐之间不要吃零食，如有必要的话，可以吃些苹果、生胡萝卜、饼干或其他不含脂肪热量的食品。

(4)保证充足的休息：根据自己的病情，注意适当的休息，保证每天至少7小时充足的睡眠，病情严重者则需要的长时间地卧床休息。

(5)适当地体育锻炼：防治动脉硬化应当进行适当的体育锻炼，老年人适宜散步，每天30分钟，这对于动脉硬化的防治有着十分积极

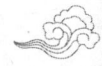

的作用。但运动强度应限制在不增加心脏负担和引起不适感以内，并尽量避免进行剧烈运动。

(6)生活要有规律：要合理安排生活起居，避免过度劳累，情绪不宜过分激动，在保证睡眠充足的基础上，科学分配工作和生活的时间，坚持劳逸结合的原则。

(7)少量饮酒：动脉硬化患者应少量地饮酒，这有益于缓解病情。大量酗酒容易诱发心力衰竭和心律失常，所以，动脉硬化患者如果以前有饮酒习惯，又不想戒掉，可少量饮酒，以饮葡萄酒为宜。

(8)适当地体育锻炼：动脉硬化的患者应积极治疗高血压、糖尿病、高脂血症等原发病，因为这些原发病都有加重、加快动脉硬化的可能性。因此，适当地运动可以防止病情的进一步恶化。

五、心律失常

1.疾病综述

心律失常包括心动过缓、心动过速、心律不齐及异位心律等症状，是指心律起源部位、心脏搏动频率与节律以及冲动传导等任意一项出现异常。轻症患者不会感到不适，但重症患者会出现胸闷气短、心动过速、烦躁、头晕、头痛等现象。基本健康者也偶有发作。

中医理论中，心律失常属"心悸"范畴，是由气血两虚、心阴不足、心阳不振、心血淤阻造成的，西医认为，各种器质性心脏病、内分泌紊乱、心脏手术或药物作用都可以诱发心律失常。

2.民间验方

(1)中药组方治疗心律失常

赵大妈今年58岁，最近总有心慌、气短、头痛、恶心、盗汗的毛病，而且，晚上睡不着觉，睡着后也总做梦，还有上火的症状。中医说这病属于气阴两虚、湿热内蕴。要用补中益气、养阴清利的方法医治。所开药方如下，川芎、天麦冬、五味子各15克，生地、广郁金、石菖蒲、枳壳、厚朴、白芷各12克，地锦草、太子参（单煎）、生龙牡各30克（先煎），浮小麦、旱莲草、生黄芪、云苓各20克，煎熬成汤药饮服，5剂1个疗程。服用2个疗程后，可减轻头痛、心慌气短等症状，心电图恢复正常。

(2)九味煎治疗心律失常

39岁的李女士最近经常心悸不宁、坐卧不安、失眠多梦且注意力不集中，易烦躁，是心律失常所引起的。朋友给她推荐了一个偏方，用茯苓、白术、当归、赤芍、党参各10克，桂枝、远志肉各6克，川芎5克，甘草3克，煎成汤药服用，每天1剂，1个月为1个疗程。用后症状缓解，心律趋于稳定。

(3)嚼服人参治疗心律失常

现代都市生活节奏加快，当今的年轻人由于各方面的压力，时常因精神紧张而引起心烦、气短、乏力、多梦、健忘、心跳不规律等心律失常的病症。注重健康生活提倡保健养生的白领们最近都在使用一个治疗心律失常的小偏方，就是像嚼口香糖和槟榔一样嚼服人参片，每日1～2次。1个月即可见效，效果非常好。

3.民间偏方

(1)莲籽百合炖猪肉：莲籽50克，鲜百合60克，瘦猪肉150克，将所有材料一起放入锅内加水，再加入适量的葱、姜、食盐、米酒、味精等作为调料。先用大火将汤水烧开，再用文火慢炖1小时即可。

食莲籽、百合、猪肉并喝汤。每日1～2次。养心安神，清热解暑。可缓解心律失常所引起的心悸不宁，心烦失眠，头晕目眩，手足心热，盗汗等症状。

(2)**羊肉山药汤**：生龙牡30克（先煎），浮小麦、旱莲草、生黄芪、云苓各20克，煎熬成汤药饮服，5剂为1个疗程。服用两个疗程后，可减轻头痛、心慌气短等症状，心电图也恢复正常。

(3)**红豆粥**：红小豆、红豇豆各30克，红枣15克。将红小豆、红豇豆、红枣加水煮粥即可。每天早晚空腹食用，1个月为1个疗程。适用于心律不齐、大便干结等症状。

(4)**槐花茶**：槐花5克，像茶一样将槐花用沸水冲泡饮用，连服1个月。可治疗胸闷、心悸。适用于心律失常。

4.外用偏方

(1)**敷贴疗法**：把南星、川乌按照等分的比例放一起研磨成粉末，将黄蜡融化，再将药粉混入和匀，分别敷在手心和脚心，敷好后，用纱布包裹住，每晚1次，次日早晨取下。

(2)**艾灸疗法**：在心俞、内关、神门、巨阙3个穴位用艾条灸按，每次15分钟，每日2次，5天1个疗程。

5.其他疗法

(1)**喷雾疗法**：在热水中滴2～3滴薰衣草精油，搅匀后，倒入小喷雾瓶中。每日晚上入睡之前，喷2～3次，可以镇静安神，并且有益于睡眠，防止心悸的发生。

(2)**药枕疗法**：将适量晚蚕砂研磨成碎粉后，制成枕芯，时常用它枕头。不但醒脑提神、有助于睡眠，更能减缓心律失常。

6.生活建议

心律失常可以通过日常生活的调养来缓解，具体做法如下：

(1)注意饮食习惯：以少食多餐为进餐原则。平时应多吃新鲜的水果和蔬菜，少吃辛辣、厚味油腻的食物，特别是吸烟酗酒、喝浓茶和咖啡这样的不良生活习惯会引起心律失常，所以，应尽量避免或禁忌、戒除。

(2)保证睡眠充足：睡眠充足可以滋养心神，并同时可以预防心律失常的发生。

(3)适当运动：在发生心律失常的时候，应避免体力劳动或剧烈的体育运动，但可以进行一些如散步、气功、打太极等类的轻体力的运动，这样可以使经脉气血畅通。但是，严重者还是需要采取卧床休息。

(4)精神调养：情绪的波动很容易诱发心律失常。因此，要注意避免精神刺激，保持情绪的稳定。培养积极乐观向上的情绪，这样才能有益于身心健康，进而远离疾病。

(5)精神调养：情绪的波动很容易诱发心律失常。因此，要注意避免精神刺激，保持情绪的稳定。培养积极乐观向上的情绪，这样才能有益于身心健康，进而远离疾病。

(6)保持安静的环境：噪声污染会诱发或加重病情，应远离噪声源和环境嘈杂的地方。

(7)注意季节的变化：换季时，根据气温的变化，需要适时地增减衣物，避免风寒湿邪的入侵，以防止诱发或加重病情。

(8)注意病情的变化：任何的血压、呼吸以及体温的变化，都有可能是心律失常的诱发因素。所以，对于自己身体的变化，应及时到医院检查，避免心律失常的发生。

六、心脏神经官能症

1.疾病综述

心脏神经官能症，是以心脏症状和神经衰弱症状为主要临床表现的一种病症，亦称神经循环衰弱症。患者的主要表现是呼吸困难、心悸、疲乏、心前区隐痛、眩晕等症状，特别是在劳累或精神紧张时，容易引发或者加剧心脏神经官能症。

中枢神经系统和自主神经平衡失调导致的心血管功能紊乱，是引起心脏神经官能症的主要原因。多发于青壮年，并且20～40岁的女性是高发群体，尤其处于更年期的妇女更为多见。中医理论中，本病症属于"心悸"、"胸痹"的范畴。

2.民间验方

(1)乌鸡汤治疗心脏神经官能症

46岁的夏女士经常会感到心慌、胸闷，心口有时还一阵阵的刺痛，经诊断她患有心脏神经官能症。医生推荐给她一个药方，就是用当归20克、黄芪50克、莲籽30克，一起炖乌骨鸡喝汤，每日1次。夏女士喝了半个月，症状基本消失。

(2)桑葚首乌粥治疗心脏神经官能症

孙女士今年38岁，一年多以来，她经常胸闷、气短、心悸、易怒、失眠、大便干结。一个老中医给她看过后，说这是心脏神经官能症，并建议她用桑葚籽、大枣各15克，炙首乌20克，枸杞子10克，猪肝50克，粳米100克，一起煮成粥喝，每日1次，坚持10天。孙女士试过以后，病情明显有所好转，而且后来身体和气色都好了很多。

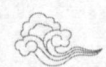

(3)黄芪粥治心脏神经官能症有疗效

王女士刚过45岁，出现神疲、乏力、心悸、气短、头昏这样的症状已经两年了，到中医院进行检查，确诊为心脏神经官能症，朋友找到了一个方法专治此症：用生黄芪、薏米仁各30克，橘皮3克，粳米100克，煮成粥喝，每日只喝1次。1个月后，她心悸、气短的毛病大为好转，而且没有复发过。

3.民间偏方

(1)红枣乌鸡煲：红枣10枚，板栗200克，当归、枸杞子各5克，龙眼肉10克，乌鸡1只。乌鸡切成块后，加入配料，再加适量的水，放进砂锅温火慢炖即可，佐餐食用。适用于心脏神经官能症。

(2)鱼头豆腐汤：鲢鱼头600克，豆腐400克，冬笋、香菇、调料各适量。将鲢鱼头洗净去鳞后，用盐腌上；冬笋切成片后，蒸熟；再把豆腐切片后，用水焯一下。把花生油烧至八成热后，将鱼头正面下锅煎至发黄，撇去余油，加入料酒、白糖和酱油烧至片刻。把鱼头翻个儿后倒进汤水，将豆腐片、熟笋片、香菇、姜末下入锅内，烧开后，改用小火煮5分钟，再改成中火煮2分钟，撇去浮起来的沫子，最后，加调料调味，每日1次。可用于缓解心脏神经官能症所引发的胸闷、乏力、失眠等症。

(3)银耳山楂羹：白木耳20克，山楂片40克，白糖1匙，用凉水把白木耳泡1天，发透后，连同凉水一起放入砂锅中，再加上山楂片与白糖，炖30分钟，白木耳烂熟、汤汁凝成羹状即可，每次1小碗，每日1次。适用于心脏神经官能症。

(4)龙眼莲籽粥：龙眼、莲籽各15克，粳米50克，龙眼、莲籽洗净泡上若干小时后，与粳米一起煮粥，可早晚服用。益气健脾，

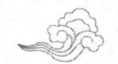

养心安神。对心脏神经官能症所引起的胸闷、乏力、失眠等症有缓解功效。

(5)**芹菜粥**：芹菜100克，粳米30克，将芹菜切碎后放进粳米里一起煮粥，再稍加适量的食盐、味精即可，可常食用。适用于心脏神经官能症。

(6)**玫瑰花茶**：玫瑰花适量，类似于沏茶，用沸水冲泡后加盖，闷5分钟即可，每日1次。适用于心脏神经官能症。

4.外用偏方

(1)**大黄敷贴法**：将大黄、丹皮、乳香、当归、川芎、细辛、半夏研磨成粉后加水制成止痛膏，敷在胸口的内关、膻中、心俞、心前区四个穴位上。24小时以后取下，隔天换药，1个月为1个疗程。

(2)**制乳香敷贴法**：制乳香、没药各10克，郁金、元胡各15克，檀香5克，冰片1克，研成碎末后制成膏状，敷在膻中、内关两穴，12个小时换一次药，10天为1个疗程。

5.其他疗法

(1)**推拿疗法**：采用仰卧的姿势，按摩者用手掌在心脏周围的位置轻柔按摩5分钟，按摩到肋骨部位时，可稍微用力，到腹部时，动作应放慢，并且力量减轻。

(2)**音乐疗法**：建议心脏神经官能症患者多听一些节奏悠扬舒畅的音乐，因为这个风格的音乐可以调节情绪，从而起到心理治疗的作用。

(3)**气功疗法**：做深呼吸，吸气时，胸腹一起用力，把气吸满；呼气时，胸腹也同步压缩，将气呼出。要领是深、长、细、匀。每天

练习15分钟。对神经和大脑的皮质功能有良好的调节作用。

6.生活建议

由于心脏神经官能症是一种神经性疾病，所以，通过生活调养的方式可以有效地减缓病症，并避免发作和病情转重。

(1)饮食调养：饮食要清淡，切忌暴饮暴食。除此之外，还要注意日常的饮食卫生，谨防病从口入。

(2)生活要有规律：心脏神经官能症患者可以适当参加一些户外活动，以此来增强体质，提高自身的免疫能力。提倡科学有序的生活起居，保证睡眠充足。居所应保持干燥、安静、整洁，及经常通风。

(3)体育锻炼：适时适当的体育锻炼有益于心脏神经官能症患者缓解病情，运动强度以微微出汗为准，不但可以增强心脏能量储备，而且，对于整体的健康也有利。正如《黄帝内经》所说"正气存内，邪不可干"、"邪之所凑，其气必虚"，便是这个道理。

(4)注意劳逸结合：疲劳过度会引起精神疲惫，不仅让人意志消沉，还会造成心脏神经官能症的病情加剧，所以，要提倡劳逸结合，活动与休息都要适度，在工作期间需要适度地休息。

(5)保持正常的心理状态：科学实验的研究数据表明人体的免疫机能受神经核内分泌因素的调节和影响。一些患者的患病原因是受到了极大的刺激，例如，悲伤过度、心情压抑等，所以患者的情绪波动也会使病情加重。所以，对维持机体的正常免疫功能更加需要维持一个正常平稳的心态。

(6)戒除烟酒、浓茶和咖啡：吸烟酗酒、喜欢喝浓茶或咖啡，这些不健康的生活习惯都会刺激心脏，时刻危害着心脏神经官能症患者的健康。

七、心绞痛

1.疾病综述

心绞痛是指阵发性的前胸压榨性疼痛，病理原因比较复杂，是由冠状动脉供血不足同时心肌急剧或暂时性缺血与缺氧所引起的临床综合征。疼痛主要来源于胸骨后部，有时可能殃及心前区与左上肢，常在劳动期间或情绪激动时发作，一般会持续几分钟，并伴有其他症状。40岁以上的男性是本病症的多发人群，常见的诱因为过度疲劳、情绪激动、吃饭过饱、受寒、阴雨天气和急性循环衰竭等。

中医学认为，胸阳不振、阴寒、痰浊等痹阻心脉是造成心绞痛的主要原因。属于"胸痹"、"心痛"、"厥心痛"等症的范畴。"气阴两虚"、"痰淤互结"、"阳衰寒凝"是主要病机。

2.民间验方

(1)瓜蒌加茯苓治疗心绞痛

有一位48岁的赵先生，形体较胖，爱吃甜食。近两年来，常常觉得胸闷、气短；经常四肢无力，嘴里发苦，容易急躁，晚上睡觉经常做梦。特别是喝酒或情绪激动的时候，胸腔更是疼痛难忍，都需要含速效救心丸急救。医生说这是心绞痛，还给开了个药方：瓜蒌25克，半夏、胆南星各10克，黄连10克，陈皮、茯苓、薤白各15克，甘草5克，熬成汤药每日服用1剂。他服后效果十分明显，不但胸闷等症状逐渐减轻了，而且，舌苔也变薄了，便秘也消失了。

(2)口含人参片可缓解心绞痛

高大爷今年64了，胸闷气短时有发生，多年以来他一直都是用药物抑制。近来他的病情越发严重了，他便从老战友那知道一剂治疗

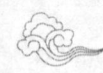

心绞痛的小偏方，就是每天嚼一片人参片。1个月后，高大爷疼痛的程度减轻了，发作的次数也有所减少了。

(3)自制喷雾剂缓解心绞痛

王阿姨今年52岁，两年多来，她都有胸口疼痛的毛病，而且，近半年感觉病情日益加重，常伴有心痛、心悸、心烦、四肢无力、虚热盗汗、失眠多梦、腰膝酸软等症状。一位老中医介绍了一种自制的喷雾剂，十分有效。细辛2克，良姜、荜茇、檀香各5克，煎制成稀浓度的汤汁作为药剂，装进小瓶的喷雾器中，每次发作前夕或发作时，可直接喷在口舌、鼻腔附近，进入体内后，药物成分会缓解心绞痛，并同时起到治疗的作用。

3.民间偏方

(1)香菇豆腐：香菇、蘑菇、黑木耳各25克，豆腐200克，将香菇、蘑菇、黑木耳放在水中浸泡，泡发后切碎，放入油锅爆炒，加水煮熟后，再放入豆腐和调味料，继续煮5～10分钟，即可出锅，每日1次，10天为1个疗程。适用于心绞痛。

(2)红枣炖冬菇：干冬菇20个，红枣8个，料酒、食盐、味精、姜片、花生油各适量，将干冬菇泡发，把冬菇、红枣、食盐、味精、料酒、姜片、熟花生油加清水置入有盖的炖盅里，用牛皮纸密封后，再用急火炖1小时左右，启封后即可食用，佐餐食用。适用于心绞痛。

(3)蜂蜜西红柿粥：七成熟的青西红柿1000克，蜂蜜2000克，将西红柿洗净后，榨成汁，再用砂锅放大火煮10分钟，后改文火煎至浓稠，加入适量的蜂蜜，再熬至黏稠后停火，冷却后，装进瓶子，密封好，开水冲饮，每次1汤匙，每日3次。适用于心绞痛。

(4)黑芝麻拌白糖：黑芝麻、白糖各适量，先将黑芝麻用小火炒熟，然后，再把黑芝麻研磨成粉末，最后拌上白糖，完成后，放在干净的玻璃瓶中，密封后，放在阴凉干燥处，以备长期食用，每次3～4小勺，每日3次。适用于心绞痛。

（5）莜麦糊：炒好的莜麦面40克。把熟莜麦面像冲牛奶一样冲泡好后，即可食用。每日1次。适用于心绞痛、心力衰竭等症。

（6）杏叶茶：银杏叶5克，将银杏叶当茶叶一样泡茶喝，注意需要盖上盖，闷一段时间，大约30分钟即可，每日1次，代茶饮用。适用于心绞痛。

4.外用偏方

（1）敷贴疗法：栀子、桃仁各12克，研成粉末后，加入炼蜜30克，调成糊状，把药摊敷在心前区，用纱布裹紧，第一周每3天换1次药，以后每周换药1次，五周为1个疗程。

（2）艾灸疗法：用艾条针灸穴心俞、厥阴俞、内关、通里四处穴位，每次15分钟，每日1次，15天为1个疗程。

5.其他疗法

（1）按摩疗法：取穴足三里、三阴交、曲池、关元、气海5个穴位，用点按法按摩，可以起到健脾和胃、调整血压、提高身体免疫力，预防心绞痛的功效。

（2）熏吸疗法：葛根、丹参各30克，菊花10克，薤白15克，煎成汤药后，过滤出药汁300毫升，兑入40℃左右的热水用来沐浴，在沐浴的同时用鼻子吸入蒸汽，约10分钟即可，时间掌握上以无不适感为准，中间休息15分钟，如此反复3次。

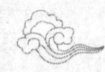

6.生活建议

处在发作期的心绞痛患者应严格卧床休息，以便调理好身体，在心绞痛缓解期可以采取一下这些保健方法：

(1)少食多餐，避免过饱：人在吃饭过饱时，血液会大量地流向胃肠部位，以便于消化吸收，这也就间接造成了冠状动脉供血减少，容易诱发心绞痛。同时，饱餐后，会摄入大量的高脂肪食物，增加血液黏度，血脂也随之升高，沉积后形成血栓，最终也会诱发心绞痛。所以，千万不能暴饮暴食。

(2)多吃豆类食品：豆类食品中含有丰富的亚油酸和磷脂，能够降低血中胆固醇，不仅可以达到营养均衡的效果，还可以避免吃肉所带来的肥胖和血脂过高等负面影响。因此，豆类是预防高血压、冠心病、心绞痛的健康食品，特别是心绞痛患者可以适量多吃一些。

(3)勤洗澡：沐浴可以起到缓解疲劳，促进血液循环和新陈代谢的功效。然而需要注意的是，饱餐后，最好不要洗澡，特别禁洗冷水浴。因为突然的冷水刺激更容易引发血管痉挛，从而使病情加重。

(4)注意休息：卧床休息一会儿能够缓解有些轻微的心绞痛。平时的工作生活可以正常进行，但不宜劳累过度。在身体状况允许的条件下，可以在卧室内活动一下，如散散步、做做操等。

(5)养成定时排便的好习惯：便秘用力是引发心绞痛的一个重要原因，所以，要尽可能地做到"腹中常清"。要养成定时排便的好习惯，排便要顺其自然，水到渠成最好。在便秘的情况下，应多吃点蜂蜜、香蕉或做一些腹部的按摩等。

(6)坚持锻炼：运动应因人而异，可选择的运动锻炼项目有散步、打太极拳、练气功等。但要量力而行，目的就是为了强健体魄，促进血液循环，以此减轻心脏负担就可以了。

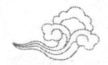

(7)轻便着装：心绞痛患者在穿着上也有讲究，柔软、宽松、透气性强、棉质料子的衣服比较适合。根据气温变化，也要随之增减衣物，并且要做到勤洗勤换。

八、心肌梗死

1.疾病综述

心肌梗死是指一种严重性的缺血性心肌坏死，是由冠状动脉急性闭塞，导致血流中断而引起的，大多数情况下，具有突发性、剧烈性和持久性的特点。临床表现为胸骨后疼痛，伴有面白唇青、手足逆冷、发热等症状。心肌梗死也会引起心律失常、心力衰竭、休克等并发症，严重者会危及生命。过度疲劳、情绪激动、大出血、休克、脱水、外科手术或严重心律失常等诱因都能造成患者出现心肌梗死。

中医理论中的"真心痛"就是我们现在所说的心肌梗死。是由于气滞血淤、痰浊闭塞、心气不足、阴血亏虚等原因引起的。

2.民间验方

(1)中药偏方治疗心肌梗死

59岁的黄师傅是一名退休工人，他曾经患有过冠心病最近经常夜里胸口剧痛，好几次都疼醒了，而且，脸色苍白，嘴唇发紫，四肢冰冷，还有点气喘。就医后，诊断为冠心病心肌梗死，医生推荐他使用这个药方：瓜蒌30克，薤白、半夏、陈皮、枳壳、苏梗、白豆蔻各10克，茯苓15克，煎煮成药汤后，过滤掉残渣，每天服用1剂汤汁。他服用1个月后，心痛等一系列症状减轻了，并且也稳定住了病情。

(2)瓜蒌加薤白治疗心肌梗死

于先生今年48岁，近来有时候觉得胸闷，咳嗽几声就会感觉好些，经常出汗，四肢发冷，医院确诊为慢性心肌梗死。后来经过邻居的介绍，他得知了一种治疗心肌梗死的偏方：赤石脂、薤白、干姜和先煎好的制附片各10克，瓜蒌30克，细辛3克，花椒、桂枝各6克，熬成汤药后，去掉残渣，每日服用1剂，1个月为1个疗程。听说这个方剂对于先生很有效，病情不但得到了缓解，而且，精神状态也提升了很多。

3.民间偏方

(1)山楂茯苓露：新鲜山楂1000克，茯苓250克，蜂蜜250克。将山楂、茯苓用水煎煮成汁，再加入蜂蜜熬成浓稠的露状。每次喝5～10毫升，每天3次。这道饮品能促进血液循环和新陈代谢，适用于慢性心肌梗死等症。

(2)山楂银耳羹：山楂50克，银耳20克，蜂蜜250克，将银耳洗净切碎后，与山楂、蜂蜜一起入锅熬成羹，每次5毫升，每日3次。可用于缓解心肌梗死引起的胸痛。

(3)红枣莲籽粥：红枣、莲籽各15克，粳米50克。将莲籽、红枣、粳米一起煮成粥，每日1次，可作早餐食用。适用于心肌梗死。

(4)桂花栗子羹：新鲜栗子300克，玉米面50克，桂花酱15克，调料适量，将栗子剥壳后煮熟备用，将栗子、白糖加水煮20分钟，然后用玉米粉给栗子羹勾芡，最后淋上桂花酱即可，每日早晚空腹食用。适用于心肌梗死。

4.外用偏方

敷贴疗法：用适量的丹参、红花研磨成粉后，加水制成药膏，敷贴于心前区，每日换1次药。

5.其他疗法

推拿疗法：用一指禅在心俞、神门、通里、内关、劳宫、膻中等穴进行推揉，能够通络止痛，缓解心肌梗死引起的各种症状。

6.生活建议

日常调养可以缓解和预防轻度症状的心肌梗死，但重症患者特别是在急性发作期间，应该严格卧床休息，平时则需多注意以下几点。

(1)饮食调养：不要暴饮暴食，不要喝刺激性饮料，因为暴饮暴食会加重心肌的耗氧量，诱发心肌梗死。特别是如果吃很多高热量高脂肪的食品后，还会增高血液中的血脂，使局部的血流变缓，血小板堆积后，易于凝血，从而导致心肌梗死。另外，像豆类、土豆、葱、蒜以及甜食这类容易产生胀气的食物也应当少吃。

(2)换季时注意保养：秋冬季节是心肌梗死的频发期，所以，除了注意保暖防寒之外，还应该多补充营养，尤其适合吃各种粥类的食补药膳。

(3)保持安定平稳的精神状态：时刻保持愉快、舒畅的心情，避免情绪低迷消沉，这不但有益于患者的康复，而且，对于树立战胜疾病的信心也有很大的帮助。

(4)劳逸结合：可以进行适度的体育锻炼，但要注意不要劳累过度，尽量避免剧烈的运动。在休息的时候，可以听音乐、下棋、练书法等，以达到身心都能放松。

(5)不要搬、提重物：搬、提重物时的动作与用力屏气大便类似，都要弯腰屏气，这对呼吸、循环系统的影响会诱发心肌梗死，且经常发生在老年人的身上，需要特别注意。

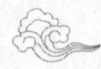

(6)洗澡时，要小心：饱餐后和饥饿时不要洗澡，水温也不要太热或太凉，以与体温相当为宜。洗澡的时间不能持续过长，因为浴室内一般闷热不通风，会影响到人体的代谢平衡，易造成缺氧和疲劳，老年人尤其要注意。心肌梗死的重症患者要在他人陪护下沐浴，更不应一个人去公共浴池洗澡。

(7)注意气候变化：科学研究证实，持续低温、大风、阴雨会诱发急性心肌梗死。所以，一旦遇到气候恶劣时，一定要注意保暖防寒并适当地服用一些预防的药物来自我保护，以免在严寒低温时导致冠状动脉痉挛，继而产生血栓，造成急性心肌梗死。

(8)坚持定期复查：在得知患有心肌梗死以后，应听从医嘱，积极配合治疗，并定期复查，以便及时根据心脏的状况，调整治疗方案，一定要将潜在的病变危险扼杀在萌芽的状态，避免病情的进一步恶化。

九、心肌病

1.疾病综述

心肌病是一种诡异莫测的心肌疾病，由于迄今为止引发心肌病的病因不明，所以，现在公认的一种说法是由于病毒感染、自身免疫反应、遗传基因、服用抗生素和代谢异常等因素导致的心肌病变诱发的心肌病。主要表现的临床症状为心脏扩大、心律失常、栓塞及心力衰竭等。心肌病的发病周期缓慢，所以，初期并未感到身体不适，以后逐渐会出现心悸、气短、胸痛、水肿等现象。按病理可分为扩张型心肌病、肥厚型心肌病和限制型心肌病三种类型，其中扩张型心肌病是最常见的一种，肥厚型心肌病偶有发现，而限制型心肌病比较少见。

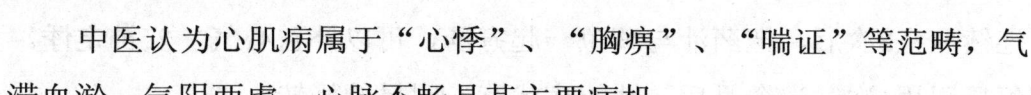

中医认为心肌病属于"心悸"、"胸痹"、"喘证"等范畴，气滞血淤、气阴两虚、心脉不畅是其主要病机。

2.民间验方

(1)白术加茯神治疗心肌病

46岁的李女士因今年事务繁忙，操劳过度，导致近期经常出现心悸、气短。而且，经常觉得四肢酸痛无力，精神也萎靡不振，时常头晕目眩，容易疲倦，晚上还睡眠不良，经常噩梦连连。医生诊断她得了心肌病，并为她开了一个药方：用白术、茯神、当归、黄芪、龙眼肉、酸枣仁各15克，人参（单煎）、木香、甘草、远志各10克，煎成药汤后滤除残渣，每日喝1剂。1个月后，她的头晕头痛和心悸气短的症状就都好转了。

(2)川芎炖猪蹄治疗心肌病

王女士今年38岁，最近被诊断为心肌病，而且，经常有心悸、胸闷、气短、乏力、失眠多梦的症状。后来，从一位老中医那里询问到一个小偏方：方法很简单，就是将新鲜的猪蹄切块后，用水焯一下，然后加清水煮汤，调料用八角、花椒、葱和姜，特别要加入几剂药材，分别是花生、川芎，还有丹参，大火开锅以后改用小火慢炖，猪蹄煮软后，加胡萝卜块、竹笋片、酱油、料酒，再继续煮上1个小时待汤汁煮干后，即可出锅。此法可以起到活血化淤、宁心安神的功效，用于治疗心肌病，很有效果。

(3)五味子鲫鱼汤治疗心肌病

叶女士在44岁得了心肌病，这半年来经常出现心悸气短、四肢无力、头晕目眩，而且，有时还失眠多梦。医生推荐她用五味子、柏子仁各10克，党参、太子参（单煎）各15克，黄芪30克，甘草6克，用水连续煎煮2次后，把药汁与鲫鱼一起煮汤，可以补益心气，安神定悸。每日服用1次，半个月后，她的症状有了明显的好转。

(4)芝麻胡桃酒治疗心肌病

刘大爷前些日子经常感觉到心悸，而且有几次眼冒金星差点晕倒，平时还有耳鸣、健忘的毛病，夜里经常睡不着觉，睡着了也经常做梦。不过这两天发现他比以前可精神多了。原来一位朋友推荐他用各25克的黑芝麻和核桃仁，洗净后用500毫升白酒浸泡半个月，再每天喝那么一小盅，不但补肾纳气而且可以缓解心肌病，一般1个月后就能见到成效。特别要注意的是，白酒需要密封好并置于阴凉处保存。

3.民间偏方

(1)香菇豆腐笋：香菇100克，豆腐250克，冬笋50克，将香菇去梗后洗净，鲜笋和豆腐要切成片。大火油煎豆腐片，两面焦黄时再盛入盘内。然后用葱和姜炝锅后，加入清汤和调料，搅匀后将豆腐和香菇入锅，改文火慢煮10分钟，后加鲜笋片，勾芡后，淋上几滴香油即可，佐餐食用。适用于心肌病。

(2)桂圆红糖汤：桂圆30克，红糖15克。桂圆去皮后下入清水内煮汤，然后加入红糖，直至红糖溶入汤汁即可。每日1次。

(3)桑葚酒：桑葚150克，柠檬汁20克，白糖40克，白酒650克，蜂蜜适量，将桑葚洗净后晾干，将桑葚和柠檬汁放在一起，加糖和蜂蜜，最后倒入适量的酒，密封后，放在阴凉通风的地方酿制三个月，取出时，用纱布过滤即可，每日1小杯。适用于心肌病。

(4)木瓜酒：木瓜300克，砂糖80克，米酒720毫升，将木瓜洗净后切成圆片，保留皮和种子，把木瓜片浸入米酒中，放入砂糖后密封，置于阴凉处存放半年，建议最好密封1年以上，这样不但可以充分发挥药效，并且口感更佳，随时可以饮用，每日不超过30～40毫升。适用于心肌病。

4.外用偏方

(1)**敷贴疗法**：适量的丹参、红花研磨成粉后，兑水制成膏体，敷贴于心前区，每日换1次药。

(2)**药浴疗法**：用生地、熟地各12克，枸杞15克，山茱萸10克，茯苓12克，煎成汤药，滤去残渣，再兑入温水，用以洗浴，在洗浴时，用鼻子吸入蒸汽，每次10分钟，以没有不适感为度。

5.其他疗法

(1)**按摩疗法**：用手指揉按上脘、中脘、下脘、神阙、关元、心俞、厥阴俞这几个穴位，可起到缓解心肌病的效果。

(2)**气功疗法**：做深呼吸，吸气时，胸腹一起用力，把气吸满；呼气时，胸腹也同步压缩，将气呼出。要领是深、长、细、匀，每日练习15分钟。可用于减轻由心肌病引起的心痛，并减少病发的次数。

6.生活建议

日常生活的调养对于心肌病患者十分重要。

(1)**饮食调养**：切忌暴饮暴食，日常菜谱应以低脂、高蛋白、高维生素、易消化的食物为主，尽量远离刺激性食物，以免增加心脏负担。特别对于一些心功能不全者，做菜时，应少放盐。

(2)**增加硒元素摄入量**：缺硒也是诱发心肌病的一个因素，所以，平时应该多吃一些如海参、扇贝、蘑菇、鸡肝、大蒜、龙眼等硒元素含量很高的食物，可以在一定程度上治疗由心肌病引起的心律失常等症。

(3)戒烟戒酒：吸烟酗酒会加重病情，而浓茶、咖啡等饮品能刺激心脏，所以，这些都要尽量远离。

(4)多休息：心肌病患者应注意休息，一般轻度症状患者应避免过度紧张劳累。经药物治疗症状缓解后的心力衰竭者可轻微活动，但应避免剧烈运动。有严重心力衰竭、心律失常及阵发性晕厥并发症的患者应绝对卧床休息，以减轻心脏压力，防止心肌缺氧。

(5)注意气候变化：呼吸道感染会引起或者加重心肌病患者的心力衰竭，所以，在换季和气温骤变时，需要注意预防流行性感冒。在气温骤降时，患者要尽量减少外出，出门要增添衣物并戴上口罩，尽量不去人群密集容易受到传染的地点，以防受到感染，引起病情的恶化。

(6)调节情绪：悲喜过度和精神高度紧张等不良情绪会加重病情，所以要保持一个平和舒畅的心情。

(7)适量活动：散步、打太极拳、跳舞这些业余活动有益于增强体魄，提高免疫力。但是，不要参与激烈的体育活动，疲劳会引起并加重心力衰竭。

(8)注重科学养生：含纤维素高的食物有助于促进消化，防止便秘，同时，还要睡眠充足，保持健康有序的作息时间。可以培养能够陶冶情操的一些业余爱好，如下棋、绘画、书法、乐器等。

(9)积极治疗原发病：想要控制心肌病的发生和恶化，首先，应该控制和治疗原发的各种疾病，这样才能起到事半功倍的效果。

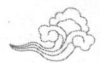

十、风湿性心脏病

1.疾病综述

　　风湿性心脏病是一种由风湿热活动引起的心脏瓣膜狭窄或关闭不全所造成的心脏病变，也被简称为风心病。临床表现为二尖瓣、三尖瓣、主动脉瓣中有一个或几个出现瓣膜狭窄或关闭不全。患病初期的症状并不明显，后期会引发心慌、气短、乏力、肢体水肿、咳粉红色泡沫痰，直至心力衰竭而死亡，另有一些则表现为因动脉栓塞或脑梗死而死亡。

　　在中医学中，"怔忡"、"喘证"、"水肿"、"心痹"等都是风湿性心脏病的症候。其病机主要是风寒湿邪内侵，久而化热或风湿热邪直犯、内舍于心，乃至心脉痹阻、血脉不畅、血行失度、心失所养、心神为之不安。

2.民间验方

(1)中医组方治疗风心病

　　纪先生今年30岁，常有头晕、胸闷、倦怠乏力的症状，后经过医生诊断为风湿性心脏病。医生建议他用党参、茯苓、丹参各15克，竹茹、法半夏、枳壳、橘红各10克，甘草、三七末各5克（冲服），煎成汤药服用，每日喝1剂，10天后就能起到明显的效果。各种症状得到缓解，心电图也趋于正常。

(2)黄精粥治疗风心病

　　高女士42岁，患有风湿性关节炎，而且经常发作，最近突然发现自己时常有心悸气短的症状，并有间歇性的咳喘。经医院诊断为风湿性心脏病，医生建议她采用食疗的方法：用黄精50克，粳米100克

为原料，把切碎的黄精与粳米一起倒入清水中，大火烧沸后，改用小火把粥煮熟即可，每日早餐时食用，10天左右即会减轻病症。适用于风湿性心脏病引起的心悸怔忡、气短乏力等症。

(3)玉竹猪心治疗风心病

刘先生37岁，经常出现心前区闷痛、倦怠、乏力等症状，去医院做了检查，才得知自己已经得了风湿性心脏病，医生给他推荐了一个方便适用的药方：玉竹50克，经两次煎煮后，榨取药汁1500毫升，再用这些药汁蒸煮猪心，加入生葱和花椒，猪心煮熟后捞出盛于盘内，撇去浮沫后往锅里加适量的卤汁，放入调料后加热熬成浓汁，并均匀地淋在猪心上，每日2次，佐餐食用，15天为1个疗程。用于治疗因风湿性心脏病引起的倦怠、乏力等症。刘先生只用了1个疗程，病情就得到了控制。

3.民间偏方

(1)**山药猪腰汤**：猪腰1个，山药30克，把猪腰竖着切成两半后，抽筋去膜，切成薄片，再与山药一起煮，快熟时，加入麻油、葱、姜即可，佐餐食用，每日1次，连服7天。适用于风湿性心脏病引起的气血两虚、心悸怔忡、气短懒言、自汗、腰痛。

(2)**梅花粥**：梅花5克，粳米50克。粳米粥煮到半熟时，加入梅花和少许砂糖同煮至熟。早餐服用，每日1次，连服7天。适用于风湿性心脏病引起的肝郁气滞，胸闷疼痛，心悸气短。

(3)**海带鸡蛋汤**：海带、鸡蛋、薏苡仁各种调味料适量。将海带切成条状与薏苡仁一起用高压锅炖烂，然后用油炒鸡蛋，最后把海带、薏苡仁连汤一起和炒鸡蛋倒在一起，加调料后，炖煮片刻即成，每日1次。强心，利尿，活血，软坚，适于高血压、冠心病、风湿性

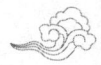

心脏病患者。

(4)**山药芝麻糊**：山药500克，黑芝麻、赤小豆各250克。3种原料一起研磨成细粉后，冲水服用，每日早晚饭前服30克，对风湿性心脏病有一定疗效。

(5)**桑葚糖**：干桑葚200克，白砂糖500克，将白砂糖用砂锅兑水熬稠，再加入干桑葚的碎末，搅匀后，继续熬成拔丝，但不粘手为最佳状态。最后，将糖倒进涂抹过食油的搪瓷盘里，冷却后切成小块，随量食服。适用于风湿性心脏病引起的肝肾阴虚、心悸怔忡、头晕目眩、视物模糊、便秘等症。

4.外用偏方

(1)**敷贴疗法**：将雷公藤的根叶捣烂后，敷于病处30分钟，可以缓解风湿性心脏病引起的关节疼痛。

(2)**药浴疗法**：桑枝500克，络石藤200克，忍冬藤、鸡血藤、海桐皮各60克，豨莶草、海风藤各100克，煎成药汁后，滤掉残渣，兑入温水，进行药浴。

5.其他疗法

(1)**推拿疗法**：取穴内关、合谷、曲池、三阴交按揉，用力轻揉为宜，用于缓解病痛。

(2)**喷雾疗法**：用鲜威灵仙500克，生甘草、松针叶各60克煎汤，放入喷雾瓶中使用，方法简便易行。在病痛发作的时候，可以起到缓解的作用。

6.生活建议

预防和缓解风湿性心脏病，需要从生活习惯入手。

(1)避免食用苦寒、辛辣食物：多食性苦寒的食物有损阳气，于风心病病人不利，而且辣椒和芥末这类刺激性食品能加快心跳，并容易导致便秘，不但增加心脏负担，甚至，还会导致生命危险。

(2)减少食盐的摄入量：体内水钠潴留会加重心脏的负担，所以，应严格控制食盐的用量，对各种食盐腌制的食品也应少吃。

(3)戒除烟酒、浓茶和咖啡：吸烟时，会吸入大量的一氧化碳，而一氧化碳溶入血液后，会导致血管收缩，并与血红蛋白结合，使血液载氧量下降，进而造成心肌的缺血缺氧，引起病情的加剧。酒、浓茶、咖啡等饮料能够升高血压，并且刺激神经，导致心率加快，并诱发心律失常，心脏的超负荷搏动会损害心肌瓣膜的功能。

(4)注意休息：轻度的劳动和工作不会对症状不明显的病人有负面的影响，但心脏功能不全的风湿性心脏病患者绝对不能劳累，必须要卧床休息，不但如此，生活起居也要由家人照料。

(5)预防呼吸道感染：居住的环境应保证充足的日照和空气的流通，同时，也要保障室内的温度不会过高或过低，风湿性心脏病对于环境的变化十分敏感，以免因感染呼吸道疾病而使病情加重。

(6)坚持锻炼：适度的体育锻炼有助于增强自身的免疫能力，并可以促进新陈代谢。但运动量不宜过大，视自己的身体素质和兴趣爱好，可选择散步、太极拳、气功、健身操等项目，注意不能参与剧烈的对抗性体育运动。

(7)轻便着装：宽松、透气性强、棉质的衣物比较适合患有风湿性心脏病的人，当然，在换季的时候，还应该以适应天气的变化而增减衣物。

(8)注意生活细节：风心病与大多数其他的风湿性疾病相同，都忌讳受寒受潮，特别是春季更是风心病的多发期，所以，平时多注意一些细枝末节，可以有效地防范这类疾病的发作，比如，出汗后要及时擦干，避免受凉；不要接触温度很低的凉水、不要被雨水淋湿、注意关节处的保暖等等。

(9)坚持定期复查：患有风心病的人必须要听从医嘱，积极配合治疗，并定期到医院去复查，以便根据心脏的状况及时地对治疗方案作出调整，避免病情恶化。

十一、病毒性心肌炎

1.疾病综述

病毒性心肌炎是由各种病毒引起的心肌局限性或弥漫性的炎症病变，包括急性病毒性心肌炎、亚急性病毒性心肌炎和慢性病毒性心肌炎。临床表现为心悸、乏力、气短、胸闷、心律失常等，严重者可导致心力衰竭。其中75%～80%的患者都处于40岁以下的年龄段，常见于男性，秋冬季为发病期。最近几年，病毒性心肌炎的发病率正逐年升高，已成为目前我国最为常见的一种心肌炎。

在中医理论中，病毒性心肌炎属于"温病"，属"心悸"、"胸痹"、"水肿"等范畴，热毒冲心、气阴两虚和阴阳两虚是引起此症发作的诱因。

2.民间验方

(1)连翘二根饮治疗病毒性心肌炎

张小姐芳龄24岁，就不幸地患有病毒性心肌炎，而最近因为受风热后，出现了咽痛发热、心慌气短的症状，特别是稍微劳累后，病情就会加重。经医生推荐，她用金银花、板蓝根、芦根各20克，连翘、玄参各10克，甘草6克，用砂锅煎成汤药后，滤去残渣，1剂可以分2次饮用，1个月为1个疗程。她服用了2个疗程后，症状就得到了显著的缓解，到医院复查，心电图已经恢复正常。

(2)银耳粥治疗病毒性心肌炎

陈先生今年29岁，因为最近经常感觉到心悸胸闷，而且，伴有四肢无力乏力、气喘、心烦、手足心热等症状，就去医院检查，结果是得了慢性病毒性心肌炎。朋友听说后，给他介绍了一个药方，就是用银耳15克，太子参25克，冰糖适量。煎成汤药后服用，每日1次，1个月为1个疗程。1个疗程后，他的症状明显减轻了。

(3)灯心竹叶茶治疗病毒性心肌炎

25岁的林小姐患有病毒性心肌炎，并且常有心悸、胸闷、气短等症状。朋友介绍给她一个简单方便的小偏方：灯心草9克，竹叶6克，用水煮过后，当做茶饮，每日2次，可以清火安神，对于她的病毒性心肌炎很有效果。用了这个偏方后，她最近的身体好了很多，而且，精神也很不错。

3.民间偏方

(1)竹笋炒肉片：竹笋120克，瘦猪肉50克，将竹笋切成丝、猪肉切成片后，用花生油爆炒，加适量调味料即可，可当正餐食用。适用于病毒性心肌炎。

(2)龙眼莲籽粥：龙眼肉、莲籽各15克，粳米50克，将龙眼、莲籽泡上若干小时后，加入粳米煮粥，可早晚服用。益气健脾，养心安神。适用于病毒性心肌炎恢复期、慢性期和后遗症的辅助治疗。

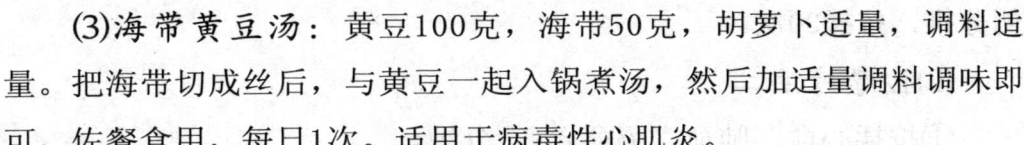

(3)**海带黄豆汤**：黄豆100克，海带50克，胡萝卜适量，调料适量。把海带切成丝后，与黄豆一起入锅煮汤，然后加适量调料调味即可，佐餐食用，每日1次。适用于病毒性心肌炎。

(4)**酸枣虾壳汤**：虾壳25克，酸枣仁15克，将虾壳、枣仁一起入锅煮汤服用，每日1剂。可治病毒性心肌炎。

(5)**猪心大枣汤**：猪心1个，大枣15克，将猪心洗净后，与大枣一起蒸熟，然后加水煮汤即可，每日1次。补血，养心，安神。适用于病毒性心肌炎的补养、调治。

(6)**菊花鲤鱼汤**：鲤鱼1尾，白菊花25克，先把鲤鱼用油煎一下，再放入白菊花和水，炖熟即可，每日1次。活血，温阳，安神。适用于病毒性心肌炎的补养、调治。

4.外用偏方

敷贴疗法：灵芝100克，山楂200克，麦冬100克，洗净后浸泡，然后，连续煎煮2次，过滤掉残渣，加热浓缩后，兑入蜂蜜，继续加热制成药膏，每日用此膏敷贴于心前区，可缓解病痛。

5.其他疗法

(1)**按摩疗法一**

①患者保持俯卧的姿势，按摩者用拇指按揉心俞穴，并直推至膈俞穴，反复按揉5分钟。

②用拇指点揉至阳穴1分钟。

③用手掌伸成手刀状，擦脊柱及脊柱两侧，以发热为度。

④用指腹按揉双侧的内关穴各2分钟。

⑤患者改成俯卧的姿势，用两手拇指桡侧，以膻中穴为中心向两

侧分推，按揉30次。

(2)**按摩疗法二**

①按揉心俞、肺俞、膈俞穴各1分钟。

②患者仰卧，按摩者用拇指和其余四指拿捏患者上肢内侧肌肉15次，并用示指和中指点按极泉穴1分钟。

③患者俯卧，按摩者用手掌虚力拍打患者肩背部3分钟，注意手法一定要轻柔。

④以单掌轻轻拍打心前区20次，然后点按内关穴2分钟。

6.生活建议

慢性心肌炎可以采用日常调养的方法缓解病情，但急性心肌炎患者在发病期需要严格地卧床休息。

(1)**饮食调养**：病毒性心肌炎的患者在饮食上应注意补充营养，高蛋白、高热量、高维生素特别是含维生素C较多的新鲜蔬菜和水果都是有助于缓解病情的食物，但要注意不要暴饮暴食，因为饮食过饱会增加心脏负担。平时应多吃橘子、番茄等水果，以及富含氨基酸的瘦肉、鸡蛋和鱼类等。避免接触辛辣、熏烤和油炸的食品，可以多吃菊花粥和人参粥一类的食补粥。

(2)**戒烟忌酒**：吸烟时，进入血液中的尼古丁会导致冠状动脉痉挛收缩，从而造成心肌缺血缺氧；酗酒会引起血管的功能紊乱。所以，病毒性心肌炎患者应戒除吸烟酗酒的不良生活习惯。

(3)**规律生活**：病人的作息时间要有规律，心态上要保持平和稳定，面对生活要从容不迫，事业上要坚持积极、乐观、向上的原则，但需注意劳逸结合，不要疲劳过度。

(4)**培养生活情趣**：练习书法、绘画、种花、养鸟、垂钓、听音

乐这些文娱活动都可以陶冶情操，能够缓解紧张的精神压力，有益于身体健康的恢复。

(5)**坚持锻炼**：气功、散步、慢跑、打太极拳等轻度运动量的体育锻炼有益于增强身体的免疫力，并有助于快速康复和预防后遗症。病毒性心肌炎患者只要没有留下心律失常的后遗症，都可以参加一些普通的体育活动，如慢跑、跳舞等，日常经常进行体育锻炼，对于病人肯定是有利的。

(6)**保持稳定的情绪**：心肌炎的患者要尽量避免情绪的波动，特别是如果家中遭遇了不幸，一定要保持冷静，情绪激动对于病情的影响极大，所以，应注意休息，可以选择从事一些轻体力的劳动来转移一下注意力。

(7)**避免过度劳累**：过度劳累损害身心健康，而且，心肌耗氧量的增加还会诱发心力衰竭。所以，病人需要保证每日至少7个小时充足的睡眠，并且避免长时间的阅读、写作和用脑。心肌炎患者应该在出现疲劳感的时候及时休息。

(8)**少量引用葡萄酒**：对病毒性心肌炎患者来说，少量饮用葡萄酒是有利的，但大量酗酒易诱发心力衰竭和心律失常。

(9)**预防感染**：顾名思义，病毒性心肌炎就是由病毒感染所引起的，所以，在流行性感冒多发的时期，应注意防寒保暖，尽量避免不必要的外出和出入人流量较大的公共场所。

(10)**积极配合医生治疗**：病毒性心脏病的恢复期较长，一般在一个季度到半年左右，所以，应定期去医院复查，以便根据病情的变化而调整治疗对策。

十二、感染性心内膜炎

1.疾病综述

感染性心内膜炎不同于由风湿热、类风湿、系统性红斑狼疮等病症所导致的非感染性心内膜炎，而是指因细菌、真菌和其他微生物（如病毒、立克次体、衣原体、螺旋体等）直接感染而造成心脏瓣膜或心室壁内膜产生的炎症。比较典型的临床表现是发热、杂音、贫血、栓塞、皮肤病损、脾肿大和血培养阳性等。本病患者若不及时治疗，病情严重后，很可能危及生命，但如果治疗的及时，大多数病人都能痊愈。

在中医学中，感染性心内膜炎属于"温病"，症属"心悸"、"发热"等范畴。

2.民间验方

(1)猪心治疗感染性心内膜炎

唐女士今年33岁，半个多月前突然发现自己怕冷，而且，有时还虚热盗汗，后来还有咳嗽咳痰的现象，并有些低烧。就医后被确诊为感染性心内膜炎，医生给出了一剂药方：人参9克，当归20克，猪心1个，把洗净的人参和当归塞进猪心当中，再用蒸笼蒸熟，加入调味料后，即可食用，且喝汤效果更好。两个星期就能起到明显的效果。

(2)地黄鸡治疗感染性心内膜炎

杨女士31岁，这几个月来反复出现心悸和气喘，最近几日，还感染了风寒，引起发烧、咳嗽、胸闷和下肢水肿。去医院检查，确诊患有感染性心内膜炎，之后打听到一种治疗方法：用生地黄、饴糖各

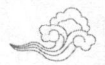

50克，母鸡1只，龙眼肉30克，大枣5枚，先把地黄、龙眼与大枣搅碎，拌入饴糖后，塞进鸡的胸腹腔中，上笼屉蒸2个小时后，便可随餐食用。坚持吃了半个月后，杨女士的病情就基本趋于稳定，症状也全部减轻了。

(3)补心酒治疗感染性心内膜炎

岳小姐刚满28岁，最近时常有畏寒发热、咳嗽、全身乏力、盗汗等症状。到医院检查后，确诊为感染性心内膜炎。经身边的亲人朋友介绍，得知一种药酒可以缓解治疗这种疾病：麦冬30克、枸杞子、白茯苓、当归、龙眼肉各15克，捣碎的生地24克，泡2000毫升左右的甜酒，密封浸泡1周后饮用，每日饮用10毫升左右，早晚各1次。半个月为1个疗程。她使用了半个月，病情果然得到了控制。

3.民间偏方

(1)**香菇豆腐**：香菇、蘑菇、黑木耳各25克，豆腐200克，将泡好的香菇、蘑菇、黑木耳切碎后，放入油锅爆炒，再加水煮熟后加入豆腐及调味料，继续煮5～10分钟即可，佐餐食用。适用于感染性心内膜炎。

(2)**葡萄桂花粥**：粳米100克，冰糖20克，葡萄干、桂花各10克，把浸泡了3个小时的粳米捞出控干，加水煮上20分钟后，倒入葡萄干、桂花和冰糖，然后盖上盖，继续煮至粥熟即可，可早晚食用。活血，安神。可缓解感染性心内膜炎等症。

(3)**米酒核桃汤**：米酒50毫升，核桃仁6个，白糖30克，将核桃仁与白糖一起捣碎成泥状后下锅，加入米酒调匀后，用文火煲汤，约10分钟即成，每日1～2次。适用于感染性心内膜炎。

(4)**龙眼酒**：龙眼肉250克，白酒1000毫升，用龙眼肉泡白酒，密封浸泡1个月。每次服用15毫升。每日1次。益气补血。适用于感染性心内膜炎。

(5)鸡蛋油：鸡蛋50个，把煮熟的鸡蛋黄放进炒锅里熬成鸡蛋油。每日1次，每次1小勺。对气阴两虚型感染性心内膜炎有一定疗效。

4.外用偏方

(1)局部敷贴法：用硝酸甘油贴膜贴在胸口心前区，24小时换药1次。

(2)艾灸疗法：在心俞、内关、神门、巨阙等穴位用艾条悬灸15分钟，每天1次，10天为1个疗程。能起到温经通络、行气活血、减轻病症的功效。

5.其他疗法

(1)推拿疗法：取穴至阳、内关、心俞、厥阴俞用手指按揉，可以缓解病痛和预防疾病的发作。

(2)喷雾疗法：采取细辛、良姜、荜茇、檀香各5克，熬制成汤药后，作为喷雾剂，在心痛发作前后，直接喷洒在口舌、鼻腔附近，在进入人体血液循环后，可以缓解感染性心内膜炎所造成的病痛。

6.生活建议

培养出一个良好的饮食习惯，和生活习惯可以促进感染性心内膜炎患者的康复。

(1)饮食调理：少吃些辛辣、油腻的食物，多吃新鲜的水果和蔬菜，特别是要戒烟禁酒，不喝浓茶和咖啡这类的刺激性饮料，切忌暴饮暴食。

(2)保证睡眠：预防感染性心内膜炎，需要充足的睡眠，而且，保证睡眠充足，也可以滋养心神，使病患精力充沛。

(3)坚持锻炼：适当的体育锻炼可以促进全身血液流通，有益于患者的康复，但要适度，不要进行激烈的体育运动，以防病情加剧。可以选择散步、太极拳等运动。

(4)注意气候变化：季节更替气温变化时，要及时增减衣物，避免因病毒感染而使病情进一步恶化。

(5)积极治疗原发病：缓解并治疗感染性心内膜炎，需要对原发疾病进行及早的诊断，并且应积极地配合治疗原发疾病。

(6)科学养生：含纤维素高的食物可以防止便秘。适当地参加一些文艺活动能够陶冶性情。

(7)注意口腔卫生：保持口腔卫生有利于心瓣膜病或心血管畸形的患者缓解病情，并且还能够增强身体的抵抗力。

十三、心包炎

1.疾病综述

心包炎是指由细菌感染、病毒感染、风湿或者结缔组织病、恶性肿瘤的转移、心肌梗死和尿毒症所引起的心包膜脏层及壁层发炎并积液。心包炎所产生的心包液会压迫心脏，从而引起各种症状，常表现为易疲乏、发热、盗汗、咳嗽、咽痛、呕吐、腹泻，并可有呼吸困难、右腹部疼痛、腹水水肿，减轻或者消除这些症状就必须抽出心包积液。如果心包积液大量渗出，则会引发急性心脏压塞症状，导致患者出现胸痛、呼吸困难、发绀、面色苍白，甚至休克。

在中医理论研究中，心包炎属于"心悸"、"胸痹"、"心痛"

等范畴。

2.民间验方

(1)四味中药治疗心包炎

白先生今年43岁，最近半个月经常出现心悸、盗汗、乏力、食欲缺乏的症状，之前曾患过感冒，但是服用感冒药之后，体温仍偏高。医生说这是得了心包炎，需要用这个药方进行治疗：茯苓12克，桂枝、白术各9克，甘草6克，煎煮成汤药。每日1次，一周为1个疗程。使用了2个疗程后，白先生的症状就有明显的好转，并且心电图也趋于正常。

(2)三味煎治疗心包炎

王女士今年44岁，前段时间感冒了，咽痛发热，而且，还觉得心慌、气短，浑身无力，手脚发凉并伴有下肢水肿。经医院确诊为急性心包炎。后来一个朋友介绍给她了一剂妙方：板蓝根10克，芦根20克，甘草5克，一同煎成汤药服用，每日服1次，连续服用7天，不但能缓解王女士的所有症状，而且，还能滋养心神，效果显著。

(3)黄豆加丹参治疗心包炎

林女士经常感觉身体不适，觉得心律不齐、浑身没力气，而且，还食欲缺乏，手脚冰冷。去医院就诊，检查结果令她震惊不小，原来是得了心包炎，这种病极易产生心梗，严重者甚至会猝死。她托人问询一些可以治疗心包炎的小偏方，后经一位老中医推荐了一个简单有效的药方：丹参500克，黄豆1000克，蜂蜜250克，冰糖30克，黄酒1小勺，煎熬成汤药服用，每日1次，1个月为1个疗程。林女士才使用了半个月，出乎意料地起到了明显的效果，而且，整个人的精神状态也振作了不少。

3.民间偏方

(1)山楂桃仁露：新鲜山楂1000克，桃仁100克，蜂蜜250克，将山楂、桃仁、蜂蜜一起煎熬成汤药，再冷却凝结成露，每次1小匙，每日1次，3个月为1个疗程。可活血化淤。适用于心包炎。

(2)乌豆鲤鱼汤：乌豆30克，鲤鱼1尾，将乌豆洗净后，塞入鱼腹中，再加水煮成浓汤即可，每日1次。活血化淤，利尿消肿。适用于心包炎。

(3)薏苡仁冬瓜羹：薏苡仁100克，冬瓜500克，将冬瓜榨成汁后，再把冬瓜汁和薏苡仁一起入锅，用大火煮沸后，改小火炖1小时左右，每日1次，连服5天。活血化淤，利尿消肿。对治疗心包炎有一定的疗效。

(4)山楂核桃茶：核桃100克，山楂、白糖各50克，将核桃洗净后，榨成汁，再兑入清水稀释。用水连续中火煎熬山楂3次，每次20分钟，去渣取浓汁，把白糖拌入山楂汁，搅匀溶化后加，入核桃浆，搅拌后，煮沸即可，每日1次。对治疗心包炎有一定的疗效。

4.外用偏方

(1)敷贴疗法：用丹参、红花煎成汤药后，浓缩提纯制成膏体，贴敷于心前区，24小时换一次药。

(2)艾灸疗法：用艾条悬灸心俞、内关、神门、巨阙四处穴位，每次15分钟，每日1次，10天为1个疗程。可以促进血液循环，减轻病症。

5.其他疗法

(1)喷雾疗法：用细辛3克，良姜、荜茇、檀香各5克，熬成汤药后，制成喷雾剂。在心痛发作前后，直接喷洒在口舌、鼻腔附近，药液进入人体后，通过血液循环系统发挥药剂的作用，能够起到缓解病痛的疗效。

(2)**推拿疗法**：取穴心俞、膈俞、厥阴俞、内关、间使、三阴交、心前区、阿是穴，每个穴位用拇指或手掌按揉，每次5分钟。用力以轻柔适度为宜。

6.生活建议

平常的饮食、生活习惯会影响到心包炎的发病几率，所以，可以从日常调养入手。

(1)**饮食调理**：心包炎患者的饮食应该以清淡为主，尽量多吃些富含维生素C且低脂肪的新鲜水果蔬菜，少吃辛辣、油腻的食物。不要暴饮暴食，以少食多餐为原则。

(2)**保证睡眠**：保证每天至少7个小时的充足睡眠，可以预防心包炎的发作，而且，对于神经系统和循环系统都有好处。

(3)**适当进行锻炼**：体育锻炼有利于血液循环，同时也有利于身心健康。心包炎患者适于轻度的体育活动，如散步、打太极拳、练气功等。但要注意，激烈的体育运动会诱发并加重病情。

(4)**注意气候变化**：换季的时候遇到恶劣的天气，需要及时添减衣物，避免病情因气温骤变而加剧。

(5)**注意情绪调节**：良好的生活习惯和科学的作息时间可以使心情愉悦，并能预防和降低心包炎发作的几率，所以，保持一个乐观积极向上的心态尤为重要，尽量避免抑郁、悲伤等不良情绪。

(6)**保持室内通风**：心包炎患者的居室需要保持空气的流通和充足的光照，这有利于患者的康复和疗养。

(7)**戒除烟酒**：对于患有心包炎的病人来说，吸烟和酗酒都能增加死亡的几率。戒烟戒酒才有益于身体健康。

(8)**积极治疗原发病**：缓解和治疗心包炎更需要对于原发疾病进行及早诊断和积极的治疗。

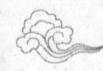

第二章
内分泌科疾病偏方验方

一、糖尿病

1.疾病综述

糖尿病作为最常见的慢性病之一，是人体内的蛋白质、脂肪、水和电解质等一系列代谢紊乱综合征，病因是胰岛素分泌不足以及靶向组织细胞对胰岛素的敏感性降低所引起的。以高血糖为主要标志的糖尿病典型的临床症状为多尿、多饮、多食、消瘦等表现，即"三多一少"症状。随着现代社会物质生活水平的日益提高，人口老龄化及肥胖率的增加，糖尿病的发病率正呈逐年上升的趋势。

在中医学中糖尿病属"消渴病"的范畴。病因病机是"久病入络"，即消渴病久治不愈，伤阴耗气，痰热郁淤互结，阻于络脉，形成微型症瘕。

2.民间验方

(1)玉米须治疗糖尿病

丁女士48岁，近一年来常常感觉口渴，但喝多少水也不觉得解渴，而且，最近体重明显地下降，她怀疑自己得了糖尿病，到医院检查后发现，果不其然。一位老中医给她推荐了一个药方：黄芪、玉米须、糯稻根各30克，炒糯米10克。当作茶一样冲泡后饮用。每日1剂，连服3个月。适用于有神疲乏力、面黄肌瘦、长期尿蛋白等症状的气虚型糖尿病性肾病。她只服用了2个月，病情就得到了有效地控制。

(2)芝麻核桃粉治疗糖尿病

吴阿姨今年55岁了，身体还算硬朗，但就是最近总觉着精神头不足，浑身没劲，还经常口渴，食欲缺乏。她认识的老中医说这是得了糖尿病，需要用黑芝麻、核桃仁各500克研磨成粉末状，每次10克，用温水送服，之后再嚼服3颗大枣，半个月为1个疗程。她用了1个月后，不但以前的症状好了不少，就连血糖也稳定了。

3.民间偏方

(1)油爆双丁：

猪瘦肉300克，胡萝卜200克，鸡蛋1个，调味料适量，将猪肉和胡萝卜洗净后，去皮切丁，在碗中加入料酒、食盐、鸡蛋清、湿淀粉搅拌均匀入味，油锅烧至五成热时，下肉丁，用筷子打散后，再倒入萝卜丁翻炒即可，随餐食用。对糖尿病患者有一定的调养作用。

(2)海米冬瓜：

海米200克，冬瓜100克，调味料适量，把去皮去瓤的冬瓜切成片后，用少许食盐腌制10分钟左右，冲洗干净后，待用，将食油倒入炒锅后，烧制六成热时，放入冬瓜片，炒至颜色变嫩绿时，捞出，控干油后，搁置一旁；将葱花、姜末入油锅爆香，烹入料酒，放入冬瓜片、海米翻炒，加入食盐、味精，最后用水淀粉勾芡，撒上香菜叶即成，随餐食用。对糖尿病患者有一定的调养作用。

(3)**冬菇鳝片粥**：鳝片100克，香菇20克，粳米50克，将黄鳝肉泡入热水片刻，取出刮去黏液，切成肉片，冬菇浸透后切条，锅内注入高汤烧热，下入粳米、冬菇和鳝片煮5分钟，烧开锅后，下食盐调味即可，随餐食用。对糖尿病患者有一定的调养作用。

(4)**蚌肉苦瓜汤**：苦瓜250克，蚌肉100克，用苦瓜、蚌肉煮汤，调入食油、食盐调味即可，喝汤吃苦瓜蚌肉。适用于轻型糖尿病。

(5)**木耳粥**：黑木耳30克，粳米50克，大枣3枚，先将粳米、大枣煮熟后，加泡好的木耳一起煮粥，可早晚食用。适用于糖尿病血管病变者。

(6)**菠菜粥**：菠菜100～150克，粳米50克，煮粥食用，可作早餐食用。适用于糖尿病阴虚化热型患者。便溏、腹泻者禁服。

4.外用偏方

足浴疗法：用桂枝、生附片各50克，丹参、忍冬藤、生黄芪各100克，乳没24克，熬成汤药后过滤掉残渣，再加入适量温水，每晚浴足30分钟，每天1次。

5.其他疗法

(1)**按摩疗法**：按摩位于第二、三掌骨之间的劳宫穴和脚底足前1/3处的涌泉穴，劳宫穴的手法是握拳后，中指尖下，采用按压、揉擦法，左右手交叉进行，各按揉5分钟，每日10次。涌泉穴的方法同上，每日早晚各1次。晚上可配合温水进行按摩，效果更佳。

(2)**音乐疗法**：旋律优美、抑扬感人的古典音乐对糖尿病人很有好处，因为这种音乐可以促使听者精神宁静、心情舒畅。从音乐中获得的心灵健康有助于缓解和治疗身体的疾病。

6.生活建议

糖尿病患者要从日常生活中多加注意，可以给预防和治疗提供有力的帮助。

(1)**养成良好的生活习惯**：糖尿病病人的生活要有规律，饮食应适当，注意不要食用高热量、高脂肪的食物，以免热量的过度摄入；营养过剩和缺少运动也是糖尿病发病的重要原因。所以低食盐、低糖、低脂、高纤维、高维生素的食物更有益于身体的健康。

(2)**锻炼身体**：俗话说得好："腰带越长，寿命越短。"坚持体育运动，保持体重不要过度肥胖，可以降低发病的几率。

(3)**适当地喝咖啡**：咖啡中含有钾和镁元素，可以影响人体合成糖的器官功能，促进新陈代谢。所以，如果每天喝6杯不含咖啡因的咖啡，如此坚持12～18年，男性的患病几率将比普通人减少50%，女性的患病几率则可减少30%。但是，也要注意要以适度为原则，不要饮用过量。

(4)**适当多吃食物纤维**：糖尿病人平时可适当地增加食物纤维的摄入，因为纤维素是一种不能被人体消化吸收的多糖，绿豆、海带、荞麦、玉米面、燕麦、高粱米、菠菜、芹菜、韭菜、豆芽等都是富含食物纤维的食品，糖尿病患者不妨试着多吃一些。

(5)**选择植物油**：根据科学家们的建议，糖尿病人的饮食中不饱和脂肪酸与饱和脂肪酸最适宜的比例是1∶1.5，所以，日常使用的烹调用油最好还是选择植物油。

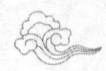

(6)少饮酒：轻症的糖尿病患者可以适量饮酒，以啤酒和低度酒为宜，因为饮酒能够活血通络、抵御寒气，并调节心情。但是，对于重症的患者，特别是伴有肝肾、心脑血管并发症的病人，必须严格禁酒，以免引起病情的恶化。

(7)注意劳逸结合：我国传统中医历来主张饮食有节、起居有常，劳累过度会使身体的免疫机能下降，导致疾病和病毒乘虚而入，造成病情的恶化，所以，糖尿病患者要劳逸结合，多加注意休息。

(8)保持正常的心理状态：经科学验证，神经系统和内分泌系统可以影响人体的免疫能力，这就是说保持一个良好的心态，对于维持机体的正常免疫功能是十分重要的。

(9)定期复查：糖尿病患者要坚持每月至少复诊1次，平时常测尿糖，特别是遇到如发烧、腹泻或全身不适这些特殊情况时，应及时就诊。另外，还要经常测量血压，因为高血压也对糖尿病并发症有不利的影响。

二、痛 风

1.疾病综述

痛风是由于体内尿酸过量生产或尿酸排泄不畅引起了尿酸的堆积，使尿酸在软骨、软组织、肾脏以及关节处过分堆积成结晶体，从而造成剧烈的疼痛，引起痛风的原因是体内的嘌呤代谢紊乱。通常在临床上的表现是急性关节炎、合并痛风结石、血尿酸浓度增高、关节畸形及肾脏病变等。据调查数据统计，痛风患者的平均年龄是44岁，由于急性痛风性关节炎发病前没有先兆，每年都会发病数次，患者如果不进行有效地预防，会造成慢性关节炎，并有可能造成永久破坏性关节畸形。

2. 民间验方

(1)虎杖樟脑酒治疗痛风

王先生今年45岁，有痛风病史，最近病情逐渐恶化，半夜或者凌晨时会突然发作，脚踝、膝盖、手腕等关节处出现红肿，还热辣辣地疼，令他受尽煎熬，后经一个老中医推荐了一个秘方：虎杖300克，樟脑10克，用500毫升白酒浸泡一周，使用方法很简单，把纱布用药酒浸湿后，贴敷于疼痛处包扎，一般6个小时左右就能起到镇痛的效果。

(2)芦荟汁治疗痛风

于大叔有53岁了，曾经得过痛风，最近慢性痛风又发作了，时常感到身上隐隐作痛，皮肤颜色加深，而且关节肿胀畸形，经熟人介绍一个小偏方：把新鲜的芦荟洗净去刺后切片，再用砂锅煎煮1个小时即成，每日取50毫升兑水饮用，10天1个疗程。如果受不了芦荟的苦味，还可以加入一些冰糖或蜂蜜，但注意不能空腹食用。4个疗程后，会起到不错的效果。

(3)中药药酒治疗痛风

潘大爷今年55岁，最近患了急性痛风关节炎，踝关节和膝关节局部红肿，而且剧烈疼痛，让他实在忍受不住，赶紧去医院向医生寻求了一个处方：当归、白芍、甘草各60克，白花蛇30克，蜈蚣、细辛各20克，白酒2000毫升，将药材研磨成细末，再用布包好放入白酒中浸泡10天，每日服30毫升，25天为1个疗程。1个疗程后，就会起到良好的效果。

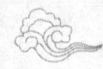

3.民间偏方

(1)**萝卜粥**：萝卜250克，植物油30克，粳米30克，将萝卜切丝后，放入油锅煸熟，加水750毫升，与粳米一起煮粥，最后，加入一些食盐和味精即可，宜经常用。适用于痛风发作时。

(2)**葡萄粥**：鲜葡萄30克，粳米50克，水750毫升，用鲜葡萄和粳米一起煮粥，宜经常食用。适用于痛风急性发作者。

(3)**芹菜粥**：芹菜100克(连根须)，粳米30克，水750毫升。将芹菜洗净切碎后与粳米一同煮粥，快熟时加入食盐、味精即可。可经常食用。适用于痛风发作时。

(4)**木瓜汤**：木瓜100克，薏苡仁30克，将木瓜和薏苡仁煎煮后滤掉残渣即可饮用，可经常食用。清热，利湿，止痛，适用于急性痛风所引起的关节疼痛。

(5)**栗子粥**：栗子粉30克，糯米50克，水750毫升，将栗子粉和糯米一起煮粥服用，可经常食用。适用于痛风未发作者。

(6)**黄花酒**：鲜黄花菜根30克，黄酒适量，将黄花菜根用清水煎煮，然后，过滤掉残渣即可，每日1次。对于痛风引起的关节疼痛、红肿、僵硬都有一定的疗效。

4.外用偏方

(1)**敷贴疗法**：将雷公藤的根和叶捣烂后，敷于痛处，30分钟后，就可以将药膏取下，用于痛风引起的关节疼痛，疗效明显。

(2)**药浴疗法**：取珍珠莲根、钻地风根、毛竹根、牛膝各30克，丹参20克，煎熬成汤药后，倒掉残渣，兑入温水泡澡。可以祛风活血、通络止痛。适用于慢性痛风。

5.其他疗法

推拿疗法：取穴内关、合谷、曲池、三阴交四处穴道，轻柔地按揉，用于缓解通风所引起的疼痛。

6.生活建议

保持身体健康，要防患于未然，所以，改变生活方式和饮食习惯，从日常的细微处做起，才是健康长寿的秘诀。

(1)多饮水，少喝汤：多喝白开水有利于稀释尿酸，加速新陈代谢，使血液中的尿酸含量下降，一般血尿酸偏高者和痛风患者只需要每日坚持饮水2000～3000毫升，每日的尿量保持在1500毫升左右，就可以起到防治的作用，鱼汤、肉汤、火锅汤中都含有大量嘌呤成分，饮后不但不能稀释尿酸，反而导致尿酸增高，所以，要尽量少喝。

(2)多吃碱性食物，少吃酸性食物：酸性食物会引起尿酸异常，进而使本身就嘌呤代谢紊乱的痛风病患者病情加剧。黄绿色蔬菜如白菜、油菜、胡萝卜与瓜类等都呈碱性，可以溶解尿液中的尿酸，增加尿酸排出量，有助于维持体内的酸碱平衡，能预防痛风和尿酸性结石。

(3)少吃含嘌呤的食物：应尽量少吃含嘌呤量较高的食物，比如，肉类以及各种动物内脏、骨髓、贝类、松花蛋、螃蟹等；另外，嘌呤含量中等的鱼虾类、菠菜、蘑菇、香菇、香蕈、花生米、扁豆等也应少吃；痛风患者可以多吃蔬菜、豆制品、各种水果、奶制品、鸡蛋等含嘌呤比较少的食物。

(4)忌酒：乙醇对于痛风的影响尤为严重，研究表明，在病人饥饿后，大量饮酒会引起痛风性关节炎的急性发作。

(5)劳逸结合：痛风病人应调整好作息时间，并且同时避免过度

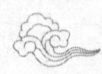

劳累和精神紧张。

(6)保持乐观向上的心态：作为一种终生性疾病，痛风并不是无懈可击的，依靠当前的药物再配合饮食等生活调理，可以完全控制住病情，防治疾病进一步恶化，并且能与健康人一样享受幸福生活。所以，病人自己要树立信心，不要过分消沉失落，要相信可以战胜疾病。

(7)适量运动：适量的运动可以增强体魄，提高免疫力，并且防止关节僵硬的发生，同时，还可以增加食欲，改善睡眠，达到防病的目的。

(8)积极治疗与痛风相关的疾病：高血压、高脂血、糖尿病和冠心病等疾病都可能引发痛风。另外肥胖也对痛风患者不利，应积极减肥，减轻体重。

三、更年期综合征

1.疾病综述

更年期综合征是指在更年期内由于生理功能变化而出现的一系列自主神经功能失调和内分泌功能减退。中年进入老年阶段的过渡期被称为更年期。一般女性在45～55岁，男性在55～65岁。更年期综合征的初期呈现为阵发性面部发红、盗汗、心悸、失眠、情绪烦躁不稳、易激怒以及疲倦乏力等症状。其中女性的更年期表现是卵巢功能逐渐衰退，直至功能丧失，而生殖器官开始从萎缩向衰退过渡。最明显的标志是月经的终止，这个过程往往会持续数年，是循序渐进地完成的。而男性则体现在阳痿、性欲冷淡等。

在中医学理论当中，更年期综合征是由天癸将竭、肾气渐衰、

冲任空虚亏损、气血津液损虚不足引起的，从而导致脏腑失于濡润滋养，素体的阴阳失于平衡，造成诸多更年期的症状。

2.民间验方

(1)远志加白术治疗更年期综合征

处于更年期的女性如果保养不好的话，就会容易出现头晕头痛、失眠耳鸣、腰背酸痛、下痢便秘、恶心、疲劳等症状，而且，具体表现还会因人而异。西方国家多采用注射雌性激素来维持自主神经功能的安定，有时也用雄性激素来治疗，但是，这样做的副作用很大。有位郭女士患了更年期综合征后，采用的是传统中医的偏方，效果不错。这种方法不但没有副作用带来的后顾之忧，而且，还能激活身体机能，达到滋补保健的功效：远志、白术、仙灵脾、茯苓、仙茅、柴胡、白芍药、人参、茯神、甘草、酸枣仁各2钱，生地黄、党参、黄芪、胡桃肉、浮小麦各3钱，当归、龙眼肉各1钱半，薄荷5分，红枣6枚，把药材用一碗水煎熬成汤药，剂量达到1碗半为度，连服3天，停2天再服用2天即可。

(2)豆腐治疗更年期综合征

李大婶今年快50了，近一段时间，在单位吃饭，她几乎每天都点一道豆腐菜，但是她原本并不爱吃豆腐，怎么就一下子这么喜欢吃豆腐菜了呢？李大婶自己为大家揭开了这个谜底。原来最近她感到自己有不适症状，但又不知道到底是怎么了，就是心烦意乱，虚火少寐。到医院一咨询才知道，是早期的更年期综合征。医生建议她补充些雌性激素，但她又觉得吃药会有副作用，况且现在她的症状还不算严重，就退而求其次，选择了食补的方法，而这种方法就是多吃豆腐。

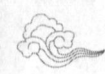

豆腐作为一种食药兼备的食品，具有补虚益气的功效。更年期女性常吃豆腐不但可以补钙，防止骨质疏松，还能促进机体的新陈代谢，增加免疫力。尤为重要的一点是，豆腐不仅是含钙、蛋白质、不饱和脂肪酸和磷脂极高的食品，还富含大量的雌性激素，能够帮助女性克服更年期症状。许多不愿意服用荷尔蒙药物的更年期女性，可通过改变饮食习惯，就比如多吃豆腐来减少更年期综合征的早期症状。但是豆腐中缺少蛋氨酸和赖氨酸，若单独食用，蛋白质的吸收率会很低。必须要与蛋氨酸含量较高的蛋类、肉搭配食用，才能充分吸收和利用豆腐中所含的蛋白质，比如，豆腐炒鸡蛋、肉末豆腐、肉片烧豆腐等。

(3)小麦甘草饮治疗更年期综合征

郑女士今年43岁，最近经常莫名其妙地发火，而且心绪不宁，做事情无法集中精神，晚上不容易睡着，尝尝失眠到后半夜，白天却不犯困，而且，在家里脾气暴躁，家人也都表示理解，平时会对她比较谦让。对于此种情况家人很是着急，后来她丈夫翻资料发现，这种症状很有可能是更年期综合征，于是家里人就给郑女士求得一味中药，结果这个方子确实很灵，可以说是立竿见影：小麦30克，大枣10克，甘草6克，煎熬成汤药后，每日服用1剂，分2次服用。

(4)乌梅大枣煎治疗更年期综合征

胡女士今年47岁，最近几次月经忽然不规律起来，20多天到40多天不等，并且流量也时多时少，着实有点吓人，她心里非常的害怕，就去医院检查了一下，医生诊断后，说是由于肾虚引起的更年期综合征的表现，并且开了一大堆药，胡女士最怕吃药了，所以，并没有按医生的处方拿药，而是询问了一个老中医，得到了一个简单方便的偏方：乌梅、浮小麦各10克，大枣5枚，熬制成汤药，每天喝一

剂，效果也不错。

(5)补阳还五汤治疗更年期综合征

陈大伯64岁，近年来感到时常头晕耳鸣，夜里失眠多梦，胸闷胁胀，而且，情绪低落，精神抑郁，有时烘热汗出，烧心反胃，口干舌燥，体力下降。家人害怕他身体出现了什么大问题，于是陪同他一起来到中医院求诊，医生经诊断后，断定老陈得的是更年期综合征。属气虚血淤，肾虚肝郁，治疗应益气活血、养阴疏肝为主。所以，就给他开了一副汤药：生黄芪、夜交藤、桑葚子各30克，桃仁、川芎、炒鸡金、地龙、赤芍、木香、知柏、川楝子各10克，北沙参、炒枣仁各15克，生地20克，当归12克，生龙齿15克（先煎），共7剂。老陈服药后，感觉效果不错，晚上睡得也香了，情绪也稳定了许多，复诊4次后，焦虑的症状完全消失，心情顺畅，也不燥热出虚汗了，晚上也不烧心了，睡眠也好了不少。

3.民间偏方

(1)**菊花冰糖饮**：菊花5克，冰糖10克，菊花、冰糖煎成汤药后饮用，每日3次。适用于更年期综合征的头晕头痛。

(2)**木耳猪皮汤**：黑木耳10克，猪肉皮50克，把泡开的黑木耳与猪肉皮一起蒸熟，至肉皮熟烂即可，喝汤吃肉皮，早晚各1次。适用于更年期月经量多。

(3)**枸杞肉丝冬笋**：枸杞子、冬笋各30克，瘦猪肉100克，猪油、食盐、味精、酱油、淀粉各适量，用猪油炒肉丝和笋丝至熟，放入其他作料即成，每日1次。适用于更年期头目昏眩、心烦易怒、经血量多、面色晦暗、手足心热等。

(4)**赤豆薏苡红枣粥**：赤小豆、薏苡仁、粳米各30克，红枣10

枚，将赤小豆、薏苡仁、粳米、红枣洗净后，一起煮成粥即可，每日早晚各服1次。适用于更年期有肢体水肿、皮肤松弛、关节酸痛者。

(5)**凉拌腐竹**：腐竹250克，酱油、醋、香油、味精、大葱、辣椒粉各适量。将腐竹用热水泡开，用开水焯一下后，放入盘内，加入酱油、醋、味精、食盐、香油、葱末、辣椒粉调味，拌匀即可，佐餐食用。适用于更年期的骨质疏松。

(6)**淮山瘦肉汤**：淮山药30克，瘦肉100克，用淮山药、瘦肉加水炖汤喝，每日1次。适用于更年期综合征，头晕目眩、饮食不香、困倦乏力及面色苍白者。

(7)**参桂炖鸡汤**：红参10克，肉桂3克，鲜鸡肉250克，用水煮鲜鸡肉，开锅后，撇去浮沫，放入洗净的红参、肉桂，再用文火炖至鸡肉熟烂即成。吃肉喝汤，分2次服用，每日1次，冬令常吃，温阳补肾。适用于更年期综合征、月经量多或崩漏带下、面色苍白、神倦乏力、腰腿酸软、形寒畏冷、尿多便清、纳呆腹胀等症状调理食用。

(8)**甘麦大枣粥**：大麦、粳米各50克，大枣10枚，甘草15克，先把甘草煎制成汤药，过滤掉残渣后，加入粳米、大麦及大枣一起煮成粥即可，每日2次，空腹食用。具有益气安神、宁心美肤功效。适用于妇女更年期精神恍惚、时常悲伤欲哭、不能自持或失眠盗汗、舌红少苔、脉细而数者。

4.外用偏方

(1)**足浴疗法**：女性一旦进入更年期，停经后，体质改变，如果再有焦虑症或忧郁症，极易引起失眠多梦、烦躁不安。可以用磁石、菊花、黄芩、夜交藤用水煎服2次，过掉残渣后，倒入浴盆

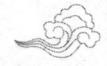

中，兑入热水洗脚，每次15～30分钟，每晚1次。可以有效改善更年期失眠症状。

(2)**敷贴法**：将香附12克，枳实10克，葱白30克，樟脑3克，一起研磨成细粉，再用蜂蜜或者是鸡蛋清搅拌成膏状，敷贴在心俞、中脘穴。每日1次，一周为1个疗程。

(3)**贴穴法**：将五倍子、郁金以1∶5的比例研磨成粉后，再用醋调匀成黏稠度适中的软膏。每次取2克，用胶布制作成形如创可贴的贴剂，对准穴位贴紧。每日1次，3天为1个疗程。

(4)**外敷法**：将吴茱萸12克，龙胆草20克，土硫黄0.6克，朱砂0.6克，明矾3克，小蓟根汁60克，一起研磨成细末，再用凡士林调匀成膏药，外敷期门、涌泉穴，每日1次，7天为1个疗程。

5.其他疗法

(1)**静思冥想疗法**：半躺在一个舒适的靠背椅上，闭目沉思，尽量回忆从前欢乐的时光或者想象风景秀丽的美好大自然、曾经游历过的风景名胜等，即便是在图片或者电视节目中看过的山水美景也可以。幻想自己超脱于时空的束缚，离开肉体神游广袤的宇宙之中。天马行空的想象可以使人气定神闲，佛家所说的入定悟禅就是这个状态，此法能有效缓解因更年期综合征而引起的神经紧张和心烦意乱。

(2)**矿泉疗法**：单纯性温泉或食盐泉等都可作泉浴疗法，水温在38℃～39℃，可以采用1次入浴10～20分钟（或在水温42℃左右，入浴几分钟即出浴），休息片刻后，再入浴的这种短浴疗法，反复2～3次。要注意控制水温和持续时间，宜从较低温开始，循序渐进地升到较高温，再从短时间到长时间。

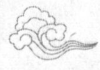

（3）**精油泡澡疗法**：更年期由于激素水平变低，皮脂分泌减少，肌肤会变得干燥粗糙，用精油泡澡可缓解症状。其方法是：每次洗热水澡的时候，加入6滴左右的精油，将精油搅拌开以后，下水即可，每次泡澡15~20分钟。

（4）**药枕疗法**：将云苓、竹叶、灯芯草、玫瑰花各50克，菊花、钩藤各80克，琥珀20克，薄荷30克，一起研磨成碎屑后，做成药枕，每次睡前，可以在枕头下放上一个热水袋稍稍加热，以助药气向上蒸腾，连续使用1个月后，更新枕芯1次。

6.生活建议

对于更年期综合征要提早预防，而且越早越好，应该在30多岁、40岁开始，首先要从饮食、运动和情绪等各方面开始进行调养。

（1）**女性要注意补充雌激素**：缺失的雌性激素可以从植物类食物中摄取，植物性雌激素有益于预防和缓解更年期综合征，这也是最自然的女性激素来源。

（2）**加强营养**：多吃类黄酮素含量多的食物，如黄豆等，以及含有丰富的钙质的食物，如芝麻等。这样可以防止骨质疏松，降低了更年期骨质疏松的发病率。

（3）**适量运动**：运动可以促进体内生长激素的分泌，并促进血液循环，强健心脏和血管，可以预防更年期的不适。

（4）**生活规律**：作息时间要有规律，讲究劳逸结合，不能暴饮暴食和过度饥饿，保持充足的睡眠，不要经常因工作或者娱乐而熬夜。

（5）**学会控制情绪**：要学会忍耐和宽容，处理好人际关系，工作和家庭生活中尽量减少不必要的摩擦和刺激，防止情绪出现波动。可

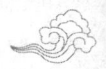

以参与一些文体和社交活动，在与人交流的同时，也能陶冶情操，防止孤独和寂寞。

(6)了解有关疾病的常识：高血压、肿瘤等疾病是这个时期的常见病，要定期体检，做到疾病早发现、早诊治。

(7)做好充分心理准备：每个人都会经历更年期，所以，在心理上一定要有所准备，不要有畏惧或者逃避的心理，而且，并不是每一个人都会患有更年期综合征，所以，要以稳定从容的心态坦然面对。

四、甲状腺功能亢进症

1.疾病综述

甲状腺功能亢进症，简称甲亢，俗称"大脖子病"，是由甲状腺激素分泌过多所导致的一种常见内分泌疾病。其主要特点是代谢旺盛和神经异常兴奋。主要表现为神倦乏力、心悸多汗、食欲增加、体重减轻、情绪急躁、易于激动、两手抖动，生理体征上表现为甲状腺肿大和眼球突出，女性患者可能会发生月经紊乱或闭经。

传统中医学理论中甲亢是由于饮食偏嗜、久甘肥热、聚火生痰、肝郁气滞、肝胃痰火熏灼、心阴亏损、情志不舒等所导致的。一般会有肝火亢进、心阴亏损、痰湿凝结、气血凝滞等临床的表现症状。

2.民间验方

(1)生石膏大黄煎治疗甲状腺功能亢进症

李女士今年45岁，她的症状是甲状腺肿大、胸闷心悸、眼球突

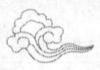

出、容易出汗、脱发失眠、手抖、四肢无力、急躁易怒、饭量大但容易饿、腹泻和月经不调，并伴有关节疼痛。吃了不少的西药，但都不起什么效果，医生建议她采取手术治疗，但是她不同意，遂转寻中医就诊。医生给开的药方生石膏100克（先煎），大黄18克（后下），玄明粉12克（研，分冲服），知母15克，枳实、厚朴各10克，用水煎煮成汤药，保持沸腾15分钟，滤出药液，再用水煎煮20分钟，过滤掉残渣，将两种药液混合兑匀，每日1剂，分2次服用。李女士用后感觉很好，坚持服用几副之后，病情便逐渐转好了。

(2)白乌汤治疗甲状腺功能亢进症

王先生是甲状腺功能亢进患者，经过了整整一年的西药治疗后，病情有所好转，但是没有去根，检查化验后的各项数据依然超过了正常值。王先生今年25岁，尚且未婚，由于担心用西药治疗副作用大，而在以前的治疗当中都出现了病情反复的状况，效果并不理想。所以，王先生就选择使用中药治疗的方法，并寻得了一个药方，具体如下，取白芍、扁豆、乌梅、麦门冬、木瓜、沙参、石斛、莲肉各10克，柴胡、桑叶、栀子各5克。熬制成汤药，每日服用1剂，分2次服用。效果要比西药显著不少，而且起效迅速，虽然中药味苦难闻，但良药苦口利于病，王先生认为吃一点"苦"还是值得的。

(3)甲壳莲籽煎治疗甲状腺功能亢进症

邹大伯最近身体出现了点问题，他发现自己不知什么原因正在逐渐地消瘦下来，而平日里的饭量却有增无减，时不时地还感觉心慌意乱，特别容易流汗。他也曾去医院就医问诊，但除了有一些心率过速之外，其他的并没有出现什么异常。这次无功而返后，一位朋友给他了一个很有参考意义的提示，说他的这些症状有点像甲亢。于是他又

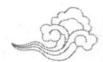

到医院做了一次针对于甲状腺的检查，结果显示他得了早期的甲亢。从一位老中医那里，邹大伯得到了一剂口碑不错的方子：就是用甲鱼壳5克，莲籽肉20克，煎一碗汤1次服下，每日3次，连用10天之后，他的病症开始逐渐好转。

3.民间偏方

(1)淡菜红花汤：淡菜100克，红花10克，把泡发的淡菜煮熟，再加入红花一起再煮20分钟，调味后即可食用，佐餐食用。化痰软坚，活血化淤。

(2)郁金丹参海藻糖浆：郁金90克，丹参、海藻各150克。将这些材料加1000毫升的水，煎煮浓缩至300毫升，加红糖适量，置于阴凉通风处储存，每日2次，每次15毫升。活血化淤，理气消坚。

(3)红花橘皮紫菜汤：红花10克，橘皮50克，紫菜10克，加水后一起煮15分钟，调味食用，佐餐食用。行气活血，化痰软坚。

(4)凉拌白绿三丝：海带、白萝卜各200克，粉丝100克，先将海带、白萝卜切丝，海带丝、粉丝一起用水煮熟后，与白萝卜丝一起加作料搅拌后，即可食用。佐餐食用。理气化痰，散结。

(5)紫菜萝卜汤：紫菜5克，白萝卜250克，鲜橘皮1片，白萝卜切片，橘皮切丝，一起煮上20分钟后，加入紫菜调味，佐餐食用。疏肝理气，解郁化痰。

4.外用偏方

(1)湿敷法：黄药子、生大黄各30克，全蝎、僵蚕、土鳖虫各10克，蚤休15克，明矾5克，蜈蚣5条，一起研磨成粉末，用醋和酒各半调成药膏，并保持湿润，每料药可用3日，7天为1个疗程。

(2)熏洗法：蒲公英60克，熬成2碗汤剂，温服1碗，剩下一碗趁热熏洗，每日1次。此方用于治疗甲亢手术后突眼加重症，效果绝佳。

5.生活建议

预防甲状腺功能亢进症，需要从日常生活中的以下几方面入手。

(1)预防精神创伤：长期的精神紧张或强烈的精神刺激，比如，忧虑、悲哀、惊恐、紧张等不良情绪都是导致甲亢疾病发生的因素之一。

(2)消除感染：细菌感染与病毒感染所致的某些疾病都对于甲亢病人不利。

(3)要做到饮食有节：不要暴饮暴食，注意营养均衡。

(4)起居有常：顺应自然规律，确保充足的睡眠。

(5)适当的体育锻炼：体育活动不仅能增强机体的免疫功能，而且，还可以起到预防甲亢的功效。

(6)慎用甲状腺制剂或含碘药物：避免不适当或盲目地使用甲状腺制剂，和含碘药物可以彻底地防止发生医源性的甲亢。

第三章
消化内科疾病偏方验方

一、反流性食管炎

1.疾病综述

反流性食管炎一般是由食管下端括约肌功能失调或者幽门括约肌关闭功能不全导致的，使胃液中的食盐酸、胃蛋白酶或十二指肠内容物反流进入食管，从而引起食管黏膜充血、水肿，甚至出现糜烂等炎性改变。常见于食管中下段，并以下段发病为最多，是食管炎中最为常见的一种多发病，民间俗称为"烧心病"。

中医理论认为，反流性食管炎的致病原因是因为情志不畅、忧郁恼怒而使肝气不能正常疏泄，抑或是由于食用辛辣刺激性及酸性食物过多、吸烟或饮酒过量而导致的脾胃升降失调，胃气上逆，从而引起食后反胃、反酸、吞咽不利等症状出现。现代医学则认为，具有化学性刺激作用的胃或肠内容物反流入食管，是引起反流性食管炎的主要病因，因为这些物质会引起食管黏膜产生炎症改变。

2.民间验方

(1)三叶鬼针草治疗反流性食管炎

一位42岁的患者，人长得十分瘦弱，特别容易感到疲惫，在进餐的时候经常能感到食管有烧灼感，饭后也容易出现呕吐的现象。他总是怀疑自己是不是得了什么不治之症，后来经医生诊断为反流性食管炎。医生建议他用三叶鬼针草煎进行治疗，具体方法：三叶鬼针草60克，蒲公英30克，败酱草15克，川楝子10克，元胡10克，白芍20克，甘草3克，煎熬成汤药后，每日服1剂，每次服药后，不能吃过硬的食物。他试过之后，果然病情得到了缓解。

(2)醋煎半夏治疗反流性食管炎

于先生今年33岁，最近在吃饭时总觉得下咽困难，咽部附近感觉火辣辣的，去医院检查后，被诊断为反流性食管炎，后经一位朋友介绍，在一位行医多年的老中医那里得到了一剂验方，就是用较好的醋煎半夏9克，大火煎30分钟，煎成汤药后，过滤掉药渣，再趁热打入一个鸡蛋，搅拌均匀后服下，每日1次，晚上睡前服用，效果极佳。

3.民间偏方

(1)二鲜饮：鲜藕、鲜茅根各120克，将鲜藕和鲜茅根洗净后，用水煮成汤汁即可，频饮。适用于反流性食管炎出血患者辅助治疗食用。

(2)薤白饮：薤白30克，薏苡仁60克，将薤白和薏苡仁加水煮至烂熟后，取汁即可，代茶频饮。适用于反流性食管炎炎症初起者饮用。

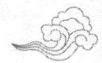

(3)五汁安中饮：韭汁、生姜汁各1份，牛乳6份，梨汁、藕汁各3份。将以上各汁混在一起，搅匀后煮沸，温服，每次20毫升，每日3次。适用于食管炎初起者饮用。

(4)猪肚公英汤：猪肚1个，蒲公英、生地黄、麦冬各100克，将以上各药用水煮熟，加入作料后，再稍煮一会儿即可，吃猪肚，饮汤。适于用反流性食管炎患者辅助治疗食用。

(5)韭菜姜汁：韭菜汁18克，姜汁12克，人乳15克，将上述材料一起煮沸，晾凉至微热后即可，饭前1次服下；另外，可在饭后再用陈皮3克，煎汤漱口，每日1次，连服3日。此方适用于反酸、呕吐者饮用。

4.外用偏方

加味灌肠液：将大黄、厚朴、枳实、芒硝各30克，加竹菇、半夏、胆星，把这些药材用水煎制成汤药，过滤后，取浓汁400毫升，冷却至与体温大致相同（37℃）为宜，每次取本品200毫升，灌肠20～30分钟，4小时后，可重复。

5.其他疗法

(1)口含疗法：云南白药1克，纯藕粉2匙，先将藕粉用温水和匀，再加入凉白开调匀，放在文火上熬成糊状，再加入云南白药、白糖搅拌均匀。吞咽一口后，卧床，反复用仰、卧、左、右四个姿势平躺，使药充分作用于患处，用后1个小时内，不能饮水。此法适用于反流性食管炎、贲门炎使用。

(2)止吐疗法：生梨和西瓜都具有和胃止呕的功效，所以，患者可选择生梨、西瓜任意一种适量吃。

6.生活建议

正常情况下，食管下端括约肌是指食管下端与胃交界线之上2～5厘米范围内有增厚的环形肌。各种原因引起的食管下端括约肌功能失调都可导致胃食管反流，另外括约肌不适当的弛缓或经常处于松弛状态也会引起反流性食管炎。

(1)精神调养：情绪的剧烈波动会导致诱发许多疾病，古人对这一点早就有了深刻的认识，所以，才有"百病皆主于郁"这句古谚。食管炎的病人同样需要调节心情。

(2)食量适当：贪吃辛辣食物和暴饮暴食都会损害消化功能，导致脾胃失调，从而引起反流性食管炎的发作。

(3)注意保暖：注意天气的变化，尽量避免受寒，不要迎风沐浴、涉水淋雨。夏季纳凉和冬季取暖也需要适度。

(4)适度减肥：肥胖者应适当增加活动，控制饮食，以减少体重和腹压，可以起到降低反流性食管炎发病的几率。

二、消化性溃疡

1.疾病综述

消化性溃疡是一种多发病和常见病，主要是指发生于胃和十二指肠的慢性溃疡。有许多因素都能引起溃疡，其中以酸性胃液对黏膜的消化作用为主，是溃疡形成的基本因素，因此，此症被命名为消化性溃疡。

中医理论中把消化性溃疡的诱因归结为情志受挫、饮食所伤、脾胃虚弱。抑郁恼怒会伤及肝脏，造成肝气郁结、横逆犯胃，导致脾胃不和、胃失和降。饮食失衡直伤脾胃，导致脾胃气机失常，胃腑之气

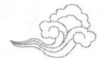

血失调而产生胃脘痛。

2.民间验方

(1)乌贼甘草汤治疗消化性溃疡

王同学患有消化性溃疡许多年了，时好时犯，也没有过什么系统性地治疗，所以，一直没有彻底根治。最近因为天气转凉，他又时常感到胃部不适，胃酸很多，症状比历次都要严重。去医院就诊后，医生诊断为消化性溃疡，是由于胃部受寒所引起的旧病复发，需要用乌贼骨50克，甘草25克，切开的瓦楞子100克，研磨成粉末后，用水服用治疗，每日3次，每次7.5～15克，饭前1小时服用。王同学坚持服用一段时间后，症状明显减轻了。

(2)枳实元胡汤治疗消化性溃疡

齐先生这几天很郁闷，因为经常和妻子不和，两人在家经常争吵，特别是前两天，齐先生在与妻子吵嘴后，竟离家出走，后来他的妻子就去医院了，这是因为齐先生生气把胃病给气犯了。医生诊断说这是由于肝火过剩而导致的胃消化性溃疡，建议用解郁方进行治疗，就是用枳实、元胡、白芨、柴胡各10克，煅牡蛎15克（先煎），用水熬成汤药后，服用即可。

3.民间偏方

(1)莲籽桂花羹：莲籽60克，桂花2克，白糖适量，先将莲籽用清水浸泡2小时，去掉莲籽心，用砂锅煮1个小时，煮到莲籽肉酥烂时，再加入桂花，加适量的白糖，再继续炖5分钟即可，每日晨起空腹服下，20天为1个疗程。补心益脾，温中散寒，暖胃止痛。主治胃溃疡。

(2)荷叶饮：鲜荷叶100克，鲜藕节200克，蜂蜜50克，把藕节切碎后与荷花一起放入砂罐中，调入蜂蜜后，用木槌或者擀面杖捣烂，再用水煎熬1个小时制成汤药，温水服用，每日2～3次。清热，凉血，止血。

(3)蜂蜜土豆汁：鲜土豆1000克，蜂蜜适量，把鲜土豆切丝后，捣烂，搅拌成汁后用文火烧开，再用小火熬制成黏稠的浓汁，加入蜂蜜后，再煎熬至黏稠，即可关火，冷藏后装瓶备用。每日早晚空腹时，各饮一匙，2～3周为1个疗程。此方有和胃、温中、健脾、益气的功效。

(4)大枣冬菇汤：红枣15枚，干冬菇15个，生姜、花生油、料酒、食盐、味精各适量，将干冬菇洗净后，与去核后的红枣放入清水中，加入食盐，味精，料酒，姜片以及熟花生油少许，放入蒸碗内盖严，上笼蒸60～90分钟，出笼即成，食枣喝汤。益气，开胃。适用于胃癌及胃十二指肠溃疡等症。

(5)茉莉花粳米粥：茉莉花3～5克，粳米60克，白糖适量，在粳米中加入用水煮过的茉莉花，调入些许白糖后，煮粥。酌情食用5～7日。有理气和中功效。适用于肝胃气滞型溃疡病患者。

4.外用偏方

(1)胃病膏：将适量的巴豆、生南星、生半夏、生乌头各适量，一起研磨成细末，筛选出比较细的颗粒，拌入已熔化的黑膏脂中调匀，在中脘穴上用火针点刺后拔火罐。再将膏药烘化后贴于中脘穴，每5～6日换药1次，2次为1个疗程。要注意的是局部的贴膏处会发痒、起疱、化脓，疗程完毕后可贴生肌膏治疗，结痂痊愈后大可无碍。

(2)胃血合剂：将生大黄3克，白及1.5克，明矾0.5克，一起研磨成细末，筛选出比较细的颗粒，搅匀后，用0.9%浓度的氯化钠溶液配成50%的混悬液。经医院确诊是消化性溃疡，并查明溃疡面后，先用清水冲洗，再取本药20毫升经塑料导管直接喷洒出血病灶，直接口服本品10毫升，配合治疗，每日3次。

5.其他疗法

(1)**温泉浴疗法**：洗单纯温泉、碳酸氢钠泉、放射性氡泉、硫磺泉任何一种，用温水浸浴，水温宜在37℃左右，每次15～20分钟，每日1次，20天为1个疗程。

(2)**鸡蛋壳末疗法**：将鸡蛋壳烘焙至焦黄，研磨成细末，每次用温水送服3克，每天2～3次，适用于吞酸溃疡患者服用。

6.生活建议

消化性溃疡严重危害人的身体健康，不但容易反复发作，而且有引起大出血、溃疡穿孔、幽门梗阻、癌变等并发症的可能，给人体健康造成了一定的负担。积极预防消化性溃疡，在日常生活中应采取如下措施。

(1)**避免使用致溃疡药物**：长期使用非自体类抗炎药、肾上腺皮质类固醇激素、促肾上腺皮质激素、利血平等药物应遵循医嘱，但是，即使必要也要少吃，因为这些药物都极易引起溃疡病的发生。

(2)**少吃零食**：在吃零食时，人体会分泌出许多胃酸来消化食物，但是消化这些零食并不需要大量的胃酸，而多余的胃酸就会消化胃和十二指肠黏膜，进而造成消化性溃疡。

(3)**戒烟戒酒**：烟草中的尼古丁会损伤胃黏膜，而且长期吸烟还会导致胃酸分泌过多，胆汁反流进胃里而破坏胃黏膜，从而造成中和

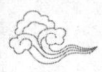

胃酸的能力下降，同时，还会降低黏膜中能起到保护胃肠道黏膜作用的前列腺素含量。所以，吸烟对于胃和十二指肠危害极大，消化性溃疡患者应戒烟。酒精也会刺激胃酸分泌，直接损伤胃黏膜，所以患者应该戒掉酗酒的不良习惯。

(4)预防幽门螺旋杆菌感染：幽门螺旋杆菌的感染会引起慢性胃窦炎，所以平时需要注意预防这种细菌的感染。

(5)消除精神因素：胃肠道黏膜的血液供应机能会受到情绪变化的影响，情绪不良、精神紧张都可影响到神经内分泌系统，使胃酸分泌过多，进而引起消化道的溃疡疾病。

(6)治疗慢性疾病：肺气肿患者发生十二指肠溃疡的几率是正常人的4倍，冠心病、动脉硬化会降低胃黏膜的供血量，导致溃疡部分难以愈合，肝硬化患者患有消化性溃疡的几率是正常普通人的2～3倍。由此可以看出，许多慢性疾病都会导致消化性溃疡的发生，对于胃肠等消化系统脏器有着潜藏的威胁，应及早治疗。

三、胃下垂

1.疾病综述

胃下垂是指站立时胃的下缘达盆腔，胃小弯弧线最低点降至髂嵴连线以下的一种病症。主要体征是胃小弯角切迹低于髂嵴连线以下，十二指肠球部向左偏移。轻度下垂者一般无明显症状，下垂明显者有上腹不适、饱胀的感觉，且饭后更加明显，常伴有恶心、嗳气、厌食、便秘等，有时腹部深处还有隐痛感，常见于餐后，站立及劳累后也会使病情加重。

2.民间验方

(1)人参加陈皮治疗胃下垂

刚刚18岁小林，常常感觉胃脘处有胀痛感，在吃饭的时候，经常刚吃几口就感觉饱了，而且还有强烈的下坠感，一旦平卧，垂坠的感觉就会减轻，口腔常干燥黏腻，经医生检查，他的症状属于早期的胃下垂。用人参陈皮泡酒可以治疗胃下垂，具体药方：白酒1升，加入人参100克，生姜、大枣、陈皮各20克，浸3～6个月，每次服用5毫升，每日1～2次。

(2)首乌加五倍子治疗胃下垂

老张一辈子对吃情有独钟，碰到好吃的更是吃上就没够，周围的朋友都告诉他少吃点，不要暴饮暴食，可是他就是我行我素，认为自己是钢牙铁胃，可就在前不久突然他感觉胃脘顶冲疼痛、嗳气，并且还时不时地反酸，稍稍吃一点就感觉发胀，消化不良，体力不支。到医院检查后，确诊为胃下垂，是因为日常饮食不注意所导致的。应该用首乌五位子汤进行治疗，做法是：首乌120克，五倍子60克，肉桂30克，一起研磨成细末，用细筛过滤，每次服用5克用温开水送服，早晚各1次。20天为1个疗程，可以一直服用，直到痊愈为止。

(3)苏积壳野山植汤治疗胃下垂

宋先生患有胃下垂，食欲和消化能力都受到了影响，长时间被折磨下的宋先生明显地清减了许多，而且，就连日常的工作都受到了影响，这也使宋先生食不甘味、寐不安寝，极其痛苦。后经别人介绍，找了一位老中医给开了一个方子，吃后效果不错。用苏积壳（代代橘幼果）五钱和野山植3钱，熬制成汤药后，过滤掉残渣，每日分2次服用，持续服用后效果更好。

3.民间偏方

(1)桂圆鸡蛋：桂圆肉5～7克，鸡蛋1个，白糖少许，把鸡蛋打进一个碗中，加入白糖少许，上锅蒸上3分钟后，再将桂圆肉塞进蛋黄里，继续蒸10分钟即可，也可以在煮饭时，放在饭锅顶上，依靠煮饭时产生的蒸汽将其煮熟，每日1次，当点心吃。可治疗胃下垂。

(2)猪脾枣米粥：猪脾2个，大枣10枚，粳米100克。将猪脾洗净切片，在锅中煸炒一下，再加入大枣、粳米添水煮粥，可酌量加白糖调味。空腹服用，每日1次，半个月为1个疗程。猪脾可以健脾胃，助消化；大枣和胃养脾，益气安中；粳米补胃气，充胃津。能够治疗胃下垂引起的形体消瘦、脘腹胀满、食欲缺乏、倦怠乏力。

(3)莲籽山药粥：猪肚1只，莲籽、山药各50克，糯米100克，将猪肚的脂膜去掉后，洗净切碎，莲籽、山药捣碎和糯米一同放入锅内，加水后，用文火煮粥，早晚2次食完，隔日1剂，10天为1个疗程。猪肚"为补脾胃之要品"，山药、莲籽、糯米补中益气而养胃阴。脾胃得补，则中气健旺，下垂的胃脏即可回复。

(4)羊骨粥：羊脊骨1个。把羊脊骨捣碎成骨渣，与清水2500毫升用文火煎煮约60分钟后滤去骨渣，加入粳米200克，一起煮成粥，可酌情加葱白煮熟取食，晨起空腹服用。用于体虚、胃下垂、食欲缺乏者食用。

(5)鳝鱼大蒜汤：黄鳝2条，蒜1头，黄酒100毫升，将洗净的黄鳝与蒜一起，加水煮汤。快熟时，加入黄酒，再继续稍煮片刻，即可食用，佐餐食用。可健胃行气。

4.外用偏方

(1)外敷法：将20粒蓖麻仁加少许樟脑，捣碎后，做成药饼敷于百会穴，再用纱布固定，晚上敷贴后，次日早晨移除。

(2)**热熨法**：取药蓖麻子仁10克，升麻粉2克，将蓖麻子捣成烂泥，拌入升麻粉，制成直径2厘米、厚1厘米圆形药饼，剃去患者百会穴周围2厘米内的头发，敷上药饼并加以固定。患者成仰卧的姿势，放松裤带，用盛装着80℃左右热水的瓶子烫熨药饼30分钟，每日3次，每块药饼可连续使用5天，10天为1个疗程。

(3)**敷药法**：附子24克，蓖麻子30克，五倍子18克，将以上药材一起捣烂后，敷于百会穴及鸠尾穴上。此方具有补中益气、温阳化饮之功效。

(4)**贴脐法**：取蓖麻子仁20克，五倍子10克，一起捣烂后，用纱布包裹贴敷脐上，孕妇及吐血者忌用。

(5)**兜肚法**：水仙子、红花、三棱、莪术各15克，陈艾45克，木香、草果、肉桂、公丁香各10克，高良姜12克，砂仁6克，把所有的药材研磨成粉，用3尺布折成双层，内铺棉花，将药末洒在棉花中间，日夜兜在胃部，在胃痛易发季节开始使用，坚持使用半年或者直到病愈为止，每月换药1次。温中，和胃，止痛。适用于虚寒型胃痛、肝胃不和胃痛、胃下垂。在使用时，要用线将布兜缝好，以免药末堆积和漏出。

5.**其他疗法**

(1)**倒卧式疗法**：枕头略垫高20°～30°，每天午饭后，倒卧20～30分钟，并松开裤带，缓慢地揉按腹部。

(2)**带胃托疗法**：带胃托或系两条腰带，胃托和腰带的系法要上松下紧，带子需要略微宽一些。

(3)**蹲式进餐疗法**：蹲式进餐，并且尽量白天少喝水，晚间多饮水，可以减轻胃肠的下坠。

6.生活建议

胃下垂可分为2种：一种是先天性胃下垂，这种胃下垂多发于一种特殊体质的人身上，这种人的体形比较瘦弱，胸廓狭长，骨骼细弱，皮肤苍白，皮下脂肪缺乏，肌肉发育不良，往往有移动性的第十根肋骨；另外一种是后天性胃下垂，这种胃下垂多数是由腹壁的紧张度发生变化所致。防治胃下垂可以从以下几点入手：

(1)**注意饮食细节**：不宜一次性大量喝汤水及吃体积大、难消化的食物。由于过多地喝汤水和吃体积庞大、难以消化的食物会增加胃部的容积和重量，导致胃承受过大的压力而加重下垂的程度。

(2)**要加强体育锻炼**：增强腹肌的肌肉力量和收缩功能有利于防止胃下垂，所以，对于常年开车的人来说，多做仰卧起坐来增强肌肉力量，防止腹肌松弛是十分有利的。同时，还应尽量不要多次做腹部的手术，积极治疗消耗性疾病。另外，可以经常做的体育运动有散步、练气功、打太极拳等。

(3)**饭后不做剧烈运动**：人在饭后因为胃肠的蠕动和消化需要给胃肠大量供血，但是，饭后的剧烈运动会使血液往运动的肌肉中流动，直接造成胃肠道的血液减少，这样不利于消化和肠胃的健康。

(4)**养成良好的饮食习惯**：宜少吃多餐，定时定量，切勿暴饮暴食。

(5)**积极治疗**：胃下垂属于慢性消化性疾病，应积极配合治疗，以减少本病的发作几率。

(6)**细嚼慢咽**：人在进餐时，口腔的咀嚼力量要比胃蠕动的摩擦力强大得多，所以在吃饭时，细嚼慢咽有利于减轻胃的负担，可以起到预防胃下垂等肠胃疾病的作用。

四、慢性胃炎

1.疾病综述

慢性胃炎是一种常见病和多发病，共分为浅表性胃炎、肥厚性胃炎、萎缩性胃炎三种。是由各种不同的病因引起的胃黏膜病变，体现为慢性炎症性改变或萎缩性病变。慢性胃炎的发病率在各种胃病中居首位。

在一般中医学理论中，认为大多数慢性胃炎的病因是由于机体的脾胃素虚，加之来自内外的邪毒乘而袭之，主要有饮食所伤、七情失和、痰湿中阻，则蕴湿生热、湿热内聚，既使气机阻滞，又为痰浊之源，脾虚日久，则成脾胃寒湿，从而引发各种症状。而在临床上应根据不同病人的实际情况给予对症下药。

2.民间验方

(1)党参加白术治疗慢性胃炎

乔女士患慢性胃炎3年多了，常常面色萎黄无光泽，身体虚弱，手脚乏力，经常容易疲惫，每餐饭后都会感觉胃部不适，有胀痛感，而且，食欲缺乏，消化不良，身体免疫力低下。就医后，获得一个药方：党参15克，白术、茯苓、半夏各9克，陈皮4.5克，砂仁3克，高良姜、薤白各6克，甘草4.5克，用水熬制成汤药后，过滤掉残渣，每日喝1剂，连服一周，病状明显得到缓解，之后连服21剂，胃病得到了彻底的治愈。

(2)柠檬汁治疗慢性胃炎

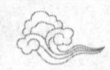

老赵胃脘胀痛已经很久了，但病情反反复复，时好时坏，犯病的时候用手按摩一下胃部会感觉好一点，很怕冷，口中生津，病发时四肢冰冷难耐。就医后，被确诊为慢性胃炎，医生建议用温胃止痛汤进行治疗，药方是取桂枝、白芍、吴萸、丁香各6克，云苓、砂仁、炮姜各5克，当归、元胡各9克，熬制成汤药后，每日服用1剂，6剂后即可痊愈。

3.民间偏方

(1)小茴香粥：炒小茴香30克，粳米200克，把小茴香装进渗透性强的袋子里，浸入水中煮上半个小时后，将药包取出，加入粳米和少许的清水煮粥，煮好后，可依据个人的口味加一些食盐和味精进行调味。早晚服用。健脾开胃，行气止痛。适用于脘腹冷痛、慢性胃炎、纳差等症。

(2)玉参焖鸭：净鸭1只（约2000克），玉竹20克，沙参20克，各种调料适量，将玉竹和沙参洗净后切片，用水煮2次后，提取浓缩的汤汁约40毫升，把鸭子劈成两截后洗净，撒上食盐、料酒、葱各少许，放入蒸笼里蒸烂。把原汤、鸭子、玉竹和沙参的浓缩汁、食盐、料酒、白糖、葱放入锅中，文火焖至鸭肉熟烂，将鸭子切块后，按原体形摆在盘中，原汤用鸡油、淀粉勾芡成汁，浇上即成，食肉喝汤。滋补胃阴虚。适用于胃阴虚所致的慢性胃炎。

(3)玉竹山药鸽肉汤：玉竹15克，山药20克，净白鸽1只，食盐及调料各适量。将鸽子肉切块，再和其他材料一起用水煮汤，文火慢炖一个小时即可。佐餐食用。健脾益气，滋阴止渴。适用于慢性萎缩性胃炎的补养，及气阴两虚型消渴病的辅助食疗。

(4)姜蒜醋：生姜100克，大蒜100克，米醋500克，将生姜洗净

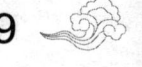

后，与大蒜一起切片，用米醋浸泡在密封的罐子，1个月后，启出即可饮用，饭后服用，每次10毫升，或在菜肴中酌量加用。健胃散寒。适用于慢性萎缩性胃炎、胃痛等症。

4.外用偏方

(1)湿敷法：酒炒白芍9克，胡椒1.5克，葱白60克，将酒炒白芍、胡椒一起研磨成细末，再加入葱白一起捣成膏药，贴于心窝处，每日1次。能够起到温中散寒、止吐的功效。此方对因受寒湿而导致的呕吐有很好的疗效。但饮食停滞者不宜使用。

(2)热熨法：连须葱头30克，生姜15克，将葱头和生姜一同捣烂后，煎熬成汤汁，装进不渗水的布袋中，热熨胃脘部。适用于寒性胃痛，邪热积滞所导致的胃痛，不宜使用本法。

5.其他疗法

(1)刷浴疗法：先以笔直的军姿站立，以中脘穴为中心，以直径为10厘米的圆形范围内用毛刷刷浴，通过刺激胃部附近的几个穴位来起到较好的疗效。一般每日刷浴3次，每次刷3～5分钟，此方法还可以提高胃动力。

(2)生姜煎橘皮疗法：将生姜、橘子皮各4钱，加水熬制成汤药服用，每日分2～3次服下，可以有效缓解胃炎、胃痛患者的胃痛、呕吐等症状。

6.生活建议

现代社会中胃病一直以来严重影响着人类健康，而且，在每个人的一生中，都有可能患过不同程度的胃部炎症。正如一句俗话所说的：“十人九胃”，可见胃病是一种极其常见的疾病，同样，胃病也可以用日常生活中比较常见的方法来预防和保养。

(1)避免精神长期焦虑、紧张：紧张不安、忧郁焦虑、沮丧恐惧的情绪会引起持续性胃酸的分泌量增高，久而久之，可导致胃病。

(2)饮食要规律：过度饥饿使胃中久唱“空城计”，而持续不断分泌的胃酸和胃蛋白酶会对胃黏膜造成腐蚀性的消化作用。而暴饮暴食会使胃壁过度扩张，过多的食物在胃里停留的时间过长，也会对胃部造成许多伤害。

(3)不要劳累过度：过度的劳累会引起胃粘膜的分泌功能紊乱，也会造成胃肠的供血不足，从而导致各种各样的胃病发生。

(4)不酗酒：长期饮酒会引起酒精肝和胰腺炎，而这些疾病反过来会加重对胃的伤害。

(5)戒烟：吸烟有害健康，烟草中所含的有毒物质会刺激胃酸和胃蛋白酶分泌，同时引起胃黏膜血管收缩，使胃黏膜中的前列腺素合成减少，进而伤害脆弱的胃黏膜。

(6)细嚼慢咽：进食时要尽量细嚼慢咽，因为细嚼时唾液分泌增多，有保护胃黏膜的作用，又有利于食物的消化。若狼吞虎咽的习惯会增加胃肠的负担，久而久之导致胃病的发生。

(7)入睡前不进食：睡觉前吃东西会刺激胃酸分泌，容易造成胃溃疡，另外睡眠也会受到一定的影响。

(8)适当用药：许多我们日常使用的药物都对胃肠有很大的刺激，长期服用这类的药物会对胃黏膜产生许多不利的影响，从而导致糜烂性胃炎、出血性胃炎以及溃疡的发生。一般常见的如阿司匹林、消炎痛等药物，包括抗生素类药物，如红霉素等；激素类药物，如强的松、地塞米松等等。

(9)讲究卫生：医学研究发现幽门螺旋杆菌感染是导致胃炎、溃疡和胃癌发病的元凶，而对于餐具、牙具这类器皿的消毒可以有效地抑制这类病菌的传播。

五、早期肝硬化

1.疾病综述

肝硬化就是因为实质性的损害，导致肝细胞坏死，纤维组织增生，肝正常结构紊乱，质地变硬。这种广泛的实质损害是由一种或多种原因长期或反复损害肝脏引起的。但是，早期肝硬化在临床上无任何特异性症状或体征，在检查的数据上看，无明显异常，但在肝脏组织学上，却已经产生了明显的病理变化。早期肝硬化患者的肝内各种胶原含量会明显增加，这已经被国内外研究均已证实了。

中医学中肝硬化属于"胁痛"、"积聚"、"膨胀"等范畴，中医辨证为湿浊阻滞证、肝脾血淤证、脾肾阳虚等症。

2.民间验方

(1)王不留行治疗早期肝硬化

吴先生一直都有胃病，而且在六年前曾因急性胃穿孔做了一次手术，然而，手术后刚刚一年，他就觉得四肢无力，食欲缺乏，并伴有腹部的肿胀。起初他还以为是胃病又犯了，但经医院诊断后才知道，原来他患有肝炎。在经过保肝治疗后，肝功能恢复正常。可是在4年后，肝病病情再一次加重，他怀疑自己得的是肝腹水，便立即去医院进行全方位细致的地检查，结果喜忧参半，幸运的他虽然并没有患肝腹水，但不幸的是他被医生诊断为早期肝硬化。老中医给开了药

方，要求吴先生回家调养，千万别累着。经过7个月的治疗，病情逐渐好转，可以正常工作了。这个逆转乾坤的神奇药方：取王不留行、藕节、党参各12克，泽兰、赤白芍各15克，焦白术、藿香、杏仁、香附、橘红各9克，每日1剂，10剂为1个疗程。另外，每天中午再服1丸乌鸡白凤丸，效果会更佳。

(2)草河车加木瓜治疗早期肝硬化

王先生2年前患的病，可是治病的道路却是一波三折，充满了坎坷。那是两年前的一个深夜，王先生因为发高烧而去他们乡里的卫生所看病，卫生所的实习医生说他得的是普通的疟疾，并且让他吃了很多的伯氨喹宁和绿化奎宁，但就是没见着效果，反而越吃越严重了。一个月后，去城里的大医院看，专业的医学教授说他的病疑似黄疸型肝炎，这回王先生直接去了北京的医院，医生说其实这是药物中毒所引起的肝硬化。他在北京先是用西药和冻干人血白蛋白等方法治疗两个多月，但收效甚微。后来就改用中药调理，采用的药方为草河车、生地、白芍、红花各15克，阿胶9克（烊化），丹参24克，藕节、木瓜、郁金各12克，羚羊粉0.6克（分冲），隔天1剂，14剂药下去，王先生现在情况好多了。医生说如果继续服用半年，他的病症将得到痊愈。

(3)鳖甲加丹参治疗早期肝硬化

有黄疸型肝炎病史的刘先生由于忙于交际应酬，并没有把这个病放在心上。但是近一阶段，他感觉腹部胀痛得越来越厉害了，而且，形容憔悴，面黄肌瘦。周围的朋友都劝他早日去医院检查一下，刘先生也觉得可能出现了严重的问题，于是就去医院检查。医院的病历本上的结果却像一个晴天霹雳，原来刘先生患有早期肝硬化。不过幸运的是他这是由慢性肝炎所引起的。他开始向老中医请教一些治肝病的

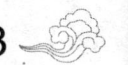

偏方验方，终于他找到了一剂药方，就是取鳖甲16克（先煎），丹参、茯苓各13克，白术、当归身、白芍、泽泻各10克，郁金9克，青皮6克，枳壳7克，木香5克，炙甘草3克，用水煎制成汤药，每日服用1剂，日服2次。一年后就得到了明显的效果，他现在的肝功能完全趋于正常。

3.民间偏方

(1)**豆腐鸡血汤**：嫩豆腐、鸡血各500克，木耳、笋片各30克，先将豆腐和鸡血切成小块，加入木耳、笋片、生姜、葱头、胡椒、食盐、大蒜，一起煮熟，再放少许味精调味后，即可食用，每日1次。利肝祛湿，和胃补中。

(2)**冬瓜粥**：带皮冬瓜80～100克，粳米适量，将冬瓜洗净后切块，冬瓜、粳米一同入锅，加水1000毫升左右，煮至瓜烂米熟即可，可作早、晚餐服用。利肝祛湿，和胃补中。

(3)**鲤鱼赤豆汤**：鲤鱼1条（约500克），陈皮6克，赤小豆120克，鲤鱼收拾干净后洗净，加入陈皮、赤小豆一起煮汤，鲤鱼肉被煮烂后，即可关火，可加适量白糖，食肉喝汤，每周2～3次。利肝祛湿，和胃补中。

(4)**大枣鳖甲汤**：鳖甲15克，大枣10枚，食醋5克，白糖适量，把拍碎的鳖甲和洗净的大枣一起入锅，加入适量的水，用小火慢炖1小时，加入白糖、食醋，稍炖即成，吃肉喝汤。利肝祛湿，和胃补中。

(5)**冬瓜炖黑鱼**：鲜黑鱼250克，冬瓜连皮500克，赤小豆100克，葱头3个，黑鱼开膛去鳞后洗净，葱头和冬瓜洗净后切成片，黑鱼、葱头、冬瓜、赤小豆放入锅中，加水煮烂后即可，食肉喝汤，每周2～3次。利肝祛湿，和胃补中。

4.外用偏方

(1)**中药外敷法**：土鳖虫、制川乌、制草乌、桃仁各120克，王不留行、白芍、胆南星、穿山甲珠、法半夏、三七各150克，附子、玄胡索、五灵脂各90克，芒硝50克，樟脑120克，冰片30克，将前14味药一起研磨成细粉，与后2味药混合后搅匀，加入蜂蜜、醋各半，加温调成糊状，外敷于肝脾部，每日敷8小时以上，10天为1剂。10剂为1个疗程。

(2)**穴位贴敷法**：取穴神阙、期门两个穴道。当归、生地、熟地、桃仁等研末，熬制成汤剂后制成膏药，膏药摊在不吸水的纸上备用。将药膏贴在穴位上即可。每天换药一次，3个月为1个疗程。

5.其他疗法

按摩疗法：病人需仰卧在床上，以肚脐为圆心，以手掌为半径，按顺时针方向在整个腹部进行按摩抚按，以腹部出现热感为宜，持续10～20分钟，然后取足部足三里穴，再按揉10～15分钟。

6.生活建议

预防早期肝硬化，可以从以下方面入手。

(1)**积极预防**：慢性活动性肝炎、血吸虫病、胃肠道感染都有可能使肝脏受到有毒物质的侵袭，所以，要积极防治这一类的原发疾病，以便减少致病的因素。

(2)**情绪稳定**：精神状态会影响到肝脏的机能，所以，需要患者必须树立坚强的意志，保持心情开朗，消除思想负担，并且振作精神。这样会有益于病情的改善。反之，如果情绪不佳、精神抑郁、暴怒激动，则会加速病情的恶化。

（3）**动静结合**：适当地轻松工作或运动有益于病人的身体恢复。散步、做保健操、太极拳、气功等这些活动都比较适合肝病患者，但是要切忌过度疲劳。

（4）**用药从简**：盲目地滥用药物，不但会加重肝脏负担，有些药物的副作用极大，甚至会损伤肝脏，不利于肝脏恢复。所以，用药要秉承尽量从简的原则。

（5）**戒烟忌酒**：饮酒会造成肝硬化患者的病情加重，这是因为酒能助火动血，并容易引起内出血。另外，吸烟也对于肝病的治疗有极强的负面作用。因此，要忌烟酒。

（6）**饮食调理**：肝硬化患者适合选择低脂肪、高蛋白、高维生素和易于消化的饮食。而且，还要注意不要暴饮暴食，要做到饮食有节。早期病人可以多吃些豆制品、水果、新鲜蔬菜，适当摄入糖类、鸡蛋、鱼类、瘦肉等。

六、脂肪肝

1.疾病综述

脂肪肝是一种由于各种原因引起的肝脏脂肪蓄积过多的病理状态，为常见的弥漫性肝病。脂肪肝如不及时治疗，有可能引发脂肪性肝炎，并进一步发展为肝纤维化、肝硬化等病症。

在中医学中，脂肪肝属于痰症、淤症、积症等范畴，而中医理论认为其病机多由膏粱厚味、酒食内积、肝郁气滞、胆失流泻、脾不健运、痰湿内蕴、冲任失调、气血不和、淤阻肝络所致。所以，针对脂肪肝的治疗应采取多向调节的手段，并以综合施治为主。

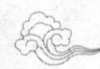

2.民间验方

(1)泽泻加生首乌治疗脂肪肝

邓先生自从得了肝病以后，妻子对他的照顾就越发的细心，每天都有肉、鱼等营养丰富的菜肴，而且，还经常卧床休息。可3个月后，体重是增加了20斤，但邓先生的病情非但没有得到缓解，反而更加严重了。经医院的再一次诊断之后，发现他由于营养调理过剩而患有脂肪肝。家人知道后深刻地意识到，他们这次是画蛇添足弄巧成拙了。医生推荐他们使用一个药方：泽泻、黄芪各30克，陈皮9克，生山楂、生首乌、丹参各15克，柴胡14克，当归、炒白芍各12克，干垂盆草、干土茯苓、夏枯草各20克，生甘草6克，炙大黄12克，一起研磨成细末，每日早上用开水泡水服6克，每日1剂。邓先生按照医生的叮嘱回家吃了3个月后，病情果然明显减轻了不少，再加上平时在饮食上多加注意，现在他基本上已经痊愈了。

(2)海藻加淮山药治疗脂肪肝

李经理今年52岁，由于平日里公务繁忙，经常要去应酬酒桌和饭局，使得他1.76米的身高却有220多斤的体重。就在半年前，他因头晕、乏力、胸闷、心烦、耳鸣、血压不稳、四肢麻木等原因到医院体检，却被确诊为重度脂肪肝，并伴有转氨酶严重超标，抽血检验后，还被发现有严重的高脂血症、高血黏。刚开始，他也积极地入院化疗，但症状稍一得到缓解，就出院又回到公司开始忙碌，结果可想而知，不到一个月，症状又加重了。最后，在爱人的陪伴下，去看了中医。老中医给开了1个药方，仅仅吃了3个疗程，症状就明显地减轻了，接着再吃四个疗程后，就彻底康复了。复查结果，脂肪肝已经消失，转氨酶也恢复正常，体重也减轻了30多斤，李经理全家都感觉喜出望外。继续巩固治疗了1个疗程，再也未见复发。医生的药方是：取海藻10克，淮山药、猪苓、莪术、延胡索各15克，三七、香附、苍术各6克，紫河车3克，柴胡9克，生山楂、荷叶、六一散（包）、藏红花（另煎）1克，垂盆草、茶树根、平地木各30克，用水煎制成汤药，每天1剂。

(3)泽泻加草决明治疗脂肪肝

刚刚年仅18岁的张同学，身高刚过1.7米，体重竟达190斤。到医院后令所有的医生都"刮目相看"，他父亲解释说，张同学相当喜欢吃油腻的食物，而最近学习经常力不从心，精神状态也不佳，经常感到腹胀、肝疼。肝功验血后检查结果显示，张同学血脂升高，其中血清总胆固醇9.6毫摩尔/升、甘油三酯2.5毫摩尔/升，B超特异性脂肪肝波形，肝脏肿大。这是早期脂肪肝的症状。医生推荐他使用中药，因为中药一般都没有副作用。药方：泽泻20～30克，生首乌、草决明、丹参、虎杖各12～15克，生山楂30克，黄精15～20克，大荷叶15克，熬制成汤药，每日1剂，早晚分服。一个月后，张同学的症状明显减轻，同时，在医生的建议下，开始减肥，又经过半个月的巩固治疗，已经痊愈。

3.民间偏方

(1)芹菜炒香菇：芹菜400克，香菇50克，食盐、醋、干粉、酱油、味精等调料各适量，将上述材料洗净，然后，下锅炒熟后，加入调料调味即可，佐餐食用。平肝清热，益气和血。

(2)首乌肝片：首乌液20毫升（制首乌6克，开水20毫升），鲜猪肝250克，水发木耳25克，青菜叶少许，醋、食盐、酱油各适量，将上述材料洗净，猪肝切片，一起煎炒至熟，加入调料，佐餐食用。平肝清热，益气和血。

(3)山楂肉片：猪后腿200克，山楂片100克，荸荠30克，鸡蛋清2个，淀粉15克，面粉15克，白糖30克，植物油50克，食盐、味精少许，将上述材料洗净，猪腿切成片后下锅，加入其他材料和调料，炒熟后即可，佐餐食用。平肝清热，益气和血。

(4)熘里脊片：猪里脊肉250克，水发木耳、水发笋片、豌豆各25克，鸡蛋清1个，将上述材料洗净，里脊肉切片，然后，下锅熘炒，加入调料，佐餐食用。滋阴补血，补肝明目。

(5)蘑菇烧豆腐：嫩豆腐250克，鲜蘑菇100克，取砂锅，放入豆腐片、鲜蘑菇片、食盐和清水，中火煮至水开后，再用小火炖15分钟，加入调味品即可，佐餐食用。平肝清热，益气和血。

4.外用偏方

中药外敷法：连钱草、水羌蓬、凤尾草各20克，大黄、黄珠子各15克，毛毛蒿30克，将上述材料混合后，加水捣成糊状，用纱布包裹，在头部太阳穴，手心、脚心、肝俞、肾俞穴涂擦。

5.其他疗法

(1)温泉泥浴疗法：把各种泥类物质加水后加热至温热，涂敷于患处，然后洗温泉浴而达到治疗的目的。

(2)穴位按摩疗法：足三里、三阴交、中脘穴，用手掌按摩，力度掌握在穴位局部产生酸胀感为度，每次每个穴位可按压3~5分钟，每日1次，有助于消除"啤酒肚"、防治脂肪肝，长期坚持按摩这些穴位，还可以健脾养胃、宽中理气、化痰消积，是自我保健、延年益寿的好方法。

6.生活建议

肥胖、糖尿病、嗜酒等因素是引起脂肪肝的首要几大因素，所以，防患于未然要从生活中的一点一滴开始做起。

(1)科学饮食：调整膳食结构，应多吃瓜果蔬菜，限制肉类等含有大量动物性蛋白的食物的摄入，热量的摄入应选择以粮食为主的碳水化合物，以防止西方社会中常出现的"高能量、高脂肪、高蛋白质、低纤维素"膳食结构的缺陷，预防因营养过剩导致的肥胖病、糖尿病、高脂血症和脂肪肝的发生。

(2)纠正不良饮食习惯：每日三餐要有规律，早餐要吃饱、中餐要吃好、晚餐大半饱，尽量戒除或改正吃甜食、消夜等不良习惯，以免引起代谢功能的紊乱，从而诱发肥胖、糖尿病和脂肪肝的发生。

(3)及时戒酒：唯一有效的预防酒精肝的方法就是戒酒，这对常年嗜酒者来说是势在必行的。

(4)多运动少脂肪：人体对于多余热量的利用，除了转化为脂肪储存外，主要通过体力活动来消耗掉。活动少比吃得多还要容易引起肥胖，所以为了身体健康，应该坚持参与一些中等强度的体育活动，以避免养成久坐少动的习惯。

(5)谨慎用药：肝脏是药物代谢的主要器官，用药不当极易产生药物性肝病。所以，要谨慎地使用药物，特别是药物的剂量和疗程应谨遵医嘱，避免长时间使用四环素、糖皮质激素、合成雌激素及某些降血脂药物，以防出现药物性脂肪肝。

(6)定期体检：对于有肥胖症、糖尿病、高脂血症和脂肪肝家族史的人，应该定期去医院做全面的检查，并积极去控制肥胖症和糖尿病等疾病，可以有效地防止病情的发展。

七、肝肾综合征

1.疾病综述

肝肾综合征是肝、肾两个脏器同时或者先后受到损害所引起的一系列病变，是指肝硬化时期的患者出现的一种比较复杂的并发症。主要的临床表现为肝脾肿大、门静脉高压症、黄疸、肝功能障碍和逐渐出现的水肿、少尿、氮质血症、低血钢、低尿钠、低血压等。

在中医学理论中，肝肾综合征属于"膨胀"、"黄疸"、"血证"、"癃闭"的范畴。中医认为，病因主要由于酒食不节、情志所伤、劳欲过度、疫毒侵犯，导致出现肝、脾、肾三脏功能紊乱，气血淤阻、水湿停聚而成。

2.民间验方

(1)麻黄加杏仁治疗肝肾综合征

王先生今年28岁，有过哮喘病病史。最近因为受了凉，导致哮喘病复发，并且持续高烧不退，家人把他送到医院后，通过一段时间的治疗后，病情并没有得到缓解，反而日益加重，全身都出现了水肿。无奈只好到北京的大医院去医治，经过一系列细致的检查后，专家组告知他和他的家人，王先生患的是肝肾综合征。并给开出了一个中药药方：麻黄、杏仁、连翘各12克，赤小麦、茵陈各30克，茯苓24克，桑皮9克，生姜6克，葶苈子、大枣各3克，甘草3克，每日1剂熬制成汤药后分2次服用。2个月后，王先生的复查结果显示他的病症正在逐渐地好转。

(2)炒白术茯苓皮治疗肝肾综合征

孙小姐患有慢性肝炎许多年了，但是，最近7～8个月，腹部有肿胀的感觉，而且，还食欲缺乏、头晕目眩。起初她以为是肝炎复发，就按照以前的方法吃了一些西药，但是，病情不但没有好转，反而下肢出现了水肿，并伴有腰酸等症状。所以，孙小姐直接去了医院就诊，医生告诉她这是慢性肝病诱发的肝肾综合征。并给她开出一剂中药：丹参12克，炒白术、炒山药、白芍、赤芍各9克，薏苡仁根30克，石韦、八月札、茯苓皮、陈葫芦、旱莲草各15克，青、陈皮制半夏各5克，每日1剂。经过14剂的治疗后，医生见她症状减轻，又在原方的基础上加银柴胡5克，仙鹤草30克，生蒲黄9克，继续服用两个月后，病情基本上得到了有效地控制。

(3)人参治疗肝肾综合征

今年76岁的钟大妈，经常感觉腹部有严重的疼痛感，因为她从前就有胆囊炎，所以开始以为是旧病复发，也就没太在意。可是疼痛日益加剧，后来又开始发烧、恶心，再后来就直接晕厥了。吓得他儿子赶紧把她送到了医院，检查确诊后，医院采取了西医治疗的方法，症状虽然得到了有效的缓解，但始终不能痊愈。儿子又送钟大妈去中医院请老中医诊断，医生说钟大妈这是由胆管炎诱发的肝肾综合征。再加上钟大妈年事已高，正气本虚，所以，医生说治疗以补气生津为主，并首推人参。具体药方：生晒人参（另煎频服）20克，乌梅、茵陈、金钱草各30克，当归、黄柏、柴胡、木香、延胡索、郁金各10克，枳实15克，黄连6克，干姜3克，用水熬成汤药后分服，以绿豆粥代食，西瓜汁代水，以上药材用量可以随病人的症状酌情加减。大妈照医生的建议吃了20剂后，病情逐渐好转，而且，现在还能干一些简单的家务活了。

3.民间偏方

(1)银耳鹌鹑饮：银耳30克，鹌鹑蛋5个，牛奶150毫升，白糖适量。银耳泡发后加入适量的水，小火焖煮2小时后待用，把生鹌鹑蛋加糖搅拌后倒入银耳汤中，加入牛奶后煮开即可食用。补肝益精。

(2)木耳红枣粥：黑木耳30克，红枣20枚，粳米100克，冰糖150克，把泡好的木耳撕成小块，红枣用水泡开后去核切丁，加白糖浸20分钟，木耳与粳米一起熬粥，加入枣丁、冰糖，再煮20分钟即可，佐餐食用。补肝益精。

(3)番茄炒土豆：土豆、甜青椒各150克，番茄100克，花生油100克，食盐、白糖、味精各适量，所有材料分别切丁，土豆丁先浸冷水中泡上一会儿，捞出后用油煸炒以备用；把花生油烧至六成热，先倒入番茄丁煸炒，油开时再投入土豆丁和青椒丁一起煸炒，后调味并焖2分钟即可食用。补肝益精。

(4)芹菜鸡蛋饼：嫩芹菜根150克，面粉100克，鸡蛋2只，干发酵粉、食盐、白糖、味精及素油各适量。芹菜根切成2厘米左右的条状后用食盐、味精腌渍10分钟。面粉加上食盐、糖、鸡蛋浆液及干发酵粉一起搅拌成均匀的面糊。每条芹菜根都蘸上那些面糊，像炸油条那样用温油炸酥，佐餐食用。补肝益精。

4.外用偏方

旱莲草外敷法：用适量的旱莲草熬制成膏药，擦在肾俞、肝俞穴均可。

5.其他疗法

(1)温泉浴疗法：选用氡元素含量高的温泉半身浸浴，泉温宜在

38℃～39℃，每日1次，或者隔1日1次。每次10～20分钟，15～20次为1个疗程。

(2)家庭按摩疗法：病人俯卧在床上，家人在其后背特别是腰肾区局部按摩各15分钟，背部、腹部共15分钟为宜。

6.生活建议

肝肾综合征病人应该注意日常调养，生活中则需要采取以下几点建议：

(1)卧床休息：体内肾素系统及交感神经的活性在人得到充分休息的时候能被有效地抑制住，从而增加肾血流量及纳水的排泄，因此，不要过分活动，特殊检查也要尽量减少运动的幅度。

(2)补充热量：自身组织的分解代谢受到人体吸收热量的影响，热量的吸收和优质蛋白质的摄入有利于维持氮的平衡。

(3)注意水、电解质及酸碱平衡：适当地限制钠离子和水分的摄取量，并尽量避免使用对肾脏有伤害的药物。

八、慢性活动性肝炎

1.疾病综述

慢性活动性肝炎属于慢性肝炎的一种，由急性肝炎演变而来，简称"慢活肝"。乙型肝炎病毒是导致慢性活动性肝炎的主要致病因素。西医对于慢性活动性肝炎没有针对性的治疗方法，除适当休息注意营养外，可用保肝药物、抗病毒药物、免疫调节剂等药物治疗，但疗效均不甚理想。

中医学理论中认为，慢性活动性肝炎属于"湿阻"、"胁痛"、

"虚证"、"症积"等范畴。其病因病机多由湿热的阴邪缠绵，日久正气损伤，由实至虚形成肝郁脾虚、肝肾不足、脉络淤阻等虚实夹杂的病理表现。清热利湿、疏肝健脾、补益肝肾、活血化淤为施治的主要方法。

2. 民间验方

(1)党参加白术治疗慢性活动性肝炎

李先生今年40岁，7年前被诊断为患有急性病毒性黄疸型肝炎，并有过长达4个月的肝功能异常症状，常常感觉腹部胀痛，四肢无力，食欲缺乏，脚后跟还疼痛难忍。如此反复治疗3年，仍不见好转的迹象，于是李先生去医院再一次重新检查，并且开始服用治疗肝炎的特效药物，病情逐渐开始好转。一年后，再次复查，谷丙转氨酶455单位，且大便不畅，小便黄。经诊断为慢性活动性肝炎。李先生得知一个中药药方十分有效，就买来几副坚持吃。药方：生黄芪、党参各15克，白术、茯苓、当归、白芍、川续断、仙灵脾各10克。制成丸药，每日午后吃1丸。2个月后，复查肝功能为谷丙转氨酶600单位，睡眠较好，服药期间无明显不适，医生在此基础上加黄芪20克，继续服用以固定疗效。半年后的时间里共复查3次，肝功能各项指标均正常。

(2)鸡骨草加垂盆草治疗慢性活动性肝炎

王先生已经有10年以上的急性黄疸型肝炎病史了，但自从治愈后就没再复发。2个月前，突然感觉到恶心，胃口不好吃不进去东西，刚开始他还以为是肠胃毛病，就吃了些胃药。可是他发现这胃药是越吃越严重，而且出现四肢无力，口发干并且便秘。王先生急忙到医院就诊，经检查发现原来他得了慢性活动性肝炎

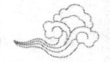

活动期，主要是以黄疸为主要表现。医生给开了一副清热利湿的药，药方：鸡骨草、垂盆草、茵陈、丹参各30克，泽泻、枳壳、甘草、大黄、柴胡、郁金、苍术、白术各10克，王先生坚持吃了3个星期后，面色和舌苔都不发黄了。医生说这是黄疸消退的表现。继续两个月的巩固治疗后，王先生小便颜色也正常了，各种检查数据一切正常，肝病彻底痊愈了。

(3)黄芪加当归治疗慢性活动性肝炎

腾先生是一名普通的工人，一年前被确诊为乙型肝炎，不能干重体力活，单位调他去开塔吊后，病情才一直比较稳定。但是3天前，单位进了一批机件，由于人手不够，实在忙不过来。腾先生就主动过去帮忙，整整搬运了一个下午，晚上到家就不行了。不但恶心得厉害，而且右边肋下钻心地疼，连夜去医院检查，经检查后，才得知腾先生患有慢性活动性乙型肝炎。医生给开出了一个药方，并叮嘱腾先生不能再这样地过度劳累了。药方：黄芪30克，当归15克，赤芍、丹参、生地黄、茜草、牡丹皮、虎杖各12克，郁金、枳壳、白术各10克，用水煎服，腾先生吃了两周药后右肋不再疼痛，六周后再复查已基本正常，但仍需服药一周以巩固治疗。

3.民间偏方

(1)蘑菇猪肉汤：鲜蘑菇、瘦猪肉各100克，将鲜蘑和猪肉加入适量的水煲汤，食盐少许调味，佐餐食用，每日2次。滋补肝肾，强身明目。

(2)红枣花生汁：红枣、花生米、冰糖各50克，将以上各种材料放在器皿中，加入适量的水，煎煮之后取汁液。当日服完，不拘时分服，可常饮。滋补肝肾、强身明目。

(3)鸡蛋南枣汤：南枣6～8个，鸡蛋2只，枸杞子15～30克。将南枣、鸡蛋和枸杞子一起放入锅中烹煮，蛋熟后去壳再煮片刻。吃蛋喝汤，佐餐食用。滋补肝肾，强身明目。

4.外用偏方

(1)土大黄外敷：选取土大黄的根、叶3～5钱（鲜品0.5～1两），以秋季挖出的为最佳，研磨成细末敷右肋部，并可取适量大黄用水熬成汤药服用。

(2)麝香注射液：选用5%的麝香注射液，于腹部两侧的章门、期门穴交替注射，每次2毫升，每周1次，1个月为1个疗程。

5.其他疗法

(1)按压足三里穴：以拇指或示指指尖按压双侧足三里穴。指尖按在皮肤上不抬起，连续按压，力量由轻到重，此法能疏肝理气，通经止痛，强身定神。

(2)揉肝炎穴：患者呈跪坐的姿势，双手握紧脚踝部，用拇指指腹按揉内侧踝骨往上两寸左右的"肝炎穴"，其余四指做助力作用。此法可疏经络，补虚泻实，行气止痛。

6.生活建议

慢性活动性肝炎病人会长期携带病毒，所以，保健预防对于病人来讲十分重要，注意以下几个事项：

(1)不喝酒：嗜酒可加重肝病的病情，酒精对于肝脏的损害非常大，尤其是患病的肝脏更怕酒。

(2)和谐饮食：暴饮暴食和过多食用高脂肪的食物，对肝脏都会有伤害。

(3)保护消化道和呼吸道预防感染：反复发生上消化道及呼吸道感染就要服用抗生素药物，这样会加重肝脏的负担，进而使肝病加重。

(4)不可滥用药物：如镇静安眠药、四环素、红霉素等多种药物都在肝内解毒，会增加肝脏负担，延缓肝病康复。

(5)控制情绪：保持一个稳定的情绪并注意劳逸结合。

(6)女性患者忌妊娠：妊娠会加重患者的病情，并且对胎儿也不利。

九、慢性胆囊炎

1.疾病综述

慢性胆囊炎一般是由胆囊结石引起的长期的炎症，导致了胆囊壁变厚，致使胆囊丧失了收缩功能，并不能正常储存和排泄胆汁，是临床上最常见的一种胆囊疾病。严重时，会导致胆囊萎缩。现代医学认为慢性胆囊炎多发生于胆结石症的基础上，主要是由于细菌感染和胆固醇代谢失常所引起的，且常为急性胆囊炎的后遗症。

中医理论中认为，慢性胆囊炎属于"胁痛"范畴。为肝气郁结，失于疏泄，胆失通降，不通则痛，肝胃不和，则嗳气、纳呆，脘腹胀闷。若湿热蕴结脾胃，熏蒸肝脾，以致肝脾疏泄功能失常，而呈中脘或右胁隐痛、纳呆、口苦等。

2.民间验方

(1)法半夏加全瓜蒌治疗慢性胆囊炎

张先生患有胃炎，而且还时常厌食，本来他并没有在意，以为胃病患者厌食很正常，但是，最近忽然觉得自己的右侧上腹连着后背有胀痛的感觉，并且莫名其妙地恶心，经常打嗝、胃胀，吃不了油腻的东西。去医院检查后，发现胆囊壁增厚，胆囊略缩小，胆囊内可见数个0.2～1.0厘米大小强回声光点。被诊断为慢性胆囊炎。医生给他开出了一个中药药方：全瓜蒌、柴胡、白芍各30克，枳实、法半夏、陈皮、槐花各10克，竹茹、黄连各6克，酒大黄（后下），煎服连吃6剂，病情得到基本缓解，然后，医生又开1剂药为，柴胡15克，白芍30克，全瓜蒌30克，继续治疗两个半月后，复查B超胆囊大小正常，其他化验指数也均处正常范围。

(2)鲜藿香加紫雪治疗慢性胆囊炎

今年42岁的顾女士，右侧肋骨下常常隐隐作痛，一直连带着后背也跟着不舒服，如此反复发作都已经4～5年了。这一次发作得十分严重，高烧不退，口干发苦，而且恶心呕吐，厌食油腻。在当地的医院检查，发现胆囊超声波收缩功能差，诊断为慢性胆囊炎。顾女士在之后尝试了不少的西药，但都不见好转。后来朋友建议她去看中医。中医大夫诊断她这是属于肝火上逆，胃气失和，给开了一剂药方：鲜藿香15克，川黄连3克，金银花30克，茵陈90克，生石膏25克，金钱草60克，赤白芍10克，杏仁10克，当归10克，牡丹皮10克，冬葵子12克，天花粉25克，连翘12克，六一散12克，紫雪3克。每日1剂，10剂为1个疗程。服药3周后，胀痛的症状就会明显地减轻，大便也顺畅了，但还是食欲缺乏，四肢无力，劳累后背部有酸楚感。两个月后，病情大为好转，所有的胆囊炎症状完全消失。经医院复查，B超显示胆囊正常，为了以免复发，顾女士又继续巩固治疗2个疗程。

(3)肉桂心加鹿角霜治疗慢性胆囊炎

余大妈今年65岁了，几天前，突然感觉右上腹剧痛。而且，眼白发黄，食欲缺乏。后经医院诊断，她患了慢性胆囊炎，起初吃了一些常规的药物，但收效甚微。后来经过朋友介绍，特意去找了一个老中医，医生称她是慢性胆囊炎急性发作，因她合并有黄疸，慢性肾炎，并伴有高血压再加上年龄比较大，医生建议用温调脾肾、疏泄肝胆的治疗方法。所开药方：肉桂心2克，鹿角霜片9克，紫苏梗9克，姜半夏4.5克，广陈皮4.5克，云茯苓、炒六（神）曲、金钱草各12克，炒川黄连1克，隔日1剂，服药7剂后，就能起到很好的效果。之后可根据自身病情逐渐增减药量，连服半年后，余大妈彻底痊愈，并一直很稳定，没有复发。

3.民间偏方

(1)**赤豆鲤鱼汤**：鲤鱼1条（约500克），赤小豆120克，陈皮6克，白糖适量，将鲤鱼去掉鱼鳞和内脏，洗净后加陈皮、赤豆共煮，煮烂即可，可加适量白糖，佐餐食用，吃肉喝汤。健胃利胆，抗菌消炎。

(2)**猪肝羹**：猪肝1具，葱白1握，鸡蛋3枚，淡豆豉10克。先将淡豆豉煎煮成汤汁后滤掉残渣，再将猪肝去掉筋膜后切成薄片，葱白洗净去须，再将猪肝和葱白一起放入豉汁中煮至肝熟，然后加入捣散的蛋花，直至煮开后即成，佐餐食用。健胃利胆，抗菌消炎。

(3)**萝卜生炒猪肝**：猪肝、白萝卜各250克，将猪肝均匀地切成薄片，先把白萝卜用油炒至八成熟，加适量的食盐后置于盘中，再重新起锅，将油用大火烧开后，放入猪肝片，快速翻炒3分钟后，再加入萝卜一起炒几分钟后加香葱，味精即成，佐餐食用。这道菜可以健胃利胆、抗菌消炎。

(4)**芡实内金饼**：生芡实米180克，生鸡内金90克，面粉250克，白砂糖适量，先把芡实米用水淘净，晒干后，研磨成细末，再将鸡内金收拾干净，洗净焙干后，放入盆内，用刚烧开的热水浸泡6小时，再加入芡实粉、白砂糖、面粉，调稠后做成小圆薄饼，烙成焦黄色，佐餐食用。健胃利胆，抗菌消炎。

4.外用偏方

中药外敷法：大黄3份，白芷2份，玄胡索1份，一起研磨成细末后，每次取20～30克，用水和面粉制成膏药，将其敷于胆囊穴（位于腓骨小头前下方凹陷处下2寸）、胆俞（位于第10胸椎棘突下旁开(1)5寸）、肝俞穴（位于第9胸椎棘突下旁开(1)5寸），2～5小时为1个疗程。

5.其他疗法

(1)推肋摩腹疗法：用手掌根部在肋弓部做推法20～30次，再用手掌顺时针推摩肚脐的周围20～30次。再以拇指或中指指尖压按章门（位于屈肘合腋、肘尖尽处）、中脘（位于屈肘上1寸）、梁门（位于中脘旁开2寸）穴1分钟。

(2)拔罐疗法：取穴肾俞、气海俞、掌门、肝俞四个穴位，用投火法在相应穴位上拔罐，火罐用竹罐为宜，留罐30分钟。每日1次，10次为1个疗程。

6.生活建议

由于慢性胆囊炎反复无常的特性，日常的预防非常重要，以下是基本的一些预防建议。

(1)注意饮食卫生：防止病从口入，当炎症或细菌感染出现时，及时应用有效的抗菌药物。

(2)合理调配食谱：不宜过多食用含动物类脂肪过高的食物，如肥肉和动物油等。

(3)大量饮水：保持每日1500～2000毫升的水摄入量，这样有利于胆汁的稀释，以减少胆汁在胆囊中的滞积。

(4)忌口：避免食用刺激性食物或浓烈的调味品。

(5)避免便秘发生：适当地多吃一些含粗纤维的蔬菜和水果。

(6)注意预防寄生虫：当有肠虫(主要为蛔虫)时，应及时使用驱虫药物，而且，一定要医治彻底，以免活跃的蛔虫钻入胆道，造成阻塞，从而引起胆囊炎。

十、胆结石

1.疾病综述

胆结石是临床上一种最常见的消化系统疾病，是指胆管树和胆囊内形成的凝结物。临床症状主要体现为发作性腹痛、急性炎症，大部分患者没有任何其他症状，但如果结石进入胆总管后，可能会导致黄疸、胆管炎和胰腺炎等并发症。

在中医学理论中，胆结石被认为是"胆胀"、"胁痛"、"黄疸"、"结胸"等范围，病机是由于饮食不节、七情所伤、外邪内侵、蛔虫干扰等累及肝胆，使肝胆功能失调，肝胆之气郁结，胆汁由清变浊。浑浊的胆汁使降浊不畅，渐致胆腑壅阻，浊汁淤积，久而凝结不散，成为结石。

2.民间验方

(1)柴胡加鹅不食草治疗胆结石

今年64岁的马阿姨，身体一直比较健康，可是最近一段时间因为有些劳累过度，开始出现高烧，而且，右边肋下有胀痛感，并伴有恶心呕吐的症状。家人陪伴马阿姨去看中医，经过诊断后，得出结论为胆囊炎引发的胆石症。中医称之为"胁痛"。因为马阿姨年纪比较大了，医生建议采用保肝的治疗方法，开出的药方：取柴胡、郁金、延胡各6克，鹅不食草、北茵陈、金钱草各15克，金铃子10克，黄芩9克，通草3克，蒲公英12克，用水熬成汤药，每日1剂，1日2次。仅仅服用了3天，马阿姨右边胁部的隐痛减轻，相关症状也明显好转，体温正常，继续巩固治疗了半月后，隐痛消失。3个月后，化验的结果显示各项指标正常，B超检查胆内已经无结石。

(2)党参加白术治疗胆结石

徐女士曾因胆道有残余结石而先后做了3次急性手术，术后也出现过多次复发。在发作的时候，常有黄疸、发热、右上腹疼痛的症状，目前体质虚弱，四肢无力，精神状态不佳，而且，还有便秘。经过一个朋友的介绍，她在一个知名的老中医那里得知他的病是由于病久体虚、肝胆失和所引起的。应以健脾益气、疏肝利胆的方法，药方党参、生山楂各12克，白术、云茯苓、枳壳、木香、炙大黄各9克，玄明粉4.5克，虎杖15克，金钱草30克，煎熬成汤药后服用。治疗两年后，徐女士的病得到了康复。

(3)大黄加芒硝治疗胆结石

赵女士最近右肋持续疼痛了好几天，并且高烧不退。到医院检查后发现，她的胆囊增大，并有胆囊壁增厚的情况，应该属于胆结石并发急性胆囊炎。医生认为该病应以清热祛湿、行气通腑为主。并建议她用一个中药药方治疗：大黄10克（后下），芒硝3克（冲服），柴胡、龙胆草各12克，山栀子、枳壳各15克，茵陈、金钱草、车前草各

30克，甘草6克，熬成汤药后，每日服1剂，服药2周后，症状缓解，黄疸消失。复查血常规及血清胆红素均在正常范围。

3.民间偏方

(1)金橘山楂粥：金橘50克，山楂12克，粳米100克，将粳米粥煮熟后，加入金橘和山楂，煮熟到软即可，每日1次。有清热利胆的功效。

(2)紫苏菊花粥：紫苏25克，菊花15克，粳米50克，当粳米煮至八成熟的时候，将紫苏、菊花共同放入煮沸即可，每日1次。有清热利胆的功效。

(3)玉米须炖蚌肉：玉米须50克，蚌肉200克，将玉米须和蚌肉同放入砂锅内，加水用小火煮至烂熟即可，隔日服1次。清热利胆。

(4)蚯蚓葱白汤：蚯蚓15克，葱白30克，将蚯蚓与葱白一起煮汤喝。每日饮用2～3次。清热解毒，消石。

4.外用偏方

(1)疏肝利胆散：穿山甲80克，莪术、皂角刺各60克，川芎、木香、冰片各30克，前五种药物一同研磨成粉末后，再与冰片一起混合均匀，每次取本品0.8克填入神阙穴内，覆盖薄棉团，外裹胶布，以防止药粉外露，每3天换药1次，10次为1个疗程。

(2)利胆膏：大黄、金钱草各60克，栀子、川芎、茵陈、郁金各、枳实、乌梅各40克，青皮30克，鲜牛胆1个，食醋适量。将药前9味一起研磨成细致的粉末，再加入牛胆汁和食醋调和成膏状。将本药贴敷于太冲、期门、日月、肝俞、胆俞穴，用胶布固定，每日1次，14次为1个疗程。

5.其他疗法

推拿疗法：取肝、胆、十二指肠、三焦为主穴，以天枢、期门、胃、口、直肠下段、肛门等酌情选配。用5毫米见方的橡皮胶布，中心粘一粒王不留行籽贴于所取耳穴部，隔日1次，两耳轮换，1个月左右为1个疗程。患者每日可自己按压数次，饭后按压效果更佳。

6.生活建议

预防胆结石可以从日常生活中开始做起，具体措施如下：

(1)饮食有节：不要暴饮暴食，营养摄入需要均衡，餐桌上要常有改变，荤素混搭，粗粮细粮也要混吃，少吃一些含胆固醇较高的食物，多吃含维生素A丰富的新鲜蔬菜水果。

(2)坚持锻炼：要有规律、有恒心地进行合理的体育锻炼。

(3)睡眠充足：注意劳逸结合，避免精神波动。

十一、胆囊息肉

1.疾病综述

胆囊息肉是指从胆囊壁向胆囊腔内长出息肉状增生物，是所有非结石性胆囊病变的总称。在B型超声波下可被清晰地发现，大多数病人没有明显的症状，而且胆囊功能良好，在病理学中可分为单发性胆囊息肉和多发性胆囊息肉两种。患有胆囊息肉的人群应定期做B超随访。一旦胆囊息肉大于1厘米时，建议最好做手术摘除，以杜绝癌症的发生。

2.民间验方

(1)莪术加延胡索治疗胆囊息肉

金先生近一个月来经常觉得右侧上腹部有胀痛感，到医院检查后才发现，原来他疑似患有肝胆疾病，再加上金先生平时喜欢喝酒，就让他做了一次B超检查，诊断的结果确实是多发性胆囊息肉。医生说这是由于过食油腻和嗜好喝酒，损伤脾胃、水湿不化而引起的胆囊息肉。所以，推荐他服用以下药方：莪术、延胡索、柴胡、生白芍、制香附、川芎、三棱、苍术各10克，焦山楂、乌梅各30克，炙甘草、枳壳各6克，用水熬成汤药后，2次服用，每日1剂。金先生回去吃了10剂后，症状开始缓解，医生根据他的病情酌情加减药量，再服20剂后，所有的症状全部消失。B超复查结果显示胆囊息肉也全部不见了。

(2)柴胡加赤芍治疗胆囊息肉

刘小姐今年22岁，最近脸色暗黄，还伴有恶心、呕吐的症状。由于工作很忙，所以，就没有及时去医院检查，起初以为是工作压力大的原因，就随便吃了些治疗肠胃的药物，但是，非但不见好转，反而病痛更加严重了。几天后，她难以承受病痛的折磨，还是选择去了医院。经过化验诊断之后，确诊为胆囊息肉，但刘小姐并不想手术切除。于是采用中医疗法，并以疏肝解郁、和胃降逆为主。具体药方：赤芍15克，枳实、三棱、莪术、半夏各12克，竹茹6克，黄芩、陈皮、柴胡、甘草各10克，熬制成汤药后，每日喝1剂。服药1周后，刘小姐恶心呕吐的状况消失了，医生在上方基础上去掉了半夏、竹茹，加入海金沙、金钱草各20克，鸡内金10克。又吃了12剂，检查B超后发现，胆囊息肉已经完全消失了，之后进行过3次随访，均未复发。

(3)花粉加穿山甲治疗胆囊息肉

40多岁的周先生，因为公司业务繁忙，经常要四处应酬，所以，久而久之也养成了嗜烟好酒的习惯。他曾经也有过慢性胆囊炎的病史，家中常备消炎利胆的药，病情也是时好时坏的。最近几天，突然发觉右上腹疼痛加重，经医院确诊后，发现得了多发性胆囊息肉，医生建议周先生做手术，把息肉和一部分胆囊切除，但他害怕这样对身体不利，想采用中药的保守疗法。医生给开出以疏利肝胆、祛痛消积为主的一个药方：蒲公英、天花粉各15克，桃仁、红花、柴胡、莪术、炮穿山甲各10克，大黄、水蛭各6克，郁金9克，白芍12克，茵陈30克，甘草5克，每日1剂，用水熬制成汤药后，服用。服用5剂后，周先生明显能感觉到肋下疼痛减轻了，医生便在此药方的基础上去除郁金，再加焦山楂15克，连服1个月。从此周先生肋下疼痛消失，面色转好，舌淡苔少。在上方基础上，再去掉莪术，加入枸杞子、沙参等以阴柔润肝。再吃两个月后，周先生的胆管息肉全部消失，此后的1年之内未再复发。

3.民间偏方

(1)芹菜小汤：芹菜150克，奶油50毫升，牛奶150毫升，面粉适量，芹菜用相同重量的水煮开，并将食盐、奶油及2匙面粉调入牛奶内，一起倒入芹菜汤后，煮开即成，佐餐食用。益气养血，柔胆止痛。

(2)芹菜粳米粥：芹菜40克，粳米50克，葱白5克，锅中倒入花生油烧热，爆炒葱白，添加米、水和少许的食盐，一起煮粥后，再加入芹菜，稍煮后，调入味精即可。佐餐食用。益胆养阴。

4.生活建议

胆囊息肉患者在日常生活中需要注意一些问题，特别是以下几点尤为重要：

(1)禁饮酒及含酒精类饮料：肝脏是分解消化体内酒精的主要脏器，所以，大量的酒精会导致肝功能的损伤，从而引起肝胆功能失调，使胆汁的分泌、排出过程紊乱。

(2)早餐要吃好：胆囊息肉患者吃好早餐非常重要，因为胆汁的主要功能是消化油性食物，而人体内肝脏主管分泌胆汁，分泌的胆汁存储入胆囊内。不吃早餐会使晚上分泌的胆汁滞留在胆囊里，如果时间过长则会诱发胆囊息肉或者加重胆囊息肉，所以，一定要吃一些含有植物油的食物作为早餐。

(3)要吃低胆固醇食物：过多的摄入胆固醇会加重肝胆的负担，并会造成多余的胆固醇淤积在胆囊壁上，从而诱发息肉的产生。所以，胆囊息肉患者应降低胆固醇的摄入量，尤其在晚上，应避免吃一些高胆固醇类食物，如鸡蛋（尤其是蛋黄）、肥肉、海鲜、无鳞鱼类、动物内脏等。

十二、慢性结肠炎

1.疾病综述

慢性结肠炎是以炎性改变及功能紊乱为主要特征的一种结肠疾病，其原因有是已知的原因，也有的是无法查证的未知原因。其临床表现为腹痛、腹泻、肠鸣、下坠、大便带黏液或脓血，也有便秘或干稀交替出现，病程特点是反复发作、不易治愈。由于消化系统功能紊乱和营养不足，患者可能会出现消瘦、贫血、乏力，甚至衰竭。严重者常有肠道大出血、肠穿孔等并发症，晚期甚至会产生癌变。

现代医学认为慢性结肠炎的病因与自身免疫系统有关，常发作于患者受到精神刺激或者劳累过度以后，其病变部位主要在直肠和乙状结肠，少部分严重者会累及整个结肠，并且局部的肠黏膜可能会有水肿、充血、淤血、出血点、糜烂、溃疡等改变。

2.民间验方

(1)荜茇加大枣治疗慢性结肠炎

赵先生今年43岁，近年来经常腹泻，早晨起来就感觉腹部疼痛，黏液样血便，经常感觉，四肢乏力、食欲缺乏、怕寒。

特别是最近1个月以来，常常有腹胀肠鸣、腹痛泄泻等症状，一天大便4～5次，还便血。经老中医检查后，发现他面色萎黄、精神委靡不振、舌边有齿痕，颜色淡红，苔薄白。故而诊断为由肝旺脾虚、湿热内滞所引起的慢性结肠炎。治疗以疏肝健脾、清热化湿、行气化湿为主。并开了一个药方：将荜茇10克、大枣50枚快速用清水冲淋后晒干，把大枣放入锅中用小火焙焦，与荜茇共同研磨成细末。经过筛选出粗渣后，装瓶，再做密封和防潮处理，10日用完，每日分2次服用，温开水送服。

(2)地锦草治疗慢性结肠炎

患者李先生是由于食物中毒而患上了胃肠炎，当时因为治疗不彻底而留下了病根，经常腹泻、腹胀肠鸣、肛门下坠，而且，每当气温变化、精神紧张、饮食不慎时，都会引起发作。经医院诊断为慢性结肠炎，这个病严重地影响了李先生的正常工作和生活，使他非常烦恼，直到他找到了一位老中医调治，才彻底地治好了他的结肠炎。他所用的中药处方：地锦草、凤眼草各45克，用清水快速冲洗后，晒干，切碎后放入药罐中，加1000毫升的水浸泡15分钟，用大火烧开，然后改用小火煎煮20分钟，滤出药液即成。可代替茶频繁引用，每日1～2剂。

3.民间偏方

(1)马齿苋大蒜汁：鲜马齿苋30～60克，大蒜泥10～15克，用鲜马齿苋煎熬出一碗汤水，兑入已捣烂的大蒜泥，过滤取汁，可视个人的口味加入适量的糖，每日服2次。这道蔬菜汁适用于慢性结肠炎患者调养食用。

(2)姜茶乌梅饮：生姜10克，乌梅肉30克，绿茶5克，将洗净的生姜切成丝，再把乌梅肉剪碎，用沸水把绿茶泡好，倒入生姜丝和乌梅肉后，加盖并保温浸入半小时，再加少量红糖，趁热饮服，每日3次。适用于虚寒型慢性结肠炎。

(3)健脾止泻糕：鲜山药250克，赤小豆150克，芡实30克，白扁豆、茯苓各20克，乌梅4枚，果料及白糖适量，用赤小豆煮成豆沙后，拌入适量的白糖，茯苓、白扁豆、芡实米一起研磨成细粉、加少量水蒸熟，再加入去皮后蒸熟的鲜山药，一起拌匀成泥状，把药末山药泥和豆沙像三明治一样分层铺在盘子里，6～7层厚即可，上层点缀适量果料，上锅再蒸，乌梅、白糖一起熬成脓汁，浇在蒸熟的糕点上，佐餐食用。有健脾止泻之功。

(4)银花红薯粥：红薯300克，粳米200克，金银花15～30克，生姜2片，红薯切成小块或研磨成细粉，加入金银花(视临床症状轻重酌量)、生姜，再投入米饭中煮粥均可，每日3餐均吃，要坚持吃，不少于3～4个月方可逐步见效。腹胀、腹痛症状均可减轻。

4.外用偏方

(1)脐疗法：肉桂、丁香各50克，五倍子15克，黄连10克，将以上药剂一同研磨成粉末，每次取药末10克，用陈醋调和成糊状，摊于布上，敷于脐部，每日1次，敷完1剂为1个疗程。

(2)菊花灌肠：菊花30克，白术15克，防风、甘草各10克，白芷8克，米壳15克，出现严重的便血时，加防风炭、云南白药适量；出现广泛的溃疡者，加雷公藤6克，上药用水煎熬成汤药后，用双层纱布过滤去渣，再次回锅浓缩至60～80毫升，用药液灌肠，每晚1次，连续7～10天为1个疗程。

(3)苦参灌肠：苦参30克，地榆、槐花各15克，用水熬制成汤药后，浓缩至100～250毫升，另将珍珠层粉6克溶于药液中，用其做灌肠的药剂。若有严重的腹痛，可加没药、莪术，以行气活血，散淤止痛。若大便次数增多，结肠水肿明显者，可加生苡仁利水消肿，健脾止泻，清热排脓。

(4)黄芪灌肠：黄芪、白术、丹参、白芍各20克，黄连、黄芩、侧柏叶、防风各15克，金银花、连翘、白及、生地各10克，每剂连续煎煮3次，每次制成药液250毫升，3次共750毫升，其中早、午饭前各服250毫升，余下250毫升药液于晚上睡前用于灌肠，在灌肠前，需要排空大便，中药灌肠宜每晚睡前进行，药液温度以36℃～39℃为宜。

5.其他疗法

(1)浸泡疗法：取蒟草500克，用清水洗净后放入药罐中，用约3000毫升的水浸泡20分钟左右，再置于大火上烧开，然后改用小火煎煮20分钟，过滤掉残渣，待温度适宜后，浸泡双足，每日1剂，早晚各1次，半个月为1个疗程，2个疗程间需要间隔5天。

(2)**塞治疗法**：将阿胶块加热软化，切成1.5～2.0克的小段，再用沸水软化后制成栓剂，用肛门管塞入肛门，每天大便后上药1次，7～10天为1个疗程，2个疗程间停4天。

6.生活建议

慢性结肠炎是一种全世界"通用"的疾病，但常见于西方国家，在我国并不是常见病，但近年来患病数字已呈上升趋势，对于慢性结肠炎的预防应注意以下几点：

(1)**加强锻炼**：适当的体育锻炼能够增强体质，提高自身的免疫机能，降低结肠炎的患病几率。

(2)**饮食规律**：腐败变质的食物对肠道有很大的危害，要杜绝食用这样的食物。

(3)**注意饮食卫生**：尽量不喝生水，生吃瓜果前要用热水烫洗，同时要养成饭前便后洗手的良好习惯。

(4)**积极治疗慢性疾病**：许多慢性疾病都会加重慢性结肠炎的病情，应及早治疗。

十三、慢性肠炎

1.疾病综述

慢性肠炎是慢性肠道炎症性疾病的统称，细菌、真菌、病毒、原虫等微生物感染都有可能诱发慢性肠炎，此外，过敏、变态反应等原因也能引起慢性肠炎。其临床表现为长期慢性或反复发作的腹痛腹泻及消化不良等症，重症患者可能会有黏液便或水样便。

在中医理论中并没有"慢性肠炎"这种疾病，但根据其临床表现出的特点，应该是属于中医学中的慢性腹痛、慢性腹泻范畴。其发病的原因则是脾胃虚弱、肾阳虚衰、和肝气乘脾、淤阻肠络等。

2.民间验方

(1)杨树皮煮鸡蛋治疗慢性肠炎

王大叔一直有慢性肠炎的老毛病，大便经常像稀粥一样不成形，多年以来，也吃了不少的中西药，但都没有起到良好的效果。由于常年的腹泻，他脸色蜡黄，整个人也十分消瘦。后来机缘巧合中得知了一个小偏方：干杨树皮1块，长30厘米、宽5厘米，红糖50克，鸡蛋2个，在锅内倒入5碗水，把洗净的杨树皮和鸡蛋一同入锅，放入红糖，煮开以后，再继续煮10分钟。每天早晨空腹吃，用此法煮好的鸡蛋1个、汤1碗，多余的汤可以倒入暖瓶，一天内喝完。在医生的指导下，连续服用3个月后，王大叔大便逐渐成形了，身体也强壮了不少。

(2)枣树皮治疗慢性肠炎

李小姐患有慢性肠炎，常年大便稀薄，而且，还伴有腹痛，腹胀等，特别是气温骤降或者饮食不慎的时候就会加重，让她经常难以忍受，实在是苦不堪言。经医院检查后，也给开了一些药，但是西药只能缓解表面的症状，治标不治本。她偶然听说有一个验方可以治好慢性肠炎。具体药方：枣树皮20克，红糖15克，用水熬制成汤药后，滤掉残渣，加红糖调服，每日1次。具有消炎、止泻、固肠的功效，治胃、肠炎，并对下痢腹痛、胃痛都有一定疗效。

(3)酸山楂治疗慢性肠炎

杨先生经常闹肚子，只要稍微吃一点凉的、辣的就会跑肚拉稀，而且，次数很多，令人很是烦恼。经医院专业的诊断后，医生告知他得的是慢性肠炎，可是杨先生自幼就特别害怕吃药，医生就给他推荐了一个不用吃药的偏方：山楂250克，红糖50克，将山楂用铁锅炒至黑炭色，加入清水1000毫升，熬至400毫升，再加入红糖，过滤掉残渣后，空腹1次服下，过滤后的山楂还可以照上法再熬1次服用，每日早、晚各1次。服药期间忌生凉及油腻食物。

3. 民间偏方

(1)**山药莲籽粥**：淮山药、莲籽、芡实各50克，粳米100克，将上述的材料一起加水煮粥，加红糖或食盐调味，早晚分食。适用于由于暴饮暴食而引起的肠胃消化功能超负荷的人，本类患者的大便，中可见消化不完全的食物，由于消化不完全产气增加，还往往伴有腹胀的症状。

(2)**锅焦饮**：锅焦60克，山楂15克，适量红糖，锅焦、山楂煎煮成汤剂，加红糖即可饮用。适用于有湿热症状的患者，表现为里急后重（即感到有便意却解不出大便），大便有时带白色黏稠物、舌苔黄厚等症状。

(3)**马齿苋粥**：粳米60克，鲜马齿苋30～60克，食盐或白糖适量，将鲜马齿苋放入即将煮好的粳米粥，煮沸后，即可食用，可酌情加少量食盐或白糖调味。随意食用。适合慢性肠炎、腹泻患者。

(4)**茶叶煮粥**：茶叶15克，粳米100克，白糖适量，将茶叶先煮15分钟，取浓茶约500克，在浓茶中加入粳米、白糖，再加入水400毫升左右，一起煮粥即可，分2次服用，温热食服。有化痰消食、利尿消肿、益气提神之功效。

(5)**糖醋山药块**：淮山药500克，白糖、醋、面粉各50克，将洗

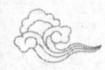

净去皮的怀山药切成滚刀块，把炒锅中的油烧至六成热后，将山药块放入锅中，煎炸成焦黄色后捞出，将煮锅中倒上糖水和醋，烧开后加入山药块，熬至汁浓时即可。佐餐食用，随量食服。健脾益气。主治脾气虚弱型老年慢性腹泻。

(6)大蒜粥：大蒜30克，粳米100克，大蒜去皮后切成碎末，粳米洗净后加水1000毫升一起煮粥，早晚温服。有止痢、止泻的效果。

4.外用偏方

湿敷法：将10克半夏研磨成细末，再将洗净的生姜捣烂后用纱布包住，绞成姜汁，与半夏末一起调成糊状，敷于中脘穴和内关穴，药膏干了后，便可换药。

5.其他疗法

洗浴疗法：取适量水，温度以37℃～38℃为宜，全身浸浴水下5分钟后，进行水下洗肠，每次20～30分钟，每周2次，3～4周为1个疗程。洗肠用浓度为10%的穿心莲药溶液，每次用量为2000～3000毫升。

6.生活建议

长期的慢性肠炎会引起营养不良，进而造成由营养不良所导致的贫血，对于病人的身体健康十分不利。所以，合理的饮食是防治慢性肠炎的主要手段：

(1)低脂、少纤维：患者应该尽量少吃油炸、油煎、生冷及多纤维食物，因为含脂肪太多的食物不易消化，而且，由于其滑肠作用常会加重腹泻的症状。患者可选择容易消化的馄饨、嫩菜叶、鱼、虾、蛋及豆类制品等，以便肠道可以得到较好的保养和休息。

(2)**少糖及戒酵气**：排气、肠鸣比较严重时，应少吃含糖量较高及易产生发酵反应的食物，如土豆、红薯、白萝卜、南瓜、牛奶、黄豆等食品。

(3)**补充水、食盐和维生素**：慢性肠炎患者如发生脱水现象，可喝些盐水、菜汤、米汤、果汁、米粥等，以补充缺失的水、钠离子、盐和维生素。

(4)**戒辛辣刺激**：大多数慢性肠炎病人都身体虚弱、免疫力低下、抵抗力差，所以，就更应注意饮食卫生，尽量不吃生冷、坚硬及变质的食物，不喝酒，日常饮食以清淡为主，不吃辛辣刺激性强的调味品。

十四、便 秘

1.疾病综述

便秘指的是大便秘结不通，排便的时间延长，或想大便时却排泄困难的一种病症。大多数便秘都是单纯性的便秘，也有一些便秘是由肠道器质性疾病所引起的。一般便秘的病因是由于体内食物残渣不足、肠道应急能力减退、排便动力缺乏、肠腔闭塞或神经精神病变等所导致的。

中医理论认为便秘的病因，是由燥热内结、津液不足以及情志失和所致。

2.民间验方

(1)**胖大海治疗便秘**

有一位年仅6岁的男孩，突然发现腹痛和拉肚子的症状，次日病症

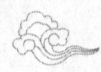

转变成了严重的大便不畅，经医院诊断后发现，原来因为孩子挑食挑的利害，肠胃功能紊乱引起了便秘。由于考虑到小孩子服药的剂量和服用方法，便采取了验方治疗的方法：胖大海5枚，用约150毫升的沸水冲泡15分钟，待泡发以后，可少量分次频频饮服，并且将除了核仁以外的、涨大的胖大海也慢慢吃下，使用一天后，大便就通畅了。

(2)开水泡决明治疗便秘

刚刚退休的老郑因为平日里闲来无事，便给自己制定了一个健康计划，以便让自己的晚年生活健康充实。按计划进行的日常生活非常规律，每天饭后还要吃水果，每天的菜谱都有所不同，而且荤素搭配的也很合理，但是，最近却经常感觉胃有点不舒服，腹痛腹胀，之后就排便不畅。以前他也听别人说过，人老了以后多数都会有些便秘的毛病，他家里收集了不少关于解除便秘的验方，就马上翻出来用。他所选用的处方是：决明子20克，放进茶杯内，用白开水冲泡，就像泡茶一样，20分钟后，当水渐成淡黄色并氤氲出香味后，即可饮用，喝完药液后，便秘的症状就有所缓解，1剂可连续冲泡2次。

(3)土豆汁治疗便秘

夏女士已经怀孕28周了，前段时间一切都安好，但最近几天，突然大便干燥，并且每次排便都是久经波折。由于怕对胎儿有什么影响，所以夏女士不敢用力，有人推荐她使用一些药物，但是，又怕这些药物影响到胎儿的生长，这让她真的是左右为难。就在她进退维谷的时候，一位有过生育经验的大姐告诉夏女士可以通过验方来治便秘，效果不错，而且，还不会影响到胎儿，此验方：鲜土豆汁300克，鲜土豆去皮后切碎，用干净的纱布包好挤汁，饭前服用1～2汤匙，每日2～3次，对于习惯性便秘有奇效。

3.民间偏方

(1)**五仁粳米粥**：芝麻、松子仁、柏子仁、胡桃仁、甜杏仁各10克，粳米100克，少许白糖，将以上的材料全部捣碎后，与粳米一起入锅，加入适量的水，煮成粥即可，服用时，加少许白糖，每日早晚服用。适用于中老年人气血两虚引起的习惯性便秘。

(2)**白薯粥**：白薯300克，小米100克，将白薯和小米一起煮成粥，煮熟后，加入白糖，每日早晚服用。适用于老年人及产后妇女肠燥便秘并伴有疲乏无力者。

(3)**菠菜芝麻粥**：粳米100克，菠菜200克，芝麻50克，食盐、味精各适量，先将粳米洗净后放入锅中，当粳米被煮至开花时，放入菠菜，再次煮沸后，放入芝麻、食盐、味精即可，空腹时服用。润燥通便，养血止血。适用于老年性便秘、痔疮等。

(4)**胡桃粥**：胡桃肉30克，粳米50克，将胡桃肉去皮后捣烂，把洗净的粳米加适量的水如常法煮粥，粥熟后把胡桃肉加入调匀，早晚各服1次。润肠通便。

(5)**蜂蜜香油汤**：蜂蜜30克，香油5克，白开水100毫升。将香油滴入蜂蜜，搅拌均匀后，加入温开水，晨起食服。常饮可起到益气润肠之功效，用于气阴两虚者。

4.外用偏方

(1)**热熨法**：备葱白250克，将葱白捣烂后制成饼状，敷于神阙穴，上盖厚布一块，用盛满开水的茶壶熨烫，每日1～2次，每次30分钟或到达壶里的水变凉即停。此方不宜于阳盛热结便秘者。

(2)**涂擦法**：大黄、芒硝、皂角各15克，将上述药材加水煎熬成汤药200毫升，用沾着药液的纱布或棉球涂擦脐腹部，每日1～2次。

虚寒便秘者禁止使用。

5.其他疗法

(1)摩腹疗法：以脐为中心，两手绕脐部按顺时针螺旋式转摩36圈，半径由小逐渐变大，再逆时针方向转摩36圈，对于习惯性便秘有很好的疗效。

(2)沐浴疗法：芒硝、大黄、甘遂、黑白丑各15克，将以上各药一起用水煎熬成汤药，可依据浴盆的容积而定量，待药液冷却至40℃时，沐浴全身，也可以煎取药液500毫升，沐浴前，把药液兑入温水中沐浴，每日2次，沐浴时，让药液不断流动冲洗脐腹部，沐浴时间可根据药浴水温而定，水凉出浴。

6.生活建议

由于引起便秘的原因很多，也很复杂，而且，便秘的程度和持续时间都有所不同，因此，生活中应以预防为主。

(1)注意饮食：饮食尽量要有规律，每顿饭都要吃好，因为只有足够的摄入量才足以刺激肠道蠕动，使粪便正常通行和排出体外。而且，还要注意主食不要过精过细，可以经常吃些粗粮和杂粮，因为粗粮、杂粮经消化后会产生许多的残渣，可以对肠管增加刺激，利于大便运行。另外，粗纤维食物也有利于肠道消化。

(2)积极锻炼身体：可以增强胃肠活动、增加食欲的体育运动，有散步、跑步、做深呼吸运动、练气功、打太极拳等。同时，也可以锻炼膈肌、腹肌、肛门肌等肌肉群，提高排便动力，预防便秘。

(3)排便要顺其自然：排便也是一种习惯性动作，有的人到一定的时间就要排便，但如果经常拖延大便时间，破坏良好的排便习惯，可影响到排便的条件反射，从而引起便秘。所以尽量不要人为地控制排便感。

(4)及时治疗有关疾病：过敏性结肠炎、大肠憩室炎、结肠肿瘤、结肠狭窄、甲状腺功能低下、糖尿病、子宫肌瘤、铅、汞等金属中毒等病症和疾病都会直接或间接地引起便秘，所以，要及时地治疗这些相关的疾病，才能彻底地避免发生便秘。

十五、便 血

1.疾病综述

便血又称"血便"、"下血"、"泻血"，一般多见于上消化道溃疡出血、胃肠息肉、小肠出血、肿瘤、肛周疾病以及一些血液病、急性传染药、寄生虫等，以血便为特征。此处的便血是指由于痔疮、肛裂、肛窦炎、直肠结肠黏膜炎症溃疡等引起的便血。临床特征表现为血量多时淋漓不尽，大便后肛门口疼痛加重。大便软而成形或硬结，粪便表面沾有血液，有的先血后便，有的先便后血，血色大多鲜红，也有的色黯混浊。

2.民间验方

(1)野苋菜根治疗便血

姜先生今年40岁，有多年的溃疡病病史，最近突然发病，他感到头晕、冒汗并伴有呕吐，排出黑色带血的大便。去医院就诊后，被诊断为因溃疡病引起的便血，医生建议他可以采用简便方治疗，并给他开了一剂药方：鲜野苋菜250克，煎煮3～4小时后，制成汤药，去渣留150～200毫升汁，每日1次，服药后，第五天姜先生的大便就变回原来的成色和形状了。

(2)豆腐渣治疗便血

吕大爷今年65岁，曾经出现多次带血的大便，但是他并没有感到有什么不适的症状，也不愿意因为这点小事跑一趟医院，后来吕大爷听说用豆腐渣治便血效果很好，而且，还没有什么副作用，他就到卖豆腐那里寻了一些豆腐渣回来。制作的方法是：将豆腐渣炒焦后，研磨成细末，用红糖水送服，每次6～9克，每日2次，吕大爷长期不愈的大便下血就真的用这个方法治好了。

3.民间偏方

(1)绿豆马齿苋汤：绿豆60克，鲜马齿苋120克(干30克)，将上述材料一起煮汤后，加适量红糖食服，分顿服用。适用于肠道湿热便血。

(2)火炭母茶：火炭母30克，绿茶10克，白糖适量，将火炭母和绿茶一起煎煮成汤药，加白糖调味，分顿服用。适用于肠道湿热便血。

(3)瘦肉黄芪三七煲：猪瘦肉150克，黄芪30克，三七10克，大枣5枚，一块煲汤后加食盐调味食服，分顿服用。适用于脾胃虚寒便血。

(4)猪大肠槐花汤：猪大肠250克，鲜槐花15克。将洗净的猪大肠与鲜槐花一起煮熟烂即可，食肠喝汤。分顿服用。

(5)生姜艾叶饮：生姜、艾叶各15克，艾叶同生姜煎煮之后，取浓汁，每次服1杯。温经止血，生姜祛寒，用于虚寒性出血。

4.外用偏方

(1)熏洗法：用醋将阿胶浸泡软化后，蒸烊成膏，每次取30克再加醋500克化开，加热烧开后熏洗肛门，每日2次。药液可多次重复使用。此方用于肛裂、痔疮出血者。

(2)外敷法：取野艾（蒿子叶）适量捣烂成泥后，敷于肛门口。

5.其他疗法

(1)涂药疗法：取适量的清凉油拌入2支珠黄散，涂肛门内外。

(2)鸡蛋黄油治疗法：取几个熟鸡蛋的蛋黄，放非铁器餐具内用小火翻炒，待炒出油后过滤即得。此方适用于肛口黏膜干燥破裂者使用。

(3)揉腹疗法：每日早晚(醒后和睡前)两次揉摩腹部，每次各按顺时针和逆时针方向按摩100次。

(4)提肛疗法：每日2～3次做缩肛动作，每次30～50次。

以上措施必须是在排出患者患肠道恶性肿瘤的可能性的基础上进行，切不可在病因不明的情况下，自己乱用止血药物或偏方。

6.生活建议

可以预防便血的保健常识有以下几点：

(1)养成定时大便的习惯：有规律地如厕大便，有助于大便成形且松软。

(2)减少增加腹压的姿态：下蹲、屏气等动作不利于消化系统的运作，所以，便血病人忌久坐、久立、久行和劳累过度。

(3)少食辛辣、过于精细的食品：辛辣刺激性食物和过于精细的食品，会影响肠道工作以及粪便的形成，所以,应尽量少食。

(4)减少房事：房事过频会使肠黏膜充血，加重便血的病情。

(5)要心情开朗,勿郁怒动火：抑郁愁闷和烦躁多疑的情绪会使肠黏膜收缩，造成血行不畅。

(6)多食通便止血的食品、滋润营养黏膜、通便止血作用的食品：这一类食品有很多，比如蛋黄、苹果、无花果、香蕉、黑芝麻、胡桃肉、生梨汁、藕汁、荸荠汁、芦根汁、芹菜汁、胡萝卜、白萝卜（熟食）、苦瓜、茄子、黄瓜、菠菜、金针菜、卷心菜、白木耳等，这些食物都有很好的清肠热、滋润营养黏膜、通便止血的作用，应多食用。

十六、慢性胰腺炎

1.疾病综述

慢性胰腺炎可分为慢性复发性胰腺炎和慢性无痛性胰腺炎两种类型，其病理过程就是胰腺泡和胰岛组织萎缩、硬化纤维化的过程，并常伴有钙化及假性囊肿的表现。主要的临床表现：腹痛、腹泻或脂肪泻、消瘦及营养不良等胰腺功能不全的症状。慢性胰腺炎的病情危重，是一种死亡率极高的病症。

2.民间验方

(1)大黄治疗慢性胰腺炎

陈同学今年才刚刚15岁，前一段时间突然发觉前左上腹持续性胀痛，同时伴有恶心呕吐的症状。经医院确诊为慢性胰腺炎，后在医院通过消炎和补液进行治疗，但没有什么显著的效果，而且，在此期间，病情日益加重，连续数天未解大便。后采用中医的保守疗法，使用了从下药方：大黄20克，厚朴、柴胡、黄芩、延胡索各10克，枳壳18克，砂仁、白蔻仁、沉香各6克，蒲公英30克，用水熬成汤药后服用，每日1剂，连服2周以后，效果明显好转。

(2)天花粉治疗慢性胰腺炎

董先生今年50岁，曾经有胆囊泥沙样结石的病史，但最近突然感觉上腹胀痛，并有压痛感，连带着后背也有疼痛感，时常恶心呕吐。本以为是旧病复发，但去医院检查后，却发现他患有慢性胰腺炎，他听一位老战友的推荐，采用了中药的一个药方：用天花粉30克，生大黄3克，将二味生药研磨成碎末，一起放入保温瓶中，用300毫升的沸水闷泡20分钟，代茶饮用，每日1剂。董先生服用一段时间后，病状逐渐好转，身体恢复良好。

(3)山楂治疗慢性胰腺炎

王先生前段时间查出胆内有结石，但是，却没有什么明显的症状和身体不适的感觉，他也就没怎么放在心上。王先生爱吃硬食物，后来有一次，在街边买了个吊炉烧饼，还没吃上几口腹部就剧痛难忍，他开始还以为是消化不良或者是食物中毒，可去医院一查，原来是患有了慢性胰腺炎，医生建议做手术将胆内结石一起拿掉，但必须先进行消炎治疗，王先生不想住院，所以，就自己找了个偏方，试了试效果还不错，很快腹部就不痛了。此偏方：山楂30克，荷叶12克，加适量的水熬制成汤药，一次一碗，去渣后分几顿饮完，每日1剂。

3.民间偏方

(1)山药茯苓粥：淮山药30克，茯苓20克，粳米100克，将洗净的淮山药、茯苓、粳米加入适量的水，一起煮成稀粥，饮服。益气健脾，主治慢性胰腺炎之脾气虚弱，症见脘腹部疼痛，食少，消瘦，疲倦乏力，便稀。

(2)土豆柠檬汁：鲜土豆250克，鲜柠檬挤压取汁5毫升，取没有发芽青皮的新鲜土豆，洗净后，将土豆榨成汁液，再加入柠檬汁即成。空腹1次饮完，每日2次，连饮半个月。可促使慢性胰腺炎康复。

(3)山楂麦芽饮：山楂、炒麦芽各10克。将洗净的山楂切成薄片。再将山楂片、炒麦芽放入杯内，用开水冲泡，盖上盖后闷上半个小时即成。代茶饮。促进消化，有助于慢性胰腺炎康复。

(4)陈皮丁香粥：陈皮10克，丁香5克，粳米50克。将切成碎末的陈皮与丁香一起煮沸，再放入粳米煮熟即可，早晚食服，每日1次。促进消化，有助慢性胰腺炎康复。

4.外用偏方

(1)敷贴法：青黛、郁金、石菖蒲各10克，大黄30克，乳香、没药、王不留行各15克，用鸡蛋清调成膏药，再敷于痛处，每日1换，直至消痛为止，注意皮肤过敏者禁用。

(2)清胰膏：将大黄10克，郁金、延胡索、香附各30克，穿山甲、生南星各10克，一起熬制成汤药，经过反复煎熬浓缩后，加芒丹制成膏药。贴于腹部或脐上，每贴1～2日，10次为1个疗程。有皮肤过敏者禁用本方。

5.其他疗法

推拿疗法

①用手在腹部上从内往外横着抚摩，再从幽门穴向下沿着横骨、归来穴按摩下去，反复进行约10分钟。

②按摩巨阙、幽门穴，经中脘、阴都穴四穴，止于水分穴，反复进行约10分钟。

③揉按足三里穴约10分钟。

6.生活建议

对于慢性胰腺炎的一般患者，平时在病情稳定的时期，可以采用预防的措施，而在急性发作期的患者则必须去正规医院采取药物治疗，严重者或有并发症者还需要手术治疗。

(1)积极防治相关疾病：积极预防和治疗胆系疾病是预防慢性胰腺炎的一个重要措施。甲状腺功能亢进和高脂血症等疾病也可以引发慢性胰腺炎，所以，也需要注意这些预防并治疗这些疾病。

(2)不酗酒：酒精中毒是慢性胰腺炎的重要发病原因之一，而长期酗酒容易引起慢性酒精中毒，所以，从青年开始，就应该养成饮酒有度的良好习惯。如果是慢性胰腺炎的患者，就更应该彻底的戒酒，以防病情继续恶化。

(3)饮食有度：切忌暴饮暴食，这一点对于预防本病非常重要，而且，饮食要清淡少油腻，尽量少吃辛辣有刺激性的食物，以免由于胃积热而引发慢性胰腺炎。

(4)怡情节志，心情舒畅

避免忧虑、抑郁、悲戚、暴怒等不良情绪影响到心情，保持一个舒畅健康的精神状态有益于气血调畅，气血循环对预防慢性胰腺炎有着积极的作用。

第四章
泌尿科疾病偏方验方

一、肾结石

1.疾病综述

　　肾结石是沉积在肾盂、肾盏等肾脏内部的难溶性物质引起的尿路梗阻，严重者甚至还会影响到肾功能的一种疾病。本病多发生在中壮年，特别是以男性居多。肾内结石的大小直接影响到患者的症状，引起梗阻的程度和有无继发感染有关。较大块的肾结石可能长期存在而没有明显的症状，甚至结石已引起肾功能不足时，患者还没有什么不适的感觉。但较小的结石活动范围大，一旦小结石进入肾盂与输尿管的连接部或输尿管时，会引起输尿管为了促使结石的排除而剧烈地蠕动，于是便会出现绞痛和血尿的症状。

在中医理论当中，引起肾结石发病的病因和发病时的机理有很多。其一为外邪所伤、外感风邪、湿热化火，或湿热蕴结肾与膀胱，引起热淋、血淋；其二为情志所伤，七情过激皆可化火，火热伤阴，肾损阴伤而致阴虚火旺，形成肾之阴阳失衡；其三是饮食所伤，饮食不节则可伤脾败胃，脾虚水湿内停，湿郁化热，蕴积下焦，耗伤阴液而发病；其四为房劳所伤，房事不节，损伤肾气及精血。

2.民间验方

(1)金钱草治疗肾结石

王大伯今年53岁，已经有25年的肾病病史了，一直以来，都是在用西医的疗法，但是最近突然又出现了尿血的状况，而且，排出的血尿里还有颗粒状的结石，面部和四肢也相继出现了水肿。他后来就转而采用中成药的治疗手段，并使用了一个药方，效果不错，药方：取海金砂15克（包煎），鸡内金、滑石、萹蓄、车前子（包）、车前子草、大黄各10克，大黄炭15克，白术、乌药、金钱草各30克，虫草2克，用水熬制成汤剂服用，每日2次。王大伯用了14剂以后，就明显有所好转，脸和手脚都消肿了，并且也有一些结石被排出来了。医生又以前方减萹蓄、乌药，加覆盆子、菟丝子、桃仁各10克，继续服用30剂后，以原方减大黄、冬葵子、车前子草，加杜仲10克，桑寄生10克，服用45剂后，所有的症状都有所减轻，劳累时感到腰痛，尿中无碎石排出，舌淡红苔薄。又继续服用了几剂，以巩固疗效。

还有一位36岁姓牛的女患者，平时比较喜欢饮酒，最近开始感到左侧腰痛，并向左下腹辐射，尿频尿急，尿道刺痛，舌质暗红，舌苔黄腻。就医后发现她的症状属于肾结石，就给她开了一个中医药方：猪苓、茯苓、泽泻、生鸡内金、莪术、生甘草各15克，阿胶10克

（烊化），滑石粉、生蒲黄（先煎）、海金沙（先煎）各20克，金钱草、赤芍各30克，每日1剂，服1剂后，疼痛即逐步减轻；服2剂后，疼痛得到了有效的缓解，小便正常；继续服用13剂以巩固疗效；服完后双肾、输尿管、膀胱均未见异常。

(2)三金汤治疗肾结石

韩老师是一位已经退休5年的小学女教师，近期感觉腰痛，且有尿频尿急、小便灼热、头晕发烧的症状，常常容易疲倦，四肢无力，身体也逐渐地消瘦下来。她从老同志那里得知自己应该是患有肾结石，就找了一位老中医开了一剂中医药方：金钱草30克，海金沙30克（包煎），生鸡金30克，冬葵子12克，瞿麦12克，生地黄20克，炒知母10克，牡丹皮10克，川柏10克，木通6克，每日1剂。服上药方3剂后，腰痛明显减轻；继续服用上方3剂后，突然腰痛剧烈，排尿时尿色鲜红，其中混有深褐色砂石1粒；之后，所有疼痛消失，尿检两次都正常，之后再也没有复发。

3.民间偏方

(1)核桃粥：核桃仁、粳米各100克，冰糖30克。将淘洗干净的粳米和去掉壳的核桃一起放入米锅内，加水500毫升，冰糖打碎后放入锅中，烧沸后，再用小火煮30分钟成粥即成，每日3次，当主食服用。补肺肾，排结石。

(2)竹笋炒鸭肫：鸡内金、黑木耳各30克，鸭肥100克，竹笋200克，绍酒、葱各20克，姜10克，素油50克，将洗净的竹笋和鸭肥切片，鸡内金研磨成细粉，黑木耳去蒂，葱切段，姜切片。将油烧六成熟时，加入葱、姜爆炒，煸出香味后，放入鸭肥、竹笋、木耳及绍酒，加食盐少许，炒熟后加，入鸡内金粉炒匀，每日1次，当佐餐食用。消食积，通淋解石。

(3)薏仁粥：薏苡仁50克，粳米150克，白糖30克，将淘洗干净的薏苡仁、粳米，放入锅内，加水1000毫升，煮沸后，再用中火煮50分钟即成。加入白糖，拌匀食用，早晚餐时，当主食食用，每日2次。消食积，通淋解石。

(4)红枣薏仁鱼翅汤：红枣10颗，薏苡仁、莲籽各30克，鱼翅50克，将泡发的鱼翅洗净，撕成丝状。将薏苡仁淘洗干净，莲籽去心，红枣去核，将莲籽、薏苡仁、红枣入锅先炖，加水500毫升，炖约30分钟后加入鱼翅，再炖20分钟即成，每日1次，可单独食用。补益气血，通淋利尿。

(5)薏蒸鸡：活鸡1只，薏苡仁、核桃仁30克，鸡内金15克，海金沙20克，琥珀15克，地黄15克，红枣10颗，食盐10克，葱20克，姜15克，绍酒20克，芝麻油30克，将薏苡仁、核桃仁、鸡内金、海金沙（包煎）、琥珀（冲服）、地黄、红枣放入锅内，加水500毫升；用中火煎煮25分钟，滤掉残渣后，留取药汁，把鸡宰杀后去毛，抹上绍酒、食盐，把葱、姜放入鸡腹内，将药汁与鸡一起放入蒸盆；把蒸盆放到蒸笼内，蒸1.5小时即成，每日2次，吃鸡肉，喝汤。滋补气血，溶石排石。

4.外用偏方

白矾敷法：白矾研磨成细致粉末，加面粉、大葱适量，用纱布包裹后压成饼状，敷在肚脐上，再用纱布缠在上面用以固定。

5.其他疗法

(1)双手相叠按摩疗法：双手相叠（左手在下）按于中脘穴

上，与呼气保持同样的节奏，两手自中腕直推至耻骨，重复36次。用以上手法按在脐上，沿顺时针方向旋转按揉36次，然后，以脐为中心，沿逆时针方向轻轻旋转摩腹36次。用同样的手法，左手掌在上于劳宫穴与丹田处对齐，以顺时针方向按揉36次。用手掌按在小腹两侧从上向下推36次。

(2)**呼吸疗法**：病人取仰卧的姿势，两腿支起，两手十指交叉扣起抱住双膝，前后缓缓振动腹部，同时吸气，再慢慢呼出，每12息或24息为一组。

6.生活建议

肾结石的一个重要诱因是在饮食方面不注意，所以，预防肾结石要从日常饮食方面开始着手。

(1)**多饮水**：大量饮水可以稀释尿液，使结石容易排出体外，一般每日应至少饮水2000～3000毫升，除白天大量饮水外，睡前也需要饮500毫升以上的水，睡眠中起床排尿后，再饮水200毫升。多饮水能起到冲洗泌尿系统结石、稀释尿液和改变尿液ph值的作用。

(2)**合理补钙**：有很多患者认为钙是引发肾结石的头号元凶，并且一谈到钙就很紧张，以为钙对于他们来说简直就是洪水猛兽。然而，事实上这是错误的认识，肾结石患者也需要补钙，尤其饮食上补钙。

(3)**限量摄入糖类**：美国联邦食品和药物管理局（FDA）科学家最新的研究成果表明，食品中高浓度的碳水化合物的摄入，可以成倍增加患肾结石的几率，因此，要注意少吃甜食。

(4)**少吃草酸食盐含量高的食物**：草酸食盐能够与肾脏中的钙产生化学反应，继而造成钙离子结晶沉淀，形成结石。食物中含草酸食盐比较高的有番茄、菠菜、草莓、甜菜、巧克力等，另外，豆制品含草酸食盐和磷酸食盐也都很高，肾结石病人要注意远离这些食物。

(5)睡前喝牛奶要谨慎：睡眠不好的人，睡前喝杯牛奶有助于睡眠。但是，人在进入睡眠状态之后，新陈代谢就会减慢，尿量也会减少，并且浓度增加，各种有形的杂质也会增加。而饮牛奶后的2～3个时内，也正是钙通过肾脏排泄的高峰。所以，在睡前喝牛奶就会造成短时间内有大量的钙通过肾脏这种局面，增加了形成结石的风险，因此，肾脏不好的人，睡前不要喝含钙高的牛奶。

(6)不要过量服用鱼肝油：鱼肝油富含的维生素D有促进肠膜对钙磷吸收的功能，但也会骤然增加尿液中钙磷的排泄，势必产生沉淀，容易形成结石。

(7)多食黑木耳：黑木耳中所富含的多种矿物质和微量元素能高效地分解结石，肾结石的患者平时应多吃一些。

二、糖尿病性肾病

1.疾病综述

糖尿病性肾病是指一些糖尿病的并发症，有糖尿病性肾小球硬化症、小动脉性硬化、肾盂肾炎和肾乳头坏死等。在临床上的表现除了有糖尿病的一般症状外，还有蛋白尿、血尿、高血压及进行性肾功能损伤等多种表现。

糖尿病性肾病在中医学理论中属于"消渴"、"水肿"、"虚劳"、"关格"等范畴。中医认为，其多由禀赋不足、五脏柔弱、过食肥甘、酒醇厚味、情志所伤、过违其度，精气俱亏，而致阴虚内热、肾虚水泛。

2.民间验方

(1)滋肾补肝方治疗糖尿病性肾病

庞大爷今年58岁，有多年的糖尿病病史，自认为自己的病情比较稳定，但近年来感到头晕、耳鸣、健忘、口干舌燥、腰酸背痛、恶心烦热，便去医院看病检查一下。医生发现他下肢水肿，小便色黄味道大、舌暗苔黄、身体消瘦，诊断为肝肾阴虚，虚阳内扰所致的糖尿病肾炎，遂开了一个滋肾补肝的药方，具体是取生地、山萸肉、山药、丹皮、枸杞子、龟板（先煎）、菟丝子、泽泻、牛膝各15克，菊花12克。熬制成汤药后服用，每日1剂。庞大爷按照此方吃了几剂，服用后感觉症状明显减轻。

(2)金钱草汤治疗糖尿病性肾病

李大叔今年56岁，前不久被医院确诊为糖尿病性肾病。后到中医院找老中医就诊，医生给他制定了一剂药方：金钱草50克，加水500毫升，文火煎煮50分钟，过滤后取汁液，每日1剂，可清热通淋，利水消肿，用于隐匿性肾炎，并且治疗效果明显。

3.民间偏方

(1)**蚌肉汤**：鲜蚌肉250克，调料适量，将洗净后的蚌肉切块，加水煮汤后调味，即可食用，每日1剂，2次分服。清热解毒，滋阴明目。适用于糖尿病性肾病。

(2)**绿豆南瓜汤**：绿豆100克，南瓜250克，绿豆和南瓜一起煮汤，每日1～2剂。补中益气，清热解毒。适用于糖尿病性肾病。

(3)**芹菜猪肉汤**：芹菜250克，瘦猪肉100克，食盐少许，将上述材料一起煮成汤。每日1剂。养阴清热，平肝祛风。适用于糖尿病性肾病。

(4)**黄芪猪胰汤**：黄芪、猪胰各100克，淮山药40克，赤小豆30克。将上述材料一起入锅煮汤，煮熟后撇去黄芪即成。每日1剂。健脾益气，利水消肿。适用于糖尿病性肾病。

(5)**参杞双皮汤**：党参20克，枸杞子、山药、西瓜皮、冬瓜皮各25克。取上述材料用水煎熬制成汤后即可。每日1剂，2次分服。益气养阴，利水消肿。适用于糖尿病性肾病。

4.外用偏方

(1)**灌肠法**：大黄煎熬成药汁，用以灌肠，每日1次，10日为1个疗程。

(2)**熏洗方**：苦参50克，地肤子40克，用水煎熬20分钟后，待药液冷却到适当的温度时，反复熏洗患处。

5.其他疗法

(1)**药浴疗法**：麻黄、细辛各3克，羌活、独活、白术、红花各30克，用水煮沸后，兑入浴盆内，待水温适宜时，泡洗30分钟，直至全身汗出，每日1次。

(2)**足浴疗法**：川椒、红花、苍术、防风、羌活、独活、桂枝、麻黄、丹参、川芎各25克，加水煮沸15分钟后，倒入盆中，水量以完全浸没双足为宜，加热到适宜温度后，浸泡双足40分钟，周身汗出，方能起到作用，每日1次。

6.生活建议

糖尿病病人的主要致死原因就是因为糖尿病肾病，所以，对于糖尿病肾病应当注意预防和日常养护。

(1)**生活有规律**：在条件允许的范围内，可进行适当的运动，以促进碳水化合物的消耗，减少胰岛素分泌的负担。

(2)**注意个人卫生**：糖尿病常常会发生脱水的现象，而且，病人的免疫力会逐渐下降，导致皮肤出现干燥发痒的症状，易造成皮肤感染。所以，病人应该定时地擦拭身体或者洗浴，以保持平时皮肤的洁净。此外，应穿舒适松垮的袜子和软一些的鞋，以免血管闭塞而发生坏疽或皮肤破损而致感染。

(3)**避免使用有肾脏毒副作用的药物**：包括降糖药，如双胍类。

(4)**积极治疗糖尿病，严格控制血糖**：糖尿病患者在基础治疗的同时，应当注意饮食中要保持低蛋白低磷。

三、肾病综合征

1.疾病综述

肾病综合征属一种由多种原因引起的临床症候群，患者常伴有低蛋白血症、水肿、高脂血症。

肾病综合征在中医学中属于"水肿"、"阴水"、"肾风"等症状的范畴。在中医中，本病被认为是多种因素作用于人体，分别导致脏腑沥血阴阳不和，特别是脾肾亏虚，致水液代谢紊乱，水湿泛滥肌肤，日久可致湿热、淤血兼夹为患。

2.民间验方

(1)健脾化湿方治疗肾病综合征

小周是一个刚满4岁的男孩，近两年来反复水肿，并出现血尿、蛋白尿。就医后，被诊断为"肾病综合征"，医生建议用中药做保守治疗，取生熟地、黄芪、黄柏、党参、泽泻、丹皮、炒白术、山药各6克，云苓、白茅根、炒薏仁各10克，用水煎煮成汤药，每日服用1剂。小周患者服药10剂后症状明显好转。

(2)西瓜加大蒜治疗肾病综合征

38岁的郑先生患有肾病综合征，后来在一位老中医那里得到了一剂验方：西瓜1个，大蒜100克，先将西瓜切开一个小口，再把去皮的大蒜塞进去，合上瓜盖后，隔水蒸熟，吃蒜及瓜瓤，能起到清热利水的功效，对湿热型肾病综合征的疗效更显著。郑先生仅仅服用了一个多月，症状就明显地减轻了。

3.民间偏方

(1)猪肉葫芦汤：五花猪肉200克，葫芦肉300克，用500毫升的水将五花猪肉、葫芦肉一起煮汤，每日1剂，分2次服用。滋阴润燥，利水消肿。适用于肾阴虚型肾病综合征。

(2)大麦芒猪肚汤：大麦芒（布包）200克，猪肚1个，红糖100克，将洗净的猪肚切块后与大麦芒一同入锅，加水炖熟，捡起大麦芒的布包后，加入红糖即成，每2日1剂。健脾和胃。适用于脾虚型肾病综合征。

(3)乌鱼肉赤豆汤：乌鱼肉150克，赤小豆、冬瓜各200克，葱白5根，将乌鱼肉、赤小豆、冬瓜一起加水煮熟，再加入葱白调味即可，每日1剂，分2次服用。清热利水。适用于湿热型肾病综合征。

(4)海带排骨汤：海带25克，猪排骨500克，精制油、料酒、葱花、姜末、食盐各适量，海带放入清水中浸泡6小时，泡发以后，用水洗净，切成菱形的小块以待备用，将洗净的猪排骨斩切成3厘米左右的小块，放置在器皿中待用。将油烧至七成热的时候，投入葱花、姜末煸炒出香味，随即加入排骨一起翻炒，加入适量的清水以后，再用大火煮沸，盖上锅盖，改用小火煨煮1小时，待排骨筋肉全部煮烂，加入海带片后继续用文火煮10分钟，加少许食盐调味，拌匀即成，当菜佐餐，随意食用。益气养血，软坚通脉，利水消肿。适用于湿热内蕴型肾病综合征。

4.外用偏方

(1)敷脐法：田螺肉4条，大蒜瓣15克，车前子6克。将车前子炒香，研磨成细粉，田螺肉、大蒜一起捣烂。将田螺肉、车前子、大蒜和在一起拌匀，用纱布包裹后敷于脐中，外用胶布固定。对此方过敏者会局部发红，有刺痛感，应及时去掉。

(2)药浴疗法：取生麻黄、桂枝各30～60克，细辛3克，煮沸后，再煮20分钟后，倒入浴盆中，加温水10倍，用以洗浴，但要注意保持水温，以周身出汗为宜，每日药浴1～2次，每次15～30分钟，10日为1个疗程，连续两个疗程后，即会起到作用。

5.生活建议

肾病综合征患者在日常生活中应注意以下几点：

(1)注意休息，避免房事过劳：除患者出现严重水肿和高血压时，必须要卧床休息外，一般情况下无需严格限制活动，可根据病情，适当安排文娱活动。

(2)保持皮肤清洁、干燥，卧床时定时翻身：患者使用的被褥应松软，臀部及四肢可垫上橡皮气垫或棉圈，有条件者可使用气垫床，以避免出现擦伤和压迫。阴囊如果出现水肿也可用棉垫或吊带托起，皮肤破裂处应及时消毒，以防感染。

（3）饮食宜清淡：平时减少食盐的摄入量，忌辛辣食品，出现低蛋白血症时，不宜大量补充蛋白。

（4）注意病情：控制感染灶，扁桃体肿大者最好手术摘除。

四、慢性肾炎

1.疾病综述

慢性肾炎是由多种原发性肾小球疾病所导致的一种疾病，所以，又被称作慢性肾小球肾炎。其临床表现多为蛋白尿、血尿、水肿、高血压等症状，如果病人病程持续1年以上，除继发性肾小球肾炎引起者以外，应考虑本病。

慢性肾炎在中医学理论中属于"阴水"、"水肿"、"肾水"、"虚劳"、"眩晕"、"腰痛"等范畴。中医认为慢性肾炎主要是外邪因脾肾亏虚，乘虚侵入所致或急性肾小球肾谳治失当，迁延伤肾发展而来。

2.民间验方

（1）滋阴化淤汤治疗慢性肾炎

刘先生今年21岁，近期感到腰痛乏力，小便颜色暗黄发红，特别是近一个月来,病情日益严重。医生经过详尽的检查后发现，刘先生舌淡红苔薄，脉沉细，大便稠，遂确诊为慢性肾炎。根据他的状况，经考量后开方，取野菊花、鱼腥草、黄芩各50克，石韦、茅根、二蓟、益智仁、芡实、生甘草、半枝莲各60克，杜仲炭、血余炭、白花蛇草、女贞子、旱莲草各30克，蒲公英、黄芪各90克，用水熬成汤药服用，每次180毫升，每日2次，3日1剂。刘先生回去后按此方服用了

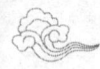

10剂后，病况便大为好转。

（2）仙人掌叶治疗慢性肾炎

慢性肾炎患者可取饭勺形仙人掌叶若干，去掉针刺和细毛，洗净后切成小片，用文火慢煮制成仙人掌汁，饭前喝1杯，每日3次，不久即可见效，症状较轻的，2天后即可消肿胀，且预后不会复发。

3.民间偏方

（1）**洋参鱼肚**：西洋参6克，鱼肚、玉兰片、香菇、火腿各50克，老抽少许，绍酒、葱各20克，姜、蒜各15克，鸡肉100克，青菜200克，鸡汤2000毫升，将西洋参、香菇切片，泡发的鱼肚、鸡肉、玉兰片、火腿切块，除西洋参和鱼肚外，一起放在器皿中，用调料腌渍30分钟，再装入蒸盆内，将西洋参、鱼肚放在上面，青菜用水焯一下，将蒸盆置蒸笼内，用大火蒸30分钟，出笼后把青菜摆在四周即成，佐餐食用。补肾益精。适用于慢性肾炎。

（2）**翠皮爆鳝丝**：西瓜皮、鳝鱼各200克，山药、葱、绍酒、生粉各20克，芹菜60克，鸡蛋1个，蒜15克，白糖30克，醋、芝麻油各5克，素油50克，上汤200毫升，食盐少许，将西瓜皮洗净后，榨取汁液，过滤掉残渣后，留待备用，把鳝鱼切成丝，芹菜切成段，每段约寸余即可，葱、姜切成丝，鸡蛋去黄留清；将山药粉、生粉、白糖、鸡蛋清、一半西瓜汁液搅拌调匀后，均匀地涂抹在鳝鱼肉丝上，另一半西瓜汁液同其他调料一起调兑成汤汁，锅热后，加入食用调和油，六成热时，把鳝鱼下锅炸到外皮焦脆，即可倒入漏勺；原锅重置火上，放入少许的油，将芹菜、姜、葱、蒜下锅翻炒，再加入鳝鱼丝，将兑好的汤汁倒入，加醋、食盐、芝麻炒匀即成。佐餐食用。补虚损，利小便。适用于慢性肾炎。

(3)**淡豆豉蒸鲫鱼**：淡豆豉、白糖各30克，鲫鱼200克，绍酒适量。将鲫鱼去鳞及内脏后洗净，放入蒸盘内，在鲫鱼上洒上淡豆豉、绍酒、白糖。将鱼置大火上蒸20分钟即成，食服。清热解毒，利湿消肿。适用于慢性肾炎。

(4)**翠衣粥**：西瓜皮200克，粳米100克，冰糖30克，将西瓜皮洗净后切成细丝，再用榨汁机绞出汁液，将粳米淘洗干净，将粳米加入适量的水一同放入锅内，用大火烧沸，再用文火煮40分钟后，放入西瓜汁液及冰糖，待溶进粥汤中即成，食服。清热解毒，利尿消肿。适用于慢性肾炎。

(5)**金樱子粥**：金樱子15克，粳米50克，冰糖适量，将金樱子中的核及毛刺除净，将粳米淘洗干净后，与金樱子一同置锅中，加入适量的水煮粥。煮熟后，加入冰糖即可，早、晚餐温热食用。每日2次，每次一碗。益肾固精，涩肠止泻，宿小便。适用于慢性肾炎。

4.其他疗法

摩面疗法：两手搓热后，十指并拢，手掌摊开，紧贴于面部，以双手中指的指腹部为先导，分别从鼻翼两旁的迎香穴开始，沿鼻柱两侧向上推擦，经目内眦、眉头等处到达前额部。然后，两手向左右两边分开，横向推至两鬓，两手掌心也从双眼上擦过，再由两鬓向下，经过太阳穴及耳前、面颊等部，返回到鼻翼两旁的起点。此法方便实用，可随时随地进行。

5.生活建议

患有慢性肾炎的人应当注意以下几点：

(1)**适当运动**：适当进行运动锻炼，可以增强人体免疫力，预防

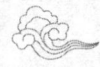

感冒。

(2)注意休息：过度疲劳会导致精力下降，使身体抵抗力降低。

(3)饮食有节：对于有高血压及水肿的患者，分别给予少食盐、无食盐的饮食。富含维生素A、维生素B_2及维生素C的食物对于病人的身体有益，对于并发有高血压或高脂蛋白血症的患者，须限制膳食中的肉类和油腻食品，以减少饱和脂肪酸与胆固醇的摄入量，对于并发有贫血的患者，应选用富含蛋白质和铁的食物，如肝、腰子、牛肉、蛋黄及绿叶蔬菜等。

五、膀胱炎

1.疾病综述

膀胱炎是最常见的一种泌尿系统疾病，占尿路感染总数的50%～70%，几乎都是由继发性感染引起的。女性多有尿道炎并发症，男性常有前列腺炎并发症。膀胱炎是因细菌感染而引起，通常分为特异性和非特异性细菌感染。

2.民间验方

(1)金钱草汤治疗膀胱炎

有一位46岁的女性患者，最近经常有尿频、尿急的症状，并伴有疼痛感，医生建议用清热解毒、利尿通淋的方法进行治疗。具体药方：金钱草、车前草各30克，金银花15克，滑石18克，甘草3克。用水煎熬制成汤药，分2次用温水送服，每次半小碗。服药1～3剂后即可收到显著疗效。

（2）夏枯草治疗膀胱炎

徐某今年32岁，是一位长途汽车司机，因为工作的原因，上厕所不方便，经常憋尿，所以，就患上了膀胱炎，曾经也经过一段时间的治疗，刚开始是起到了很好的效果，但是，最近一段时间又复发了。于是他便自己翻阅中医药的书籍寻找到了一个药方，尝试使用后炎症果然消失了。具体药方：夏枯草花穗10～20克，煎熬成汤药后，服用，每日1剂，连服数天，效果显著。

（3）蕺草治疗膀胱炎

王大爷今年55岁，退休在家，有好几年的慢性膀胱炎病史，只要吃点药就有效果，但是，一旦停药就会复发，在一次晨练中，遇到一位也曾患过膀胱炎的病友，得知用蕺草熬煮后代茶饮可以治疗膀胱炎，只需一日多饮几次，就能起到消炎治病的作用。他听后就去药店买了点，用过后，果然立竿见影，便坚持饮用，居然没多长时间，王大爷的膀胱炎真的被治愈了。

3.民间偏方

（1）玉米粥：玉米渣或玉米面50克，食盐少许，玉米渣加水煮成粥后，再加少许的食盐即可，空腹食用，米中的维生素B$_6$、烟酸等成分，具有刺激胃肠蠕动、加速粪便排泄的特性。这道粥适用于膀胱炎患者食用。

（2）芦荟汁：新鲜芦荟叶片适量，新鲜芦荟叶片洗净后，放于榨汁机中绞汁，过滤掉废渣后取汁，每次一汤匙盛放在杯中，用开水冲饮，每日饮服2～3次。消炎利尿。适用于膀胱炎患者饮用。

（3）大麦粥：大麦米50克，红糖适量，将大麦米研磨成碎末，加水煮成粥后，放入适量红糖搅匀即可，可常食用。大麦具有健脾消食、除热止渴、下气、利水等功效。适用于膀胱炎患者食用。

(4)芦荟瓜子饮：鲜芦荟叶挤汁6～7汤匙，淡瓜子仁30枚，在鲜芦荟汁中加入淡瓜子仁即可，稍炖温，饭前饮服，每日2次，每次1汤匙，开水冲服。消炎利尿。适用于膀胱炎患者饮用。

(5)金银花蒲公英茶：金银花15克，蒲公英15克，煎熬后制成汤药。每日分2次服用。主治膀胱炎。

4.外用偏方

(1)填脐疗法：取3段连须带叶的葱洗净，加7粒白胡椒，一起捣烂如泥状，填于脐中。

(2)葱敷疗法：把葱白部分，切成小段后放入锅里烘焙一下，趁热用布包起来，放在下腹部热敷。这种温敷疗法可以起到利尿的效果。

5.其他疗法

(1)按摩疗法：以轻度手法按摩脚底肾、输尿管、膀胱反射区，每次按摩5分钟；以中度手法刺激胸椎、腰椎、腹腔神经丛、脾、上身淋巴结、下身淋巴结、小肠反射区，每次按摩10～15分钟；以轻度手法按摩肾、输尿管、膀胱、肾上腺、尿道及阴道组反射区，每次按摩15分钟，以患者稍有火燎般的疼痛感为度，每日按摩1次，每次共30～35分钟，10天为1个疗程。

(2)饮水疗法：尽量一口气喝掉500毫升的水，以后每间隔20分钟再喝200毫升的水。喝完水后平躺在床上，将双脚架高休息。之后再每小时喝一杯浓咖啡。每次排尿时，尽量将膀胱内的尿全部排出。在排尿之后，应及时冲洗并且轻柔地擦干生殖器区。

6.生活建议

由于膀胱具有贮尿和排尿的功能，并密切参与着人体水液的代谢，所以，一旦出现问题，就会使小便不利，引起水液潴留、尿闭，从而累及腹腔中的其他脏器，引起病变。所以，日常生活中应当注意：

(1)坚持大量饮水：每天大量饮水有利于疾病的恢复，饮茶水或淡竹叶茶也能起到一定的预防作用。

(2)尽量避免使用容易引起尿路感染的器械和插管：尿路器械易把尿道远端的细菌带入膀胱和上尿路，特别是尿路插管后极易发生持续性菌尿，因此，应尽量避免使用。

(3)消除慢性感染因素：慢性肾脏疾病、高血压等多种慢性疾病的患者普遍都全身抵抗力低下，比较容易发生尿路感染，因此，应积极治疗上述的疾病，是日常生活中不可缺少的一个预防措施，也是治疗尿路感染的重要环节。

(4)要注意个人卫生：要经常清洁阴部，勤洗澡，但不要采用池浴或盆浴，要勤换内裤，尤其是在新婚、月经、妊娠和产褥期间，更应该注意。例如，女婴要勤换尿布，如厕后用卫生纸擦拭时，应由前往后擦，避免将肛门处的病原菌带往尿道口。

(5)性交注意卫生防护：男女双方性交前后都要彻底清洗干净，性交前及性交后，应立刻将膀胱里的尿液排清。

(6)不用有香味的沐浴剂：有香味的沐浴剂所含的化学制剂会刺激膀胱的内膜，所以，应尽量不要使用这种沐浴剂。

(7)不要穿紧身的衣物：长期穿着紧身的裤子、尼龙制的长筒丝裤袜和内裤都使会阴部密不通风而湿热，从而刺激细菌生长。所以，适宜选择棉质、吸汗且宽松衣物，一切以清爽、干燥为原则。类似于牛仔裤、丁字裤等衣物最好不要选择。

(8)小心选用卫生纸：尽量不要用经过漂染带有颜色的卫生纸。

(9)小心使用避孕方法：用子宫帽的女性会提高患有膀胱炎的几率。

六、急性泌尿系统感染

1.疾病综述

急性泌尿系统感染是肾脏、输尿管、膀胱、尿道等泌尿系统感染的总称。感染的主要原因有大肠杆菌、副大肠杆菌、变形杆菌、绿脓杆菌、产气杆菌以及淋球菌等细菌作用，其他部位感染的转移。患者在发病时，一般常有寒战、高热和膀胱刺激等症状，其尿常规化验结果可发现较多的白细胞，而咽部、皮肤等处溶血性链球菌感染后，发生水肿、高血压、蛋白尿等症状者则是典型的急性肾炎，但症状不明显者有时仅有上呼吸道感染的症状，其他症状并不明显，因此应与泌尿系统感染相鉴别。

2.民间验方

(1)蒲公英治疗急性泌尿系统感染

郑阿姨今年45岁，是一位下岗女工，近几天来，感觉有点发烧，怕冷，并且还有尿急、尿频、尿痛的症状，尿液呈深红色，有时也感觉腰痛疲惫。吃过一些西药进行治疗，但是，没有什么效果，就从一位老中医那里咨询到了一剂药方：大青叶30克，蒲公英、旱莲草各15克，连翘10克，川断12克，怀牛膝12克，川黄柏、知母、滑石各10克，栀子4.5克，甘草、海金沙各3克（先煎），用水煎熬成汤药，每日服用1剂，用药4天后，所有症状显著好转，便在前面的方子中，减去川断、旱莲草，再加生地31克，玄参25克，继续服用3剂，3天后，全身症状消失，之后再未复发。

有一位9岁的患者，半月前曾患腮腺炎，最近时常感觉灼热涩痛，每次小便都疼得痛哭流涕，尿色红赤。并且伴有发热头痛、面浮肢肿的症状。食欲缺乏，有轻微的脱水现象。去医院治疗，医生建议用以下药方：蒲公英、金钱草各30克，金银花20克，丹参12克，香附6克，小蓟、浮萍各15克，大腹皮10克，熬制成汤剂，每日1剂，服用3剂后，小便通畅而量多，不再尿频，水肿减去八九成，饮食如常，小便肉眼观察呈淡黄色，继续使用前方，但减少了几成的剂量，用了3剂后，患儿的水肿全消，精神活泼，已经痊愈。

(2)葵根治疗急性泌尿系统感染

张女士今年43岁，尿热刺痛的症状很严重，而且虚热上火，常有口干舌燥的感觉，到医院经化验检查，尿培养报告显示大肠杆菌呈阳性，尿白细胞过多超标，1小时尿白细胞排泄率20万，肝、肾功能检查正常，体温及血白细胞均正常，诊断为急性泌尿系统感染。张女士想要用中药治疗，医生推荐了一个药方：葵根240克，大麻根150克，甘草30克，鱼脑石120克，通草60克，茅根90克，贝母5克，一起捣碎成粉末细渣，用12千克的水煎煮，制成药液5000克，分5次服，白天3份，晚上2份。

3.民间偏方

(1)益肾粥：猪肾1个，冬葵叶100克，粳米50克，将猪肾洗净后切成细丝，先煎冬葵叶取汁，后加入猪肾及粳米，一起煮粥即可，早晚空腹食用。补益脾肾，利尿通淋。

(2)小米粥：小米100克，小米加水煮粥服用，早晚餐食服，可

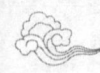

连服1～2个月。补益脾肾，淡渗利水。

(3)**藕蜜饮**：鲜藕汁100毫升，白蜜30毫升，生地黄汁60毫升，将这三种汁液混合搅匀，用微火煎煮10～15分钟，每日4次，每次10毫升，徐徐咽之，连服3日。养阴清热，凉血止血。

(4)**芹菜煲淡菜**：淡菜15克，鲜芹菜60克，先把淡菜用少量的水煮熟，然后，加入芹菜一同煲煮，食用时加入食盐、味精等调味即可。佐餐食用。养阴平肝，清热利水。

(5)**枸杞茯苓茶**：枸杞子50克，茯苓100克，红茶适量。将枸杞子与茯苓一起研磨成粗粉备用，每日1次，每次取粗末10克，加红茶适量，用开水冲泡代茶饮。健脾益肾，利尿通淋。

4.外用偏方

(1)**菊花液清洗法**：用野菊花、金银花、金钱草、车前草、黄柏各15克，一起煎煮成汤药，等冷却到30℃左右时，浸洗患处，每日洗3次。

(2)**中药冰敷法**：用野菊花、金银花、车前草各30克，黄柏15克，一起煎煮成汤药，等冷却到30℃时，浸洗患处，洗后用相同比例的黄柏、枯矾加适量冰片，研磨成细末擦敷。

5.其他疗法

氟哌酸+维生素C：引起泌尿感染的细菌都难以在酸性环境下生存，维生素C可以使尿液酸化，从而干扰细菌生长，因此，患者在服用吡哌酸、氟哌酸等药物时，可以适当服用一些维生素C，用量可以参考维生素C的使用说明书，每次100毫克，每日3次。

6.生活建议

急性泌尿系感染一般都是由于性生活不洁所引起的，所以，需要注意卫生。

(1)**保持外阴清洁**：女婴在大小便后，应及时更换尿布，及时清洗会阴和臀部，所用尿布必须干净清洁。1岁以后的男孩，女孩都应穿满裆裤，不要就地而坐，以免外阴和尿道感染；成人应每日清洗外阴1次，勤换内裤，大便后，应从前向后擦拭肛门，避免将肛门处的细菌带到尿道口。如果坐在浴盆内洗澡，污水容易侵入尿道，引起感染，所以，要禁用坐浴。因女性尿道短而宽，尿道口与阴道、肛门靠近，尤其应当注意。

(2)**注意性生活卫生**：泌尿系感染的发病原因中最常见的就是性生活卫生习惯不良，男女一方外阴或阴道、尿道的病菌极容易传给对方，也容易造成自身感染。因此，性生活前后都应清洗外生殖器；如果使用避孕工具，在使用前应先将这些避孕工具清洗或消毒，性交前后，都应排尿一次。此外，戒除手淫的不良习惯，尤其是用器物手淫，以防止尿道感染和损伤。

(3)**防止尿液满留**：要及时排尿，不要憋尿，特别是每晚临睡前要排空膀胱。此外，还要积极治疗能够引起尿路梗阻的疾病，如泌尿系统结石、肿瘤、前列腺增生、包茎、肾下垂、瘢痕狭窄、泌尿系统器官先天性畸形等。

(4)**清除入侵病菌**：多喝开水，增加每日的排尿量，使尿液不断地冲洗尿道，有助于尽快排出细菌和毒素，以保持泌尿道清洁。

(5)**劳逸结合**：加强体育锻炼，不但可以增强体质，而且，还会起到预防发生泌尿系统感染的作用。然而，一旦感染，在发热、尿化验异常的急性发作期，应严格地保持卧床休息习惯。恢复期要参加适度的体育运动，运动的方式可根据自身情况自主选择，但不能过度劳累。

(6)食药预防：用车前草、蒲公关、金银花、野艾、白茅根等小火煎煮或用沸水沏泡，代茶常饮，丝瓜子9克，烘干后研磨成粉，用黄酒送服，每日1次或分2次服用，豆衣或绿豆，煮成豆汁服用；绿银花60克，加白糖120克一起熬制成汤药，频繁饮用或加金银藤120克，制法同样；小蓟草15克，马兰根15克，煎熬成汤药服用。

七、肾盂肾炎

1. 疾病综述

肾盂肾炎是指肾脏盂的炎症，大都由细菌感染引起，一般伴有下泌尿道炎症，临床上不易严格区分。根据临床病程及疾病，肾盂肾炎可分为急性及慢性两期，慢性肾盂肾炎是导致慢性肾功能不全的重要原因。本病好发于女性，男女之间的得病比率为1：10，其中育龄妇女发病率最高，老年妇女及婴、幼儿患者也不少。尿流不畅、膀胱——输尿管反流、机体抵抗力降低、尿路手术或器械操作、性生活等都可能是引起肾盂肾炎的因素。慢性肾盂肾炎主要的临床表现有间断反应出现尿路刺激症状，一般较轻，不如急性肾盂肾炎明显，常伴有乏力、食欲缺乏、腰酸痛，可能有低热或无发热。晚期可因肾功能损害而出现头晕、头痛、恶心、呕吐等尿毒症症状。亦可出现多尿、夜尿增多、低血钾、低血钠或慢性肾小管性酸中毒。部分患者病情隐袭或不典型，宜注意。急性肾盂肾炎则表现为高热、寒战，体温多在38℃～39℃之间，也可高达40℃。伴有头痛、全身酸痛等症状。患者有腰痛，多为钝痛或酸痛，程度不一，少数有腹部绞痛，沿输尿管向膀胱方向放射。患者常有尿频、尿急、尿痛等膀胱刺激症状，可先于全身症状出现。儿童患者的泌尿系统症状常不明显，起病时，除高热等全身症状外，常有惊厥、抽搐发作。另外，在胃肠症状上可有食欲缺乏、恶心、呕吐，个别患者可能有中上腹或全腹疼痛。

在中医理论中，认为肾盂肾炎属于淋症范畴，其发病初期，邪实为主，正邪相搏，表现出一派湿热症状，属于本病的急性阶段，湿热久稽，则耗伤津液，损伤正气。临床表现为肾阴不足、脾肾两虚的症候，此时，正虚邪恋，属于本病的慢性阶段。

2.民间验方

(1)银蒲消毒饮治疗肾盂肾炎

李女士今年39岁，在18个月前被临床确诊为肾盂肾炎，最近一个星期，又感觉病情加重，有小便灼痛、淋漓不尽、腰背疼痛、口渴等症状。她从一位老中医那里得到了一个药方，蒲公英30～40克，香附6克，黄柏9克，金银花15～30克，六散、丹参、石苇、萹蓄各12克，用水熬成汤药，每日1剂。服用10剂以后，小便畅通了，其他的症状也有所减轻，只有右侧腰部酸痛，头重脚轻，腹胀，舌质淡红。按上面的方子，去石苇、萹蓄，加入桑寄生、枸杞、蒺藜、焦三仙各9克，再继续服用5剂，李女士所有的症状全部消除，炎症也全消了。

(2)加减八正散治疗肾盂肾炎

张先生今年29岁，是一位普通工人，年初的时候他先是感到腰痛，之后又出现尿频、尿急，并且排尿时有灼痛感，小腹坠痛不适，身体虚弱，四肢无力。到医院检查说是患有肾盂肾炎，开了一些西药后效果不甚明显，他便转而求助于中医。医生给开了一剂药方：木通6克，萹蓄、瞿麦、黄柏、萆薢、大蓟、小蓟各15克，连翘、忍冬藤、车前子、滑石各20克，金钱草25克，用水煎制成汤药，每日1剂，服药3剂后，腰痛的症状已经消失，尿频、小腹坠痛等症也明显减轻了不少。但是，服药后，有恶心欲吐的症状，依然身乏无力。所以，在原方中加白术、茯苓各20克，竹茹15克。再服用3剂，所有的症状基本消失，每天下午时，常有手心发热的状况。之后再按方子：木通6克，茯苓、生地、忍冬藤各15克，白术、车前子（包煎）、知母、石斛、竹叶、佩兰、大青叶、青皮各10克，煎成汤药服下3剂，张先生的肾盂肾炎基本已获痊愈。

3.民间偏方

(1)三汁饮：西瓜200克，葡萄、藕鲜各250克，西瓜连皮带瓤一起绞汁，葡萄、鲜藕也都绞成汁，把三种汁混合饮用。主治小便短少、涩痛有热感。

(2)芯须汤：玉米芯100克，玉米须250克，桂皮少许，把上述材料放一起煎煮成汤，然后，过滤掉残渣，即可饮用汤水。利尿，消减小便疼痛感。

(3)龙葵汤：龙葵500克，蔗糖90克，将龙葵晒干，将4升的水煮沸后煎90分钟，过滤出渣滓后，取汁使用；再将残渣用水煎煮60分钟，滤掉渣滓后，留取汁液。然后，将2次所取的汁液合并过滤，用锅熬煮浓缩至1升，趁热加入蔗糖90克，搅匀后，待其溶解即可。每次口服100毫升，每日3次。对于肾盂肾炎有特效。

(4)乌梅汤：乌梅10～15粒，白糖适量，用刚烧开的沸水冲泡乌梅，加入少许白糖，频频泡饮，直到味道很淡的时候，换新乌梅继续泡饮。治疗肾盂肾炎效果明显。

4.外用偏方

(1)**白矾敷法**：将白矾研磨成细粉后加，适量的面粉或大葱，用纱布包裹后压成饼状，敷于肚脐，外用纱布固定。

(2)**黄柏末敷**：黄柏100克，烘干后研磨成细粉，和莴苣一起捣碎，敷于神阙、小肠俞和膀胱俞三个穴位上。

(3)**胡椒粉敷法**：胡椒7粒，麝香0.6克，一起研磨成粉末，填于肚脐中，外用胶布固定。

5.其他疗法

(1)**揉搓脚弓疗法**：用拇指揉搓脚弓处1分钟，再用示指、中指和无名指揉搓脚趾缝约2分钟，然后，用拇指和示指掐5个脚趾尖，如果有肢体疼痛、发热的症状，可用手掌横搓风池穴1～2分钟。慢性期患者经常如此按摩，可使症状减轻或消失。

(2)**按摩疗法**：有排尿不畅病症的患者，可将中指指端置于中极穴，指尖向下与腹面成60°，按压50～100下，同时，可加大腹压排尿，必要时，可反复进行。

6.生活建议

造成肾盂肾炎的根本原因是患者不良的生活习惯，所以要在日常生活中注意一些问题，以预防肾盂肾炎的发作和恶化。

(1)**大量饮水**：饮水可以增加尿量，所以饮水量应在1500毫升以上，可以冲洗掉存留在泌尿道中的细菌，以避免造成感染，并且还可通过利尿作用而加快细菌的排泄。

(2)**饮食宜清淡易消化**：水果和蔬菜中含有大量的水分和维生素C、胡萝卜素，不但可增加水分摄入，还有利于炎症消退和泌尿道上皮细胞的修复。肾盂肾炎的患者忌食如羊肉、狗肉、兔肉等温热性的食物，进食不宜太油腻。戒烟忌酒。

(3)在服用药物时，要注意调节尿液酸碱度：磺胺类、氨基甙类抗生素在碱性尿中抗菌作用增强，可多食用一些碱性食物或碳酸氢钠（小苏打）；而四环素族、呋喃坦丁等药物在酸性尿中抗菌作用增强，可食用酸性食物或口服大量维生素C，使尿液酸化。

(4)尿样送检：除急症患者以外，在收集尿标本的时候，应该注意留取晨尿为宜，并立刻送检。

(5)讲究个人卫生：勤换洗内裤，勤洗澡，保持外生殖器的卫生，便后擦拭时，要从前向后，以免造成尿道与肛门的交叉感染。

(6)性交后排尿：性交后，女方可能会受到细菌感染，所以，最好能小便一次，这样做，可以将进入尿道的细菌冲出来。

(7)进行适度的体育锻炼：增加自身的免疫能力，以预防此病发生。

(8)禁止服用某些药物：禁止服用能够损害肾脏的药物，如庆大霉素、卡那霉素、含碘造影剂等。

八、急性肾炎

1.疾病综述

急性肾炎是"急性肾小球肾炎"的简称。广义上是指一组病因及发病机理不一，但临床上表现为急性起病，以血尿、蛋白尿、水肿、高血压和肾小球滤过率下降为特点的肾小球疾病，故也常称为急性肾炎综合征。临床上绝大多数属急性链球菌感染后肾小球肾炎。本症是小儿时期最常见的一种肾脏病，年龄以3～8岁多见，2岁以下罕见。

男女比例约为2：1。

在中医学理论中认为，急性肾炎属于"水肿"门中的"风水"、"阳水"、"肾风"、"溺血"等范畴。其辨证分型为风水相搏、湿热内侵、肺脾气虚、水气上凌心肺、邪陷心肝和水毒内闭等。

2.民间验方

(1)炙麻黄连翘方治疗急性肾炎

杜先生今年32岁，半个月前忽然感到畏寒发热，伴有咽痛、咳嗽。杜先生自认为身体一向健康结实，并没有过多在意。直到几天前突然高烧不退，眼睑及双下肢明显水肿，小便不利，咽喉肿痛，四肢酸楚，便到医院就医。医生经检查后，诊断其为因外感风热所致的急性肾炎，便给他开了如下的药方：炙麻黄10克，连翘15克，赤小豆30克，桑白皮12克，生石膏30克，淡竹叶10克，生地12克，木通10克，银花15克，牛蒡子10克，大腹皮15克，甘草5克。用水煎煮成汤药后服用，每日1剂，杜先生服用5剂后，就已经退烧了，咽痛也得到了缓解，眼睑及双下肢水肿逐渐消退，小便也恢复正常。

(2)野芥菜根治疗急性肾炎

急性肾炎小便不畅者，可取野芥菜根适量，食盐少许，将野芥菜根洗净后，加入食盐捣烂，放在脐上擦半小时，即可用布带包扎好，以做固定用，每日换药1～2次，连续进行数日，即可治愈急性肾炎。

3.民间偏方

荷叶凤脯：鲜荷叶1张，蘑菇250克，鸡肉200克，火腿100克，白糖、生粉各50克，芝麻油30克，葱20克，姜15克，绍酒30克，食盐少许，清汤300毫升，将鸡肉、蘑菇切成约2厘米的薄片，切20片的火腿，姜、葱洗净后切片，将洗净的荷叶去掉蒂根后，用开水稍烫一下，切成20块三角形的小块。将蘑菇加水煮透后捞出，用凉水将蘑菇冲净，将鸡肉、蘑菇一起放入盘中，加食盐、白糖、绍酒、芝麻油、鸡油、生粉、姜片、葱段搅拌均匀，然后，将鸡肉片放在三角形的荷叶上，再各加一片火腿，包好制成长方形的包后，放在盘内，放入蒸笼蒸煮约2小时即成，剥去荷叶，即可食用。清热祛湿，补血益气。适用于急性肾炎。

4.生活建议

急性肾炎患者在日常生活中应以预防为主，所以要注意以下几点：

(1)**注意作息**：患病初期应绝对卧床休息。

(2)**治疗反复发作的疾病**：要彻底治疗反复发作的扁桃体炎和皮肤疮等疾病。

(3)**预防流感**：在气温骤降的换季时期要注意预防感冒，做好防寒保暖工作。

(4)**饮食有节**：日常饮食要遵循少食盐、低蛋白的原则，一般应以清淡的食物为主，若血压很高、水肿明显的病患可以给予无食盐的饮食。同时，也应该限制蛋白质的摄入，以减轻肾脏负担。当出现有少尿或尿闭时，应尽量少吃含钾多的水果和蔬菜，因为钾主要是通过排尿从体内排出体外的，在少尿或尿闭时，就会对钾的排出产生影响，人体排钾障碍可使血液中的钾含量增高，所以，要限制钾的摄入。尽量补充维生素A、B族维生素及维生素C。

九、系统性红斑狼疮性肾炎

1.疾病综述

　　系统性红斑狼疮性肾炎是指有肾病临床表现和肾功能异常，或仅在肾活检时发现有肾小球肾炎病变的系统性红斑狼疮患者。系统性红斑狼疮是一种公认的自身免疫性疾病，其病变大多累及数个系统或器官。另外，病人则以肾损害为主要表现，肾外症状不明显，后者易误诊为原发性肾小球疾病。系统性红斑狼疮性肾炎。简称为狼疮性肾炎，为一组原因未明的多脏器炎症的自身免疫性疾病，多发于青少年女性，在我国每10万人就有70人患有这种疾病。其临床上以发热、关节炎、发疹、皮肤黏膜病变、神经系统异常及肾脏损害症状为主要表现。

　　狼疮性肾炎在中医学理论当中，应该属于"阴阳毒"、"湿毒发斑"、"水肿"、"腰痛"、"虚劳"等范畴。中医认为，先天不足，肾精亏虚，或七情内伤，阴阳失调，气血逆乱，营卫不和，卫外不固，房事不节，房劳过度，伤及肾之阴精，终致阴虚不能制阳而成阴虚火旺，为本病发生之本。多见烈日暴晒，或食服热毒之品（或药物），热毒之邪燔盛为患，为本病发生之际。

2.民间验方

　　(1)益肾解毒方治疗系统性红斑狼疮性肾炎

　　岳女士今年28岁，最近出现四肢关节酸痛的症状，而且，额部出现了红斑，继而又全身水肿。到医院检查后，被诊断为狼疮性肾炎，岳女士起初采用西医的治疗方法，但是效果不佳，她又转为中医保守治疗，医生认为应以凉血解毒，益肾清利为主。遂开药方：水牛角片30克，龙胆草、生甘草、黄连各5克，漏芦、乌梢蛇、炒丹皮各

10克，大生地黄、黑玄参、金银花、白花蛇舌草、雷公藤各15克（先煎1小时），用水煎成汤药，每日1剂。岳女士回去后，照方服用了10剂，症状果然逐渐减轻，便继续服用，30剂后，病情就得到了痊愈。

(2)柿叶饮治疗系统性红斑狼疮性肾炎

程先生在28岁时，患有系统性红斑狼疮性肾炎，后来，他从一位中医学院教授那里得到了一剂偏方，开方如下：取鲜柿叶3000克，洗净后切碎，用水煎煮成浓汤，过滤掉残渣后，取汁1000毫升，慢火浓缩至黏稠的液体后，再用白糖吸干药汁，压碾成粉状后装瓶，每日3次，每次冲服15克，程先生使用后，有显著的效果。

3.民间偏方

(1)土茯苓猪脊骨汤：土茯苓30～50克，猪脊骨500克，将猪脊骨用4碗水煮汤，煮成3碗后，去掉猪骨并撇掉上层浮油，加入土茯苓煮至2碗的浓汤即可，每日1剂，分2次服用。健脾解毒利湿，补骨髓益虚劳。适用于湿热内扰，胸闷纳呆型狼疮性肾炎。

(2)鲫鱼汤：活鲫鱼1条，绿茶10～15克，黄酒少许，生姜2片，将鲫鱼去掉鱼鳃和内脏后留鳞，将绿茶塞入鱼腹内，用绳扎好，以黄酒、食盐少许调味，煮汤待鲫鱼熟透后，掏去茶叶，食鱼喝汤，每日1次，7～10天为1个疗程。补虚健脾，利尿消肿。适用于湿热型狼疮性肾炎。

(3)冬瓜粳米粥：冬瓜400克，粳米100克，火腿50克，葱末、食盐各少许，麻油15克，清水1000毫升，炒锅上火，用麻油煸炒冬瓜，加入火腿、粳米、水、食盐，烧开后，改用文火熬煮成粥，最后，加入葱末，拌匀即成，随意服用。利水清毒。适用水肿、血尿型系统性红斑狼疮性肾炎。

(4)消蛋白尿粥：芡实、糯米各30克，白果10枚（去壳），将芡实、糯米、白果一起煮成粥即可，每日1剂，10天为1个疗程。补肾利尿。适用于正气虚损，蛋白尿久不消退型系统性红斑狼疮性肾炎。

(5)虫草老鸭汤：3年老鸭1只，冬虫夏草10克，大蒜3～4头，将老鸭褪毛后，剖腹除去内脏，洗净后将冬虫夏草放入鸭腹内，与大蒜一起放入2000克清水中炖烂即可，每日1剂，饮汤吃肉。补益肾脏，利水消肿。适用于虚退水肿型系统性红斑狼疮性肾炎。

4.外用偏方

(1)灌肠法：生大黄12克，熟附片10克（先煎），牡蛎30克（先煎），加入适量的水，煎煮出200毫升的汤药，每日上、下午各服用1次，用药汁灌肠30～60分钟后排除。

(2)外敷法：当水肿破溃时，可用白萝卜加水烧开，将三片研成细末的黄连素放萝卜上敷在患处，即可消肿，并能预防溃皮伤。

(3)熏洗疗法：取麻黄、桂枝、细辛、制附片各20克，羌活、防风、当归各45克，益母草60克，用水煎煮成20升的药汁，以28℃的水温浸泡搓洗全身，每日1次，每次30分钟，高血压者慎用。

5.生活建议

系统性红斑狼疮性肾炎患者在日常生活中应注意以下几点：

(1)注意休息：劳逸结合，避免过度疲惫。

(2)避免阳光曝晒：红斑狼疮患者对阳光中的紫外线过敏，因此外出应做好防晒准备，以免使病情加重。

(3)注意饮食：尽量少吃含有高钠、高热量、高脂肪的食物，忌食辛辣肥甘刺激性油腻食品。

十、急性肾衰竭

1.疾病综述

急性肾衰竭是肾脏本身或肾外原因引起肾脏泌尿功能急剧降低，以致机体内环境出现严重紊乱的临床综合征；急性肾衰竭是由多种原因引起的肾功能迅速恶化、代谢产物潴留、水电解质和酸碱平衡紊乱为主要特征的一组综合征，包括由肾前性氮质血症、肾源性和肾后性原因引起的急性肾衰；急性肾衰竭起病来势猛，临床上以少尿、很快导致水、电解质代谢紊乱、酸中毒和尿毒症为主要表现，故亦称急性少尿性肾衰竭。

急性肾衰竭属于中医学理论当中的"癃闭"、"关格"、"水肿"、"肾厥"等病症的范畴。中医认为，导致急性肾衰竭的外因为外感六淫疫毒之邪，内因是伤于软食情志，其他如意外伤害、失血伤液及中毒咬伤等也可致病。

2.民间验方

化淤通淋方治疗急性肾衰竭

汤女士今年48岁，因挤压受伤了两个星期，后来又有8天的少尿期，经过医院的检查，医生发现其神志恍惚、呼吸均匀、口渴、腹胀，尿少（每日约30毫升），心率每分钟116次，心尖无杂音，两肺呼吸音低，腹平软，肝浊音存丰，肋下可及，并依据以上症状诊断为急性肾衰竭。医生研究病理后确定病因外伤，筋脉受损，淤血阻滞气机，致水湿停留，化热为毒，扰乱神明，当治以活血化淤，利尿通淋，开窍醒神，便开了一剂药方：丹参30克，红花、桃仁、云茯苓、泽泻、猪苓、大腹皮各15克，木通6克，车前子（包煎）、丹皮各10

克，菖蒲、郁金各9克，用水煎煮制成200毫升的药液，每日分4次服下，汤女士服用2剂后，神志清楚，尿量增加（每日约600毫升），病情也得到了很好的控制。

3.民间偏方

(1)黑鱼粥：黑鱼1条，粳米、小米、苡仁各30克，陈皮6克，冬瓜皮、西瓜皮、萝卜各50克，先将黑鱼焙干后，研磨成细末，然后将陈皮、冬瓜皮、西瓜皮、萝卜煎成汤汁，随后，放入黑鱼末、粳米、小米、苡仁一起熬成粥即可。每日1剂。通淋利尿。适用于尿闭型急性肾衰竭。

(2)猪腰子煲杜仲：猪腰子1个，杜仲15～30克。将猪腰子洗净切片后，与杜仲一同放炖盅内，加入调料后煲汤炖熟即可，每日1剂，分2次服用。补肾缩尿。适用于多尿型急性肾衰竭。

(3)二鲜汁：鲜车前草、鲜藕各60克，将车前草和鲜藕放在一起捣烂成汁。1次服完，每日1剂。适用于尿少或无尿型肾衰竭。

4.外用偏方

(1)热敷法：连根葱1根，生姜1块，淡豆豉21粒，食盐1匙，放在一起研磨成细粉，然后捏成饼状，烘热后，敷于脐部，用纱布包裹固定好，气透穴内。

(2)灌肠法：取生黄芪、生葛根、生大黄、六月雪、土茯苓、紫丹参、煅牡蛎各30克，一起煎煮成300毫升的汤剂，分2次高位保留灌肠，每日1剂，两个星期为1个疗程，两个疗程之间要间隔3天。药液的温度要保持在40℃～50℃，以便于被肠道吸收。

(3)灸疗法：取附子、肉桂、黄芪、当归、补骨脂、仙茅、生大黄、地龙等药研磨成药粉，加适量的水制成药饼，每个药饼含药粉

2.5克，并用模具按压成直径2.3厘米、厚度0.5厘米大小的圆饼状。取穴位分二组：一组为大椎、命门、肾俞、脾俞；另一组为中脘、中极、足三里、三阴交。交替在两组穴位上按灸，每日1次，每次每穴灸2个药饼，12天为1个疗程，每2个疗程之间间隔3天，一共灸治6个疗程。

(4)**浴足疗法**：用川椒、红花、苍术、细辛、防风、姜活、独活、麻黄、桂枝、艾叶各25克，用水煮沸15分钟后，倒入水桶中，待温度适宜时，将双足浸入其中，然后，逐渐加适量的热水(温度以双足能忍受为准)，共浸泡30~40分钟，使周身出汗，每日1次，1个月为1个疗程。

6.生活建议

对于急性肾衰竭的患者来说，平时的预防和养护十分重要，具体应当注意以下几点。

(1)**注意通风**：室内要保持空气清新，定时通风换气；要保持室内的卫生清洁，定期做空气净化和消毒。

(2)**注意保暖**：在季节变化的时期，应注意及时保暖，以免因风寒而加重病情。

(3)**注意营养**：病人在补充蛋白质时，要注意要适量，不可摄入过多。

(4)**注意调节情绪和休息**：避免精神刺激和过度劳累，要保持适当的卧床休息，以利于早日康复。

第五章
呼吸科疾病偏方验方

一、肺　炎

1.疾病综述

　　肺炎是一种常见的多发性的感染疾病，为内科、儿科常见病之一，又名肺闭喘咳、肺风痰喘，是由细菌或病毒引起的急性肺部（肺气泡）发炎。肺炎有可能引致支气管扩张症，主要有发烧、咳嗽、多痰、胸痛等症，重症者喘气急促、呼吸困难，可危及生命。肺炎治愈后一般不留瘢痕，肺可以恢复其原来的结构和功能。

　　古代与现代所说的肺炎尚不一致，但说明这种热性病是麻疹最易出现的并发症。本病发病急、变化快、并发症多，应注意鉴别诊断，并采取中西医结合疗法。肺炎可能由细菌、病毒、真菌、寄生虫等致病微生物，以及放射线、吸入性异物等理化因素引起。

2.民间验方

(1)麻杏石膏合剂治疗肺炎

李同学今年9岁，是一个性格活泼的小男孩，但是，最近10天他连续感冒发热，高烧不退，咳嗽得也比较严重，服用了多种抗生素都无效。主要症状为口干舌燥、嘴唇干裂，体温达39.2℃，胸透结果显示右下肺叶后基底炎变。父母听说有一剂中药非常管用，便连忙抓药服用，次日体温便降至37.2℃，第4天右肺细湿啰音消失，用药7天后即痊愈。具体处方：麻黄6克，杏仁、地龙、僵蚕各10克，石膏（先煎）40克，虎杖、大叶青、柴胡、黄芩、青蒿、贯众、菊花各15克，银花、鱼腥草各20克，草河车12克，用水煎煮成汤药，每日服用1剂，小儿用药量可根据年龄和体质酌减。此方能起到清热解毒，宣肺平喘的功效，对肺炎的效果尤其显著。

(2)散卫清气汤治疗肺炎

徐先生今年35岁，连续发热咳嗽已经3天了，胸透显示右下肺叶肺炎，经医生建议后，用散卫清气汤两天后，体温便降至正常，咳嗽等症状明显减轻。之后继续用有清热利肺、化痰止咳功效的补品调治而愈。血常规检查未见异常，经胸透验证病灶已经消失。散卫清气汤的具体处方：银花15克，石膏30克，连翘、薄荷、杏仁各10克，桔梗5克，甘草3克。用水煎制成汤药，每日1剂，每日分2次服用。

(3)泻肺化痰汤治疗肺炎

今年刚满2周岁的帅帅，最近几天有发热、咳嗽、喘促的症状，到医院做X光检查后，发现肺部有炎性改变，使用青霉素治疗2天都没有效果。其父母从中医院寻得一剂处方：苏子、黄芩、枳壳、葶苈子、瓜蒌、射干各10克，用水煎熬2次，制成汤药100毫升，分3～4次服用，帅帅服用本方2天后，止咳退烧，连续再服4剂，肺炎得到缓解；后改服养阴清肺剂，服用3剂后，病情就全部痊愈。

3.民间偏方

(1)**贝母炖猪肺**：猪肺250克，梨500克，川贝母10克。将猪肺切成片后，加水用手挤洗去泡沫。将去皮后的雪梨切成碎块。把猪肺、雪梨与川贝母一起放入砂锅中，加入冰糖及适量的清水，用文火煮3小时即可。本方每日1次，可清热化痰、养肺益气，适用于肺炎。

(2)**奶汤锅子鱼**：活鲤鱼1尾，火腿、玉兰、香菇数片，葱、姜、料酒、食盐、醋、奶汤（鸡、鸭、肘子和骨头炖的汤）各适量，将去掉鱼鳞及内脏的鲤鱼洗净后，切成瓦块状，与葱、姜一起过油煎炒并颠翻几下，加料酒、食盐等调料，然，后加入奶汤，再加适量的火腿片、玉兰片、香菇片，炖约3分钟后，盛入火锅内食用，佐餐食用。适用于肺炎。

(3)**板栗烧猪肉**：板栗250克，瘦猪肉500克，食盐、姜、豆豉各少许，将板栗去皮，猪肉切块，加入适量的水红烧，熟烂后，加食盐等调料即可，佐餐食用。适用于肺炎。

(4)**荠菜姜汤**：鲜荠菜100克，鲜姜10克，食盐少许，将荠菜洗净后切碎，生姜切片，加入4碗清水，一起煮至2碗，再加食盐调味，每日2次。适用于肺炎。

(5)**大蒜粥**：紫皮大蒜30克，粳米100克，将去皮的大蒜放入沸水中煮10分钟后捞出，然后，将粳米放入煮蒜的水中，煮成稀粥，再将蒜放入粥内，同煮片刻即成，早晚温热食服，用于肺炎真菌感染者。

4.外用偏方

芥末膏化痰法：使用芥末膏化痰可以使肺炎快速康复。将干芥末粉和适量的热水混合制成糊状，准备一块柔软的正方形的毛巾，折成边长为8～15厘米的方块，将芥末糊涂到毛巾上，再将毛巾放到胸骨上(气管和支气管所在的位置)，注意要防止烫伤。在胸部放置几分钟，直到身体感到发热即可取下，每3～4小时重复1次，直到症状得到缓解。

5.其他疗法

(1)热水疗法：把注满了热水的热水瓶或热水袋放在胸部或背部，每日3次，每次10分钟，有利于减轻胸痛。注意要用毛巾包住热水瓶或热水袋，以防造成皮肤的烫伤。

(2)温水手浴疗法：用任意一个手浴盆即可，盆的容量在10～20升即可，水温在37℃～38℃为宜，时间为20～30分钟，可以起到止痛的功效，反射性地作用于呼吸系统疾病，特别是对急性肺炎疗效尤为显著。

6.生活建议

肺炎是常见病，在冬春两季发病率很高，防治肺炎的关键是在生活中以预防为主。

(1)要注意科学饮食：日常的饮食中要注意补充优质蛋白、维生素、微量元素等营养物质，可适当地多吃些如梨、百合、木耳、芝麻、萝卜等滋阴润肺的食物。

(2)谨慎选择食物：俗话说"鸡生火，肉生痰"，食用肉类、油脂会引起产生痰液，并引起剧烈的咳嗽，所以当痰多时应停止食用这类的食品，以利湿化痰，及时排痰。

(3)养成良好的进食习惯：在吃饭时，注意力要集中，并且要细嚼慢咽，避免边吃边说，以防将食物残渣吸入肺，进而引起肺炎。

(4)增强体质：适量地运动锻炼可以提高自身的免疫力，并且还是预防肺炎的有效途径。特别要注意呼吸系统的锻炼，提倡做腹式呼吸，可以改善肺脏的通气功能，以增强肺动力。

(5)戒烟：吸烟会刺激呼吸道黏膜，使其受到破坏并影响其功能，还会导致细菌的侵入，致使身体免疫力下降，防治肺炎的另一个十分关键的途径就是戒烟，并且避免吸入粉尘、有毒或刺激性气体。

(6)居室应保持卫生：经常保持居室清洁，阳光充足，定时打开门窗保持屋内空气流通，要定期在室内进行消毒。

(7)及早治疗感冒：感冒大多数都是由病毒感染所引起的，如不及时医治或治疗不当，细菌就会继续向肺部侵袭，从而引发肺炎，所以，应注意预防感冒，并及早治疗。还要尽量避免与肺炎患者直接接触，以减少被感染的几率。

(9)呼吸锻炼增加肺活量：积极地进行有氧运动，使肺部得到锻炼，以增加肺活量，肺活量增加后，可以向血液提供更多的氧气，使精力更加充沛。

二、哮 喘

1.疾病综述

哮喘是由多种细胞特别是肥大细胞、嗜酸性粒细胞和T淋巴细胞参与的慢性气道炎症，是支气管或气道过敏或其他因素引起的气道炎症和慢性疾病，是世界公认的医学难题，被世界卫生组织列为疾病中四大顽症之一。在易感者中，此种炎症可引起反复发作的喘息、气促、胸闷和咳嗽等症状，多在夜间或凌晨发生。此类症状常伴有广泛而多变的呼气流速受限，但可部分地自然缓解或经治疗缓解，此种症状还伴有气道对多种刺激因子反应性增高。哮喘以咳嗽气喘、喉间有明显痰鸣音为特征。中医也称其为"哮喘病"。过敏原是诱发哮喘的重要病因，过敏原主要分吸入性过敏原和食物性过敏原：吸入性过敏原主要来源于生活环境中的含有变应原的微粒物质，其致敏成分主要为蛋白质和多糖，如花粉、尘螨、真菌、毛屑，或进食鱼、虾、牛奶、蛋类等，过敏原侵入机体的途径可以决定病变发生的器官，由于微粒可借助空气传播且在生活中随时存在，因此，吸入通常是引起儿童呼吸道过敏和哮喘发作的主要途径。接触某些药品、化工原料等途径也可使过敏原进入人体，发生过敏反应，使支气管强烈收缩充血、分泌增加而发生哮喘。此外，呼吸道感染、寒冷空气、刺激性气体及其他多种因素也可引起哮喘。

2.民间验方

(1)萝卜加鸡蛋治疗哮喘

今年56岁的杨先生，有着很多年的哮喘病史，求医数年，但是就是没能根治，而且，经常因各种原因而复发，后来试用此方，数年没有再犯。具体药方：红卞萝卜（要冬至时买的红卞萝卜）1.5千克，鸡蛋、绿豆适量，将洗净的萝卜用干净的刀切成3毫米左右的薄片，用线穿成串，晾干以后收藏。每次取萝卜干3片，鸡蛋1个，绿豆6克放入锅内加水煮30分钟，煮至绿豆熟烂即可。服用时连同鸡蛋，与萝卜、绿豆及汤一起吃下。

(2)猪板油麦糖蜜膏治疗哮喘

方先生十多年来都有咳嗽的毛病，每到冬季就会犯病，连咳带喘，晚上都睡不好觉，令他十分苦恼，后来服用本方，病情得到了控制，一直都很稳定，效果不错。方法：猪板油、麦芽糖、蜂蜜各120克，将三者一起熬制成膏，每日服用数次，每次1汤匙，要在口中含服，数日后哮喘即停止。经常服用可以除根。注意在服药期间忌食生冷及辛辣刺激性食物。

(3)乌贼骨治疗哮喘

张先生的哮喘病史长达27年，然而，他服本方仅仅半个月就痊愈了，之后久未复发。药方是取乌贼骨（墨斗鱼骨）500克，砂糖1000克，放乌贼骨于锅内焙炒干，将其捣碎，研磨成粉末。加入砂糖调匀后装入瓶内封存。成人每次服15～25克，儿童酌减，每日3次，开水送服。张先生有位朋友也是哮喘患者，便是在他的推荐下，服用了偏方后，果然有效，真的被治愈了。

3.民间偏方

(1)姜枣粥：生姜10片，大枣10枚，粳米100克。将以上材料一起用文火煮约10分钟，即可食用，每日1剂，分2次食用。适用于哮喘患者缓解期，伴有胸闷止咳、平喘、不适、气急、痰多质稀色白等症。

(2)银杏红枣粥：银杏8枚，红枣10枚，糯米50克，将银杏、红枣、糯米加适量水，一起煮成粥即可，每日早晚2次分服，15日为1个疗程，可连服3个疗程。适用于哮喘缓解期。

(3)绿茶煮鸡蛋：绿茶15克，鸡蛋2个，用绿茶、鸡蛋加一碗半的水一起煮开，鸡蛋煮熟后，去壳再煮，直至水煮干。每日2次。适用于哮喘缓解期。

(4)核桃炖猪肺：猪肺250克，核桃30克，生姜15克，将洗净的猪肺切片，与核桃、生姜一起炖熟，每日3次，在1～2日内服完。适用于日久不愈、反复发作的肾虚型哮喘患者。

(5)**豆腐麦芽萝卜汤**：豆腐500克，麦芽糖100克，生萝卜汁1杯，将豆腐、麦芽糖、生萝卜汁一起混合煮开即可，此为1日用量，分早晚2次服用。适用于肺热型哮喘病患者。

4.外用偏方

(1)**药敷法**：胡椒7粒，桃仁10粒，杏仁4粒，栀子仁3克，一起放在瓦罐里捣烂，在加入鸡蛋清调匀成糊状，敷于双侧涌泉穴。用于治疗哮喘，且效果显著。

(2)**脐敷法**：取等份的麻黄、杏仁、甘草，研磨成，细末后与3根葱白一起捣烂成泥状，敷于脐部，其上覆盖上不透水的油纸或塑料薄膜，再用胶布固定，敷6小时后取下，每日2次，适用于急性哮喘。

5.其他疗法

(1)**吹笛疗法**：吹笛子采用的是丹田呼吸法，而这种丹田呼吸法是用膈肌做有规律的上下舒展运动，这样能增大横膈的运动范围，加强呼吸能力，使体内氧气增多。如果能在平时正确地练习吹笛子，在哮喘发作时，会十分有利于缓解呼吸困难和缺氧现象。

(2)**吸疗法**：双脚左右分开与肩同宽，双手向上慢慢抬起，同时吸气；再两手交叉相叠下按，身体下蹲，同时，呼出肺中的空气；然后起立，挺胸、吸气，反复这一套动做5次。在哮喘病的缓解期常做此动作，可以增强呼吸肌的舒缩能力，缓解并消除支气管痉挛，促进肺部血液循环，减轻哮喘发作的症状，加强肺部的呼吸作用。

6.生活建议

哮喘难以根治并且容易反复发作，患者都会遭受着极大的痛苦，所以，平时的生活中，一定要注意预防。

(1)**注意营养补充**：哮喘病人可适当多吃一些豆类、蛋清、瘦肉等富含蛋白质的食物，并要保证每天摄入足够的新鲜蔬菜和水果。

(2)**戒烟**：预防哮喘则必须要戒除吸烟的不良习惯。

(3)**改善工作条件及卫生习惯，控制环境污染**：对从事与粉尘、烟雾及有害气体关系密切的作业人群，应严格做好劳动保护，并且尽量避免接触过敏因素，如花粉、粉尘、油漆等。工作之后最好沐浴，洗去附着在衣物上的有害物质。

(4)**积极运动**：在做户外运动，应时刻保持空气的持久清新，不要做过于激烈的运动，特别是运动出汗后，要注意保暖，避免着凉。

(5)**加强耐寒锻炼，提高机体抗病能力**：加强身体的免疫机能，加强个人防护，在寒冷的冬季或季节转变时，注意防寒保暖。

(6)**注意居室通风**：病人的居室要定时开窗通风，保证室内空气清新。

(7)**劳逸结合**：生活起居有规律，保证睡眠充足，劳逸结合，避免劳累过度。

(8)**及时根治感冒、鼻炎、咽喉炎、慢性扁桃体炎等疾病**：如果病人出现咽喉痛、咳嗽等呼吸道感染症状，一定要及时治疗，以免进一步免诱发哮喘。

三、慢性支气管炎

1.疾病综述

慢性支气管炎简称慢支，是由于感染或非感染因素引起气管、支气管黏膜及其周围组织的慢性非特异性炎症。其病理特点是支气管

腺体增生、黏液分泌增多。临床表现为有连续两年以上，每持续三个月以上的咳嗽、咳痰或气喘等症状。早期症状轻微，多在冬季发作，春暖后缓解；晚期炎症加重，症状长年存在，不分季节。疾病进展又可并发阻塞性肺气肿、肺源性心脏病，严重影响健康。它是一种常见病，以50岁以上的老年人多见。慢支病因尚未完全清楚，当机体抵抗力减弱时，气道存在不同程度敏感性或易感性的基础上，有一种或多种外因的存在，长期反复发作，便可发展成为慢支。如长期吸烟损害呼吸道黏膜，加上微生物的反复感染，可发生慢性支气管炎，甚至发展成慢性阻塞性肺气肿或慢性肺心病。

中医学理论体系中认为，此病的发生与发展常与外邪的反复侵袭，肺、脾、肾三脏功能失调密切相关。

2.民间验方

(1)伏天吃西瓜治疗慢性支气管炎

郭大妈一直都有老慢支，年年冬天都会发作，让郭大妈深受其害，苦不堪言。后来，偶然听说了一个治疗慢性支气管炎的偏方，便坚持服用，并取得了很好的疗效。具体方法：在夏季里的三伏天买一个2000克左右的西瓜，在顶部切开，挖去最中间的瓜肉，沿着皮留瓜瓤大约3厘米厚，将蜂蜜、麻油各150克，鲜姜片100克，去核的红枣10粒，塞入西瓜内。然后，用切下的盖儿把瓜口盖好，放入锅中固定，往锅内加水至瓜的1/3处，炖煮1小时即可。要趁热吃瓜内的西瓜肉，可稍吃几片姜片，但是不要吃枣肉。吃完后，睡上半小时。最好能够一次全吃完，如果吃不完的话，第二次仍需炖热。一年之内，仅需吃这一次即可起到作用，慢性支气管炎当年冬天即能好转。为了巩固疗效，次年的伏天可再吃一次，小儿食用可酌情减量。注意在食疗期间要戒烟及辛辣食物。

(2)六字诀治疗慢性支气管炎

王大叔有一位老战友，50岁就患上了慢性支气管炎，入冬之后，就咳嗽得很厉害。中药、西药什么方法都用过了，但就是没办法根治。前些天，王大叔他们老战友聚会，一见面却让王大叔吃了一惊，原来65岁的老战友面色红润、精神饱满、腰板挺直、声如洪钟、佝偻咳喘的病态也无影无踪。一问原因，众人这才知道了其中原委，这12年，他一直坚持天天练六字诀养生功，不仅气管炎给治好了，别的病也没得过。这六字诀养生功是：

①嘘气法：取坐式或卧位，眼观鼻，鼻观心，入定后嘘气，在嘘气的同时睁开双目；

②呵气法：取坐式或站式，全身放松，然后双手交叉举过头顶，在举手的同时呵气，手放回原处时则吸气；

③呼气法：取坐式或卧位，先屏气凝神，同时全身放松，意守丹田，然后用撮口的唇形呼气。

④吸气法：取坐式或站式，先排除杂念，然后，双手高举的同时吸气，双手放下的同时吸气；

⑤吹气法：取屈膝的坐式，双手抱膝，全身上下自然放松，意守丹田，自然呼吸，先静坐数分钟，然后改口吹鼻吸，吸时须用力吸满，然后，徐徐吹出所有的肺内空气；

⑥嘻气法：取卧式，先静心宁神片刻，然后嘻气；

以上每个动作都要先默坐守神，排除杂念，练习20～30分钟。

(3)胡萝卜加白萝卜治疗慢性支气管炎

老郭两年前患了急性支气管炎，并因为发病而住了两次医院，自始至终都没能治好。后来，听说白萝卜能治咳嗽，胡萝卜能润肺，

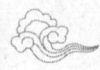

就开始尝试着用这两种萝卜食疗。方法：新鲜的白萝卜和胡萝卜一起煮，注意白萝卜的数量要是胡萝卜的2倍，每天连汤带萝卜早晚各吃1小碗，一直吃到第二年春天，老慢支的毛病就再也没有犯过，就连感冒时也很少咳嗽了。

3.民间偏方

(1)羊肉小麦粥：羊肉500克，小麦60克，生姜9克，将去皮的小麦与羊肉、生姜一起炖成稀糊状，再略加一些食盐调味，早晚分服，连用1个月。适用于慢性支气管炎。

(2)四仁鸡子粥：白果仁、甜杏仁各1份，胡桃仁、花生仁各2份，鸡蛋1个，把白果仁、甜杏仁、胡桃仁、花生仁一起研磨成粉末，与鸡蛋一起煮熟，每次20克，每日1次。适用于慢性支气管炎。

(3)蜂蜜百合饮：干百合100克，蜂蜜150克，蜂蜜、干百合用蒸笼蒸1小时后调匀，待冷却后，即可食用，早晚各1汤匙，化痰止咳。适用于慢性支气管炎。

(4)柚核糖水：柚核15克，冰糖适量，先将柚核煎煮成汁，过滤掉残渣，加入冰糖再煮至溶化即可，分2次用温水服用。润肺止咳。适用于慢性支气管炎。

(5)荷叶冬瓜汤：鲜荷叶1块，鲜冬瓜500克，食盐适量，将荷叶、冬瓜用适量的水煮汤，煮熟时，加食盐调味，吃冬瓜喝汤。适用于慢性支气管炎。

4.外用偏方

五倍子药敷法：五味子适量，研磨成细末后，将药末放在胶布中心，贴在脐部及肺俞、膏肓、膻中、气海穴等穴位。本方适用于慢性支气管炎。

5.其他疗法

(1)蒸气吸入法：在慢性支气管炎发作期间，如果有咳嗽咳不出痰、喘气憋闷的症状，可以用直径为10～15厘米的深桶杯装半杯烧开不久的热水，将口鼻伸入杯口，用力吸蒸气。等到水渐渐冷却之后再换一次开水，反复2～3次，便可将痰顺利咳出。

(2)空气浴法：慢性支气管炎患者可以在日常生活中做空气浴，对疾病的恢复有益。空气浴可以先从凉爽的空气浴开始，进行空气浴时的气温以20℃～25℃左右为宜。在洗浴的过程中，应做深呼吸运动。每次以1小时为佳，每日1次，1～2个月为1个疗程。一般从夏末秋初开始，逐渐过渡到冬季，中间不宜间断。冬季在进行空气浴时，应以动式空气浴为主，不宜裸露身体行浴，并且应该随着气温的下降逐步增加运动量。

6.生活建议

因为慢性支气管炎的病程较长，又容易反复发作，所以，会给患者带来很大的痛苦，故而，在日常生活当中，要注意预防此病的发生。

(1)注意营养的补充：平时多吃一些富含蛋白质的豆类、蛋清、瘦肉等，可以预防哮喘病，并且保证每天能够吃到一些新鲜的蔬菜和水果，也是对身体健康很有好处的。

(2)加强耐寒锻炼：可以提高自身的免疫能力，进而提高机体的抗病能力。

(3)注意保暖：在寒冷的冬季或季节转变时，要加强个人防护，注意防寒保暖。

(4)戒烟：是预防慢性支气管炎最重要的首要措施即使要戒烟。

(5)积极运动：参加户外运动时最好选择在好天气到空气清新的场所进行，注意运动量不宜过大，也不要出汗太多，并且在出汗后要注意自身的保暖，避免着凉。

(6)居室的空气要清新：居室要保持空气流通，保证室内空气时刻的清新。

(7)生活起居要有规律：注意劳逸结合，每天的睡眠要保持充足，避免过度劳累。

(8)治疗原发疾病：及时根治感冒、鼻炎、咽喉炎、慢性扁桃体炎等，以预防慢性支气管炎的发生。如果发现自己有咽喉痛、咳嗽等呼吸道感染等症状，一定不可掉以轻心，更不能胡乱吃药，并需尽快到医院进行科学正规的治疗，以免延误或加重病情。

(9)控制职业性或环境污染，改善工作条件：对从事长时间接触粉尘、烟雾及有害气体的工作者，应严格做好劳动保护，尽量尽早查明并避免接触过敏因素，如花粉、粉尘、油漆等。

四、支气管扩张

1.疾病综述

支气管扩张是指一支或多支近端支气管和中等大小支气管管壁组织破坏造成不可逆性扩张，它是呼吸系统常见的化脓性炎症。主要致病因素为支气管的感染阻塞和牵拉，部分有先天遗传因素。患者多有童年麻疹、百日咳或支气管肺炎等病史。随着人民生活的改善、麻疹百日咳疫苗的预防接种，以及抗生素的应用等，本病已明显减少。

在中医学理论中的"咳嗽"、"咯血"、"肺痈"等病症与此相似反复发作性咳嗽、咯血、咳脓性痰，或反复发生肺部感染，或伴发热经正规抗菌消炎治疗，效果不理想。胸部X光透视照片有典型支气管扩张象征者，结合原有肺部慢性疾病，可以诊断本病。

2.民间验方

(1)牛肉生姜炖南瓜治疗支气管扩张

窦女士今年47岁，最近刚刚被诊断为"支气管扩张症"、"慢性支气管炎"，从前有咳喘的毛病，且咳痰色黄难出，早上起来后咳出的痰中带血，并伴有便秘，小便黄。她平时经常采用食疗方法辅助治疗，效果显著。方法：瘦牛肉块500克，生姜25克，加水1500克，下锅炖煮至八成熟，再加入南瓜500克，炖至熟烂后加食盐、味精调味，分几次吃饭时食用。此方对咳吐浓痰者效果佳。

(2)滋阴降火止血汤治疗支气管扩张

梁先生今年35岁，两年前被诊断为"支气管扩张"，咳嗽、咳痰的症状非常严重，并有咯血症状。最近得了感冒，之后一直咳嗽，痰中带血。也曾到医院诊治，但是使用的西药效果不明显。后服用本方得以治愈，药方：仙鹤草、生地各15克，牡丹皮、黄芩炭各6克，阿胶（烊化）、山茱萸、泽泻各10克，紫菀、款冬花各12克，用水煎煮成汤药后服用，每日1剂，分早晚2次服下。此方能滋阴降火，潜阳止血。对阴虚火旺型支气管扩张咯血有明显效果。

(3)生姜葱白黄麻汤治疗支气管扩张

林先生今年54岁，因咳嗽咳痰，反复咯血4年多，在今年年初入院，每当冬春两季林先生的病情就会加重，反复咳嗽，形体消瘦，干咳短气，痰少而稠，经医院诊断为右下肺支气管扩张，经过医院的治疗后咳嗽减轻了，咯血逐渐消失，症状减轻逐渐痊愈。在预后采用食疗作为辅助治疗，效果显著。方法：生姜、葱白各15克，炙麻黄6～19克，一起煎煮成汤药，每日1次。

3.民间偏方

(1)银耳鲜藕粥：银耳、糯米各50克，鲜藕500克，将藕去节，洗净后，搅碎榨成藕汁，银耳和糯米加水后，一起煮成粥，粥将稠时，加入藕汁，煮熟后，加入适量的冰糖，日常食用。适用于支气管扩张咯血、干咳少痰者。

(2)百合枇杷膏：新鲜百合3000克，枇杷1000克，蜂蜜300克，百合洗净，将去皮去核的枇杷与蜂蜜一起放入锅内加水拌匀，用文火焖酥，然后，用小火炒至不粘手，取出冷却，每日2次，每次2食匙，开水冲服。本方适用于咳嗽、咯血鲜红、口干咽燥者。

(3)川贝杏仁粥：川贝、杏仁各10克，百合20克，粳米100克，蜂蜜30克，梨3个，将川贝、杏仁、百合一起捣成碎末，把梨榨成汁后一起放进锅内，和粳米一起加水煮粥，粥将熟时，加入蜂蜜，再煮片刻即可，空腹服用，每日1次，10天为1个疗程。

(4)杏仁炖猪肺：杏仁60克，猪肺1个。猪肺洗净后，切成细片，与杏仁同煮至烂熟，加姜汁、食盐调味食用，日常食用。适用于痰湿蕴肺型支气管扩张，症见咳嗽反复发作，咳声重浊，痰多稠黏或成块，早晨咳甚，伴胸闷，胃部痞满，食少体倦。

(5)三鲜茶：鲜梨1个，鲜藕500克，鲜荷叶1张，柿饼1个，大枣10个，白菜根去心30克，将鲜梨去核，注意鲜梨不要去皮，藕去节，鲜荷叶、柿饼去蒂，大枣去核，鲜白菜根去心，加水一起煮熟即可，用茶饮服。适用于火热灼肺型支气管扩张，症状喉痒咳嗽，痰中带血，或咯血无痰，胸肋胀满，身热烦躁，口干口苦。

4.外用偏方

地冬散外敷法：生地黄、熟地黄、天冬、麦冬、知母、川贝、百部、怀山药、白及各10克，将上述药材一起研磨成细末，用时每次取药末10克，用鸡蛋清调匀，贴敷在两侧的肺俞穴上，外以纱布盖上，并用胶布固定，每日换药1次。此方有润肺化痰、凉血止血之功效，对支气管扩张效果很好。一般使用3次后，就会见效。

5.其他疗法

有氧运动法：在有氧环境下，做适当的运动，有助于改善肺部的呼吸功能，可以帮助排痰，减少肺部感染的机会。在病情得到控制之后，可选择天气好的日子，在空气新鲜的地方适当进行散步、慢跑等运动，对病人的身体恢复及精神状态都有很大的帮助和益处。

6.生活建议

预防支气管扩张应在日常生活当中注意以下几点：

(1)预防疾病及时预防并且治疗麻疹、猩红热、百日咳、上呼吸道感染等疾病。

(2)积极防治急性与慢性呼吸系统感染：应积极治疗慢性支气管炎或肺结核等病症，以控制病情的发展。

(3)生活要有规律：注意劳逸结合，在季节更替的时候，应注意适当增减衣被，寒温得当。

(4)饮食宜清淡：应该多食新鲜蔬菜及水果，如橘子、梨子、枇杷等，忌食油腻、含糖量过高的食物，做菜也不应放过多的盐。禁食如韭菜、辣椒、大蒜、葱等一切辛辣刺激性的食品；忌食海鲜发物，如虾、螃蟹、黄鱼等，坚决戒除嗜酒的不良习惯。

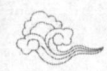

(5)加强锻炼：适当的运动可以提高自身免疫力，防止各类呼吸系统发生。练习气功可以增强呼吸肌的能力及呼吸道的免疫功能，特别是可以选择强壮功、内养功等功法。

五、矽 肺

1.疾病综述

矽肺又称硅肺，是尘肺中最常见、进展最快、危害最严重的一种类型，是由于长期吸入大量含有游离二氧化硅粉尘所引起的，以肺部广泛的结节性纤维化为主的疾病，使患者丧失劳动能力。矽肺发病比较慢，早期无症状或症状不明显。矽肺多属于中医中的"胸痹"、"咳喘"、"肺痿"等病畴。

2.民间验方

(1)萝卜加荸荠治疗矽肺

王师傅在年轻时曾做过矿工，经常下井工作，年轻时没觉得什么，但是，退休了之后，肺就出现了问题，经常咳嗽，而且总觉得有痰。到医院检查后，医生说他患有轻度的矽肺。王师傅听老同事说萝卜具有化痰去热、止咳嗽的作用，还能治疗肺部纤维化，使矽尘随着痰液排出。而荸荠有清热、化痰、消积、生津、止渴的作用，适宜矽肺患者中有热痰壅肺、咳嗽气喘、痰黄浓稠等症状的人食用，能清除肺叶中的矽尘，若与萝卜交替食用则更好。王师傅心想，反正这萝卜和荸荠也是蔬菜，试试也无妨，有效最好，没效果也无所谓。于是王师傅正式展开了他的"萝卜荸荠双剑合璧疗法"。经过一段时间，他忽然发现痰减少了，咳嗽也逐渐减轻。连续吃了半年多的鲜萝卜和鲜荸荠后，症状逐渐消失了。没想到，这个小小的食疗方法，居然能治好王师傅隐疾多年的矽肺。

(2)冬虫夏草治疗矽肺

冬虫夏草是一味家喻户晓的能够平补阴阳的良药。中医认为，其味甘性温，具有补益肺肾、止咳平喘和止血之功，其温补却不燥，滋益而不滞，平补阴阳、功力持久。因此，矽肺患者常吃些冬虫夏草是对身体有很大益处的。周大爷曾在市级陶瓷厂的粉尘场工作长达15年，后来被医院确诊为矽肺二期。幸好后来从亲友那里得到一个虫草治矽肺的处方：每日取3～4条冬虫夏草，用水连续煎熬2次，制成300～400毫升的汤药，分次少量频繁服用；亦可以将冬虫夏草烘干后研磨成细粉，用开水冲泡服用，每天坚持服用直到症状消失。于是周大爷便吃起了冬虫夏草，坚持服用了3年以后，矽肺症状基本没有了。别看周大爷今年都是65岁的人了，但是他面色红润，声音洪亮，精力充沛，看着跟50来岁的健康人没什么两样。

(3)猪肺萝卜汤治疗矽肺

中医认为，猪肺性平味甘，有补肺作用的一种食补上品，是为"吃哪补哪"的疗法。《本草纲目》中记载："疗肺虚咳嗽、咯血。"《随息居饮食谱》亦云："治肺痿咯血。"矽肺病人的病理和症状大体上相当于古代典籍中说的"肺痿"，所以矽肺患者应多食猪肺。特有汤饮食疗方法：猪肺1个，去气管后洗净切成片，取2个青萝卜洗净后切块。加水一起煮成汤，分次服用。据《生活健康时报》的读者反映，此方效果很好，值得推广。钢铁厂的离休工人老张是多年的老矽肺了，得知这个方法后，坚持食用了不长时间，症状果然减轻了很多。

3.民间偏方

(1)橘饼银耳羹：橘饼2～3个，银耳15～20克，冰糖适量，将橘饼、银耳用适量的清水置于文火上炖煮若干小时后，待银耳软嫩糯汁稠时，加入冰糖即可。每日食用1小碗。适用于矽肺患者。

(2)南瓜炖牛肉：南瓜1000克，瘦牛肉250克，鲜姜适量，取牛肉洗净后切块，与姜用水一起炖煮。将去皮后的南瓜切块，在牛肉快熟之前加入锅中，再炖至熟烂，加适量调料调味即可，分数次服用。适用于矽肺患者。

(3)豆芽猪血汤：黄豆芽、猪血各250克，将洗净后的黄豆芽与猪血一起煮成汤，吃菜喝汤。清除肠胃积热。适用于矽肺患者。

(4)蛤蚧萝卜蜂蜜饮：蛤蚧数只，蜂蜜30克，鲜萝卜适量，将蛤蚧焙干后研成细末，每次6克，加蜂蜜、萝卜用煮沸的开水冲服，长期食用。适用于肺肾两虚之矽肺。

(5)猪肉夏枯草沙参汤：瘦猪肉50克，夏枯草15～25克，沙参15克，将猪肉、夏枯草、沙参一起煮成汤后，加入调味料调味即可，每日1次，7日为1个疗程。适用于火燥伤阴之矽肺。

4.外用偏方

白及外敷法：白及产自云南，中医学认为白及能补肺，止咳化痰，止血生肌。《云南中草药》中记载："止咳化痰，补肺生肌。"《中国药植图鉴》上直接标注其功能为："治矽肺。"使用方法：白及适量，研磨成细粉后，撒或涂于皮肤上。

5.其他疗法

(1)森林浴疗法：森林中的空气清洁、湿润，而且氧气充裕，对改善矽肺患者的症状大有裨益。城市里的公园、花房、林阴道都是做森林浴的理想场地。上午阳光充沛并且尘埃较少，是进行森林浴的绝佳时机。在进行森林浴时，也可以同时配合适当的体育运动或者深呼吸，这样效果更好。

(2)呼吸锻炼法：采用呼吸锻炼法能够有助于改善肺部血液循环，加强肺部的气体交换功能，还可缓解呼吸困难症状。并且，对矽肺患者的症状有一定的缓解作用。具体方法是患者平躺在床上，两膝半屈或在膝弯下垫一个小枕头，这样能够使腹肌放松。两手分别放在胸前和腹部，用鼻息缓慢地吸气，膈肌松弛，使腹部的手有被向上顶起的感觉，而胸部的手保持原位不动；呼气时，收缩腹肌，让腹部的手有下降感。病人可根据自己的情况每天进行呼吸锻炼，从而逐渐养成平稳而缓慢的腹式呼吸习惯。另外，需要强调和注意的是，呼吸要深长平稳，且需要缓慢绵长，呼吸时尽量用鼻而不用口。

6.生活建议

防尘是预防和控制矽肺的重要途径。

(1)工作场所防尘很重要

①定期监测生产环境空气中粉尘的浓度，并加强宣传教育。

②让人们提高防范意识，正确认识到粉尘的危害。

③改进生产工艺，加速设备的更新换代。

④完备厂房内的通风措施，湿式作业，对粉尘源进行密闭或局部抽吸。

(2)个人防尘习惯可以预防矽肺

确保在工作中个人防护用具的使用，遵守防尘操作规程。做好就业前身体检查。凡有活动性肺内外结核，以及各种呼吸道疾病患者，

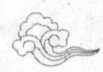

都不宜参加与粉尘有直接接触的工作。对于从事相关行业的工人应定期做身体检查，对不适合从事该条件工作的工人应及时调换。定期做X线胸片透视检查，检查间隔时间根据接触二氧化硅含量和空气粉尘浓度而定。加强工矿区结核病的防治工作，以减少矽肺的发病几率。

六、胸膜炎

1.疾病综述

胸膜炎又称"肋膜炎"，是致病因素（通常为病毒或细菌）刺激胸膜所致的胸膜炎症。多为结核性、癌性、肺炎性胸膜炎，偶见于系统性红斑狼疮等。炎症消退后，胸膜可恢复至正常，或发生两层胸膜相互粘连。胸膜炎由多种病因引起，如感染、恶性肿瘤、结缔组织病、肺栓塞等。胸膜炎最常见的症状为胸痛。胸痛常突然出现，程度差异较大，可为不明确的不适或严重的刺痛，可仅在患者深呼吸或咳嗽时出现，亦可持续存在并因深呼吸或咳嗽而加剧。胸痛为壁层胸膜的炎症所致，通常出现于正对炎症部位的胸壁。亦可表现为腹部、颈部或肩部的牵涉痛。胸膜炎由于深呼吸可致疼痛，故常引起呼吸浅快，患侧肌肉运动较对侧为弱。如果发生大量积聚，可致两层胸膜相互分离，则胸痛可消失。大量胸腔积液可致呼吸时单侧或双侧肺扩张受限，发生呼吸困难。病人有发热，体温常在38℃以上。在中医学中的"胸痛"、"悬饮"中有类似的描述。

2.民间验方

(1)夏枯草汤治疗胸膜炎

陈先生今年30岁，最近出现了低热的症状，并且胸口右侧隐隐作痛，后经医院诊断为干性胸膜炎。当采取治疗后，陈先生的病情基本稳定，之后便采用夏枯草汤进行辅助治疗，效果明显。具体处方：夏枯草索500克，用2000毫升的水煎煮浓缩至1000～1200毫升，每次30～50毫升，每日口服3次，适用于有胸膜炎及其相关症状的患者。

(2)煨猪腰治疗胸膜炎

冯先生今年24岁，因盗汗、胸痛而去医院做检查，透视胸片显示左侧胸腔积液，并抽出少量胸水。医生研究后诊断为结核性胸膜炎并胸腔积液。当通过一系列的治疗，使其病情得到控制后，采用本方作为辅助治疗，效果显著。具体药方如下：猪腰1副，甘遂末3克，将猪腰子对半切开，剔除筋膜，洗净后切成薄片，将遂末均匀地洒在猪腰片上，用经过醋浸泡过的纱布包裹多层，在火上煨熟，取出后，即可食用。每次吃猪腰子半个，饱腹食用，隔日1次。

(3)二草六子汤治疗胸膜炎

李先生今年43岁，就在半年前，突然发觉右侧胸痛、咳嗽伴发热，去医院就医后，被确诊为渗出性胸膜炎。经过一段时间的住院治疗后，症状缓解，便出院回家吃药继续治疗。服用抗生素、抗结核药及中药半年以后，胸痛、发热等症状虽有好转，但仍然持续咳嗽、低热、胸胀闷及气短，并有日益加重的趋势。后来他从一位行医多年的老中医那里得到了一个药方，取夏枯草、鱼腥草、全瓜蒌各30克，炒葶苈子10～40克，莱菔子、连翘、猪苓、白芸苓、薤白各10～30克，白芥子、杏仁、桃仁、黄芩、银柴胡、川桂枝各10克，鳖甲15克（先煎），每日1剂，用水煎煮成汤药后分3次服。42剂为1个疗程。此方能行气消痰、温阳化水。适用于渗出性胸膜炎。李先生按此方法治疗，仅仅连续服用了20剂，咳嗽、胸闷、气短症状就有所减轻。此后又根据病情酌减药量继续服用20剂，再到医院检查时，X光相片上

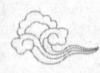

显示右侧肋肌膈角变模糊、变钝，所有的症状全部消除，仍以此方5倍量制丸，用以巩固治疗。

3.民间偏方

(1)萝卜蜂蜜饮：白萝卜100克，蜂蜜适量。把去皮的白萝卜用适量的水煮熟，再用蜂蜜调味，连汤服用，每日1次，连服15~20天。适用于胸膜炎。

(2)葶苈子炖羊肺：羊肺250克，葶苈子50克，大枣10个，把葶苈子用纱布包好，与大枣、羊肺一同放入锅中，加水用文火熬熟，捞取出葶苈子包，再加入适量的糖、食盐和鸡精调味，此为1日量，分1~2次食用。适用于胸膜炎。

(3)大叶紫珠煮鸡蛋：大叶紫珠200克(干品需减半)，鸡蛋4个，大叶紫珠与鸡蛋一起放入砂锅内炖煮，当鸡蛋煮熟后去壳，再继续煮几个小时至蛋色发黑为止，每次吃鸡蛋2个，每日2次，连吃25天。适用于胸膜炎，症见胸胁痛或刺痛、隐隐作痛、呼吸不畅、咳时疼痛加重，天阴时，咳嗽效果更为明显。

(4)清汤猪骨：猪骨200克，香菜末、胡椒面、口蘑片、火腿片、青豆、酱油、料酒、味精各少许，食盐20克，鸡汤300克，将砸开的猪骨加入适量的清水煎沸1小时，捞出猪骨，加入口蘑片、火腿片、青豆、鸡汤及调料，开锅后撇去浮沫，等到青豆煮开后，起锅后盛入汤碗内，再撒上香菜末、胡椒面即可，佐餐食用。养肺补虚，猪骨性平，有益肺、化痰等功效。肺结核、胸膜炎患者经常服用猪骨，能增强对结核杆菌的抵抗力，促进病灶的好转或愈合。

(5)燕麦猪肉粥：燕麦100克，瘦猪肉50克，将猪肉洗净后，剁成肉馅，加水与燕麦一起煮粥即可，分2次服用。适用于渗出性胸膜炎所引起的盗汗、低烧者。

4.外用偏方

(1)芋皮外敷法：取等份的芋头、生姜，将芋头削掉皮后，捣烂成泥，生姜绞成姜汁，加入芋头泥中搅拌均匀，再加入适量的面粉，和成面糊状，放在布上贴于患处，大小可根据患者情况自行掌握。冬天在敷贴前需要加温，每日换1次药。注意，此药必须当天使用当天配制。此方法对胸膜炎疗效很好。

(2)止痛膏外贴法：胸膜炎后期，只有胸闷、胁痛症状的病患，可在局部的患处贴虎骨麝香止痛膏，每日1贴，或使用热敷灵外敷，也可以用按摩乳进行局部按摩，以上各种方法均有活血利气，消炎止痛的作用。

5.其他疗法

(1)自我按摩法：患者取坐姿或仰卧平躺，两手五指张开，每一根手指都按在肋骨的间隙上，沿着肋骨的走向从中间向两侧擦摩，如此反复50次；然后，双手呈虚握空拳状，用四指及掌面轻轻叩打胸部约1分钟；最后，患者坐直，两臂交叉使双掌拇指紧贴胸前，示指和中指贴紧腋下，相对用力从两侧向中间提拉胸肌约1分钟。

(2)胸部按摩法：脱去外衣，将两手搓热后轻盈地按压两侧的胸部和腋下，直到胸部发热为止，每日2～3次，每次5～10分钟。按摩后，应该及时穿上衣物，以免因受寒而引起感冒及其他疾病。

6.生活建议

胸膜炎作为一种十分常见的呼吸系统疾病，在冬春季节自然是发病的高峰，而预防胸膜炎应注意以下几点：

(1)积极并坚决地治疗肺部内外及呼吸系统疾病。

(2)坚持体育运动，锻炼身体，增强体质，提高免疫抗病能力。

(3)适当补充人体所需的营养元素，但是，禁忌辛辣刺激性食物。

(4)戒烟，限制饮酒，不要养成酗酒的不良习惯。

(5)注意休息，要坚持劳逸结合的作息原则。

(6)尽量避免病毒感染，流行病多发季节尽量少去公共场所。

第六章
神经科疾病偏方验方

一、中 风

1. 疾病综述

中风也叫脑卒中。分为两种类型是缺血性脑卒中和出血性脑卒中。中风是中医学对急性脑血管疾病的统称，它是以猝然昏倒、不省人事、伴发口角歪斜、语言不利而出现半身不遂为主要症状的一类疾病。由于本病发病率高、死亡率高、致残率高、复发率高以及并发症多的特点，常留有后遗症。所以，医学界把它同冠心病、癌症并列为威胁人类健康的三大疾病之一。预防中风的重要性已经引起国内外医学界的重视，医学家们正从各个方面探索中风的预防措施。西医学的急性脑血管病，如脑梗死、脑出血、脑栓塞、蛛网膜下腔出血等均属本病范畴。

2.民间验方

(1)海风藤加秦艽治疗中风后遗症

杨大爷今年62岁，就在半个月前，他到老同事家里去做客，因为聊得高兴就多喝了几杯，到家之后又得知出门在外好几年的儿子即将从外地回来，心情更加高兴了。可是没想到，当夜杨大爷就感到手脚不怎么听使唤了，后来整个左半边身子都不能动了，而且，说话也不清晰，口歪嘴斜地流口水，一到医院便被确诊为卒中后遗症。医生给他开了一剂中药方：海风藤、秦艽、牛膝、杜仲、桑寄生各15克，巴戟天、白芍、木瓜、制附子各10克，狗脊、木香各20克，薏苡仁50克，肉桂10克，醋15克（冲服），用水煎熬成汤药，每日1剂，半个月为1个疗程。对于四肢僵硬、行走不便等卒中后遗症，都有一定的疗效。杨大爷服用了2个疗程后，身体渐渐能够活动自如了，说话的能力也得到了恢复。

(2)醋煎白芥子治疗中风

50岁的陈师傅是今年刚刚退休的企业工人，他曾患有中风，并且出现过瘫痪的情况，伴有口齿不清和小便失禁的症状。后来听说有一个偏方可以治疗中风不语：白芥子400克，醋500克，一起煎煮成300毫升左右的药汁，封存以待备用。每次取出适量的药渣和药汁，涂敷在下颌部和脸颊，能够治疗因中风而引起的口不能言和舌根紧缩等症。陈师傅用此方服用了半个月，言语不清的症状果然有明显的改善。

3.民间偏方

(1)黄花百合粥：

金针菜、百合各60克，糯米200克，冰糖适量，先将金针菜切成小段，将削皮洗净的百合切碎，与糯米一起放入砂锅，加入适量的水后，熬制成熟烂的汤粥，加入少许适量的冰糖，搅拌均匀即可，可早晚食用。具有防止脑出血、动脉硬化、降低胆固醇、缓解中风的作用。

(2)玉米粥：玉米粉、粳米各150克，将洗净的粳米放入锅内加水煮粥，再将玉米粉用水调开，搅匀后，倒入粥稍微搅拌，继续煮片刻即成，可早晚食用。对卒中后遗症、高血压、冠心病、高脂血症、动脉硬化等病症都能起到缓解的作用，也可以用于预防中风复发。

(3)番茄拌菜花：菜花500克，番茄300克，调味料适量，将洗净的菜花用食盐水浸泡10分钟后，控干水分，切成块状，用水焯一下，捞出沥水，放入盆内，再把洗净后的番茄切块放入盛着菜花的盆内，用食盐、白糖、白醋、味精和香油调成调味汁，将调味汁浇在菜花和番茄上，拌匀即成，佐餐食用。可预防中风复发。

(4)蔬菜汤：红萝卜、白萝卜适量，将洗净的红萝卜、胡萝卜削皮后切成不规则的块状。然后，把切好的蔬菜用适量的清水煮15分钟左右，用网筛筛去蔬菜，只保留菜汤即可，每日1次。可预防中风复发。

(5)山楂蜂蜜茶：山楂、蜂蜜适量。用煮好的开水冲泡山楂，加适量蜂蜜调匀，冷却后当茶饮，每日1次，如果中风并发糖尿病，可不加蜂蜜。有扩张血管、降压和促进胆固醇排泄的功效。对中风有一定的缓解作用。

4.外用偏方

(1)敷贴疗法：剥去皮的2瓣大蒜，捣成蒜泥，敷于牙根部。可以活络通窍，对于中风引起的口齿不灵有一定疗效。

(2)药浴疗法：将川芎、赤芍、桂枝各10克，鸡血藤30克，葛根12克，甘草6克，醋15克，用水煎煮成汤药，兑入适量的温水进行药浴。能够起到活血化淤的疗效。用于中风患者的恢复期，注意必须要在家人的陪护下进行药浴，以免发生意外。

(3)**熏洗疗法**：将黄瓜藤煎制成汤汁，用于熏洗，对中风后遗症有一定疗效。

5.其他疗法

鼻嗅疗法：把适量的细辛研磨成细末，留以备用，如中风发作后，晕厥不省人事，可将粉末吹入鼻孔，能起到一定的缓解作用。

6.生活建议

预防中风，要从生活中的点点滴滴开始做起，一旦病发则不易恢复，但可适当从生活中调治。

(1)**养成良好的生活习惯**：不良的饮食习惯极易引起血栓，特别是长期食用高脂肪、高胆固醇的食物会导致热量过剩，进而使血脂升高，经过长时间的积累，对血管壁、血液成分和血流速度都会产生许多不利的影响。另外，过量的饮酒也是诱发血栓形成的重要原因之一，所以，日常的饮食应以清淡为主，合理科学地调整膳食结构，荤素搭配，营养均衡，多吃些富含维生素、胡萝卜素、纤维素和不饱和脂肪酸的新鲜蔬菜和水果。

(2)**保证每日充足的饮水**：饮水不足会导致血液缺水，增高体内的血液黏稠度，从而影响身体的正常新陈代谢。如果每天早晨起来后，空腹喝一杯白开水，可以稀释血管内血液的浓度，降低胆固醇、甘油三酯等血脂垃圾的沉积率，促进血液的流通，以减少血栓形成的几率。

(3)**多吃对血栓形成能起预防作用的食物**：大蒜、洋葱、番茄、芹菜、韭菜、海带、紫菜、黑木耳、银耳、桃仁、山楂、香瓜、草莓、柠檬、葡萄、菠萝、鲑鱼、沙丁鱼等，都可以起到降低血液黏稠度、预防中风的作用。

(4)**多吃胡萝卜**：每周吃5次以上胡萝卜的人，患有中风的几率比每个月只吃1次的人要少68%。因为胡萝卜中所富含的β胡萝卜素能够防止胆固醇被氧化后变成有害物质，进而堆积在血管内形成血液凝块。更重要的是，维生素A原进入人体后可以转化成维生素A，而维生素A在血液中可以起到保护神经系统的作用，以避免或减缓中风所造成的神经伤害，并且有加速身体复原的功效。

(5)**适当参加体育锻炼**：运动可以促进血液循环，增加血液中高密度脂蛋白的含量。同时，还可以提高血液中的纤溶酶的活性，对于动脉硬化有很大的预防和缓解作用。

(6)**保持好心情**：不少脑中风患者的发病原因都是由于程度剧烈的喜悦、愤怒、忧愁、哀思、悲恸等精神刺激所造成的。因此，有心脑血管疾病，或者有中风前兆的患者，平时就要坚持做到"八不"，"八不"是不暴怒、不悲伤、不气愤、不激动、不惊恐、不忧愁、不畏惧、不急躁。

(7)**监测血脂**：最新科学研究实验数据表明，人体内高密度脂蛋白胆固醇的含量水平与中风发生的几率存在着密切的关联。所以，吸烟、酗酒等不良习惯都是引发中风的潜在威胁，为了身体健康，应尽早给予彻底戒除。

(8)**培养生活情趣**：经常亲近自然，到郊外或者公园踏青，不但可以看到花草发芽、蓬勃成长，从中可以领略大自然的生机，而且，还能够陶冶情志。或者闲暇之余，听一听喜欢的音乐，也可以起到放松心情、怡神养性的作用。

(9)**多喝绿茶**：绿茶有降低血脂的功效，可以减少高血压、高脂血、冠心病等疾病的发生几率，从而在一定程度上，也对中风的发作起到间接预防的作用。

⑽每周至少吃3次鱼：另有研究表明，每周吃1次鱼的人在往后15年内与不吃鱼的人相比，中风的机会要低至少50%。

二、偏头痛

1.疾病综述

偏头痛是一种反复发作的搏动性头痛，属于众多头痛类型中的"大户"，它是血管性头痛常见的一种。发作前常有闪光、视物模糊、肢体麻木等先兆，同时，可伴有神经、精神功能障碍。它是一种可逐步恶化的疾病，发病频率通常越来越高。这种疾病常表现为阵发性发作，并伴有恶心、呕吐，经一段间歇期后，再次发病，在安静、黑暗的环境下，或者在经过一段时间的休息睡眠后，头痛会逐渐缓解，在头痛发生前或发作时可伴有神经、精神功能障碍。

在中医学理论中，偏头痛被认为属于"头风"、"厥头痛"等范畴。本病多因风、火、痰、淤以及肝、脾胃、肾等脏腑功能失调，复感外邪而诱发，临床见之多虚实夹杂，本虚标实，上实下虚，发作期以实证为主，缓解期虚实并存。

2.民间验方

(1)当归酒川芎治疗偏头痛

孙阿姨在几个月前因为头疼而住进了医院，但是就是一直都找不到确切的病因，钱没少花，病情却一点也没有好转。之后经过朋友介绍，说有一位老中医专以治疗各种头痛见长，孙阿姨就去那里碰碰运气，经过初步的诊断之后，被诊断为偏头痛。家人拿着那位老中医开的处方到药房抓了几服药，经过用水煎煮后，服用了3剂，果然孙阿姨的病情减轻大半，接着又吃了3副药，头痛彻底痊愈了，再没有复发过。这剂药到病除的药方：当归、生地、熟地、酒川芎各10克，芥穗、防风各15克，升麻3克，细辛3克，大红枣7个为引，早晚各服1次，用水熬成汤药服用。

(2)柴胡加赤白芍治疗偏头痛

今年将近五十岁的吴女士，一直都有头痛的毛病，而且，这病折磨了她能有12年了。每次发作之前都有征兆，常伴有两手发麻、眼冒金星的症状，之后左半边的头部就会剧烈刺痛或跳痛，牵连着眼眶和左上边的牙齿也跟着疼痛，有时还伴有恶心、呕吐的症状。也曾经到医院诊治过，但是效果都不太理想，于是她决定看看中医。老中医经过诊断，认为她患的是肝气郁结型血管型头痛，应以疏肝解郁为主。便给她开了一剂药方：柴胡、炒枳壳各9克，甘草6克，桔叶、赤白芍、香附各10克，用水煎熬成汤药后，每日服1剂，10剂为1个疗程。吴女士使用了不到两个疗程后，头痛症状明显缓解，再服两个疗程后，头痛痊愈，并从此再也没有发作。

3.民间偏方

(1)**姜葱炒螃蟹**：雄螃蟹1000克，干葱头300克，姜丝50克，植物油150克，将洗净的螃蟹切成块，用炒锅把猪油用大火烧至六成热时下葱头，翻炒后捞出葱头，在锅底内稍留一些油，再用大火爆炒姜丝、蒜泥和炒过的葱头，后放入蟹块一起炒匀，依次烩入料酒，加汤、食盐、白糖、酱油、味精，加盖后，煮至锅内水分将干时，下植物油10克及香油、胡椒粉等调料炒匀，最后用水淀粉勾芡即成，佐餐食用。祛风止痛，滋阴清热。

(2)**西红柿薏米粥**：西红柿500克，薏米200克，白糖300克，玫瑰卤少许，用刀在西红柿皮上浅浅地切一个十字形的开口，再放入热水中烫一下，剥去柿子皮，然后切成番茄丁。将事先用温水泡开的薏米用沸水煮一会儿，放入番茄丁后再煮沸，加白糖、玫瑰卤调味即成。每日2次，可作点心食用。祛风止痛。

(3)**竹笋粥**：熟冬笋、粳米各150克，猪肉末100克，麻油55克，先将洗净的熟冬笋切成丝，把麻油烧热后，将猪肉末入锅煸炒片刻，加入冬笋丝、葱姜末、食盐、味精，翻炒若干下以，便入味，盛入碗中，以待备用。粳米熬粥，用小火熬至快熟时，把碗中的备料倒入，继续稍煮片刻即成。每日2次，早晚空腹服用。祛风，止痛，祛湿。

(4)**僵蚕葱白茶**：白僵蚕不限量，葱白12克，茶叶6克，将白僵蚕焙干后，研磨成细致的碎末，用葱白与茶叶煎熬成汤汁，将白僵蚕粉末与汤汁调服，每日1～2次，每次取末3克，以葱白、茶叶煎汤调服。化痰，祛风，止痛。

5.其他疗法

(1)**冷热敷疗法**：在偏头痛发作时，试着在颈部放上热敷袋，在前额放冰袋。冷热刺激能有效缓解肌肉紧张、减少疼痛的感觉，从而起到镇痛的作用。

(2)**中药外敷法**：制附子10克，食盐10克，一起研磨成粉末，过200目筛，然后在粉末中倒上适量的生姜汁搅拌成糊状，使用时，取约3克，放在大小约3厘米×3厘米的胶布上，贴于头疼一侧的太阳穴、率谷穴或疼痛最明显的位置，每次贴敷12～24小时，3次为1个疗程。

6.生活建议

可以诱发偏头痛的原因有许多，所以,应在平时的生活起居中注意调护，以预防和缓解偏头痛的发作，下面是专家给出调理建议，您可以适当参照以下几点：

(1)**注意保暖**：干燥、大风、暴风雨、明亮耀眼的阳光、寒冷、雷声等气候现象均可诱发偏头痛发作，故而应该尽量避免风吹受寒、日晒雨淋。

(2)**坚持运动**：坚持锻炼身体，但要注意劳逸结合，不可过度运动或过度劳累。

(3)**注意通风**：保持居室内时刻都有清新的空气，提高含氧量，可以在一定程度上缓解偏头痛。

(4)**保持充足睡眠**：每天保证7个小时高质量的睡眠,可缓解疲劳,避免诱发头疼。

(5)**改变不良生活习惯**：戒烟酒，或饮酒适度，可以小剂量的饮酒。

(6)**注意药物的影响**：如避孕药、硝酸甘油、组织胺、利血平、肼苯达嗪、雌激素等都是能够诱发偏头痛药物，应尽量少吃。

三、坐骨神经痛

1.疾病综述

坐骨神经痛是指坐骨神经病变，沿坐骨神经通路即腰部、臀部、大腿后、小腿后外侧和足外侧发生的疼痛症状群。坐骨神经是支配下肢的主要神经干。本病多属于急性或亚急性发病，少数为慢性，病程可达数年至数十年。有很多原因都能引起坐骨神经痛，其中绝大多数都可以分为原发性和继发性。原发性为坐骨神经出现炎症而引起的疼痛，以单侧者居多，同时常伴有肌肉纤维炎。继发性为坐骨神经走向的邻近组织发生病变，产生机械性刺激、压迫或粘连所引起的疼痛，如腰椎间盘突出症、腰椎管狭窄症、黄韧带肥厚、脊椎滑脱、腰椎骶化或骶椎腰化、脊椎裂、腰椎结核、梨状肌综合征、腰椎骨质增生等病症均可引起坐骨神经痛。

　　坐骨神经痛在中医学理论当中属于"腰痛"、"腰股痛"、"腰腿痛"、"筋痹"等范畴。中医学认为，本病的发生，以肝肾不足、气血两虚为内在因素，以风寒湿热之邪入侵为外在因素。病机为下肢腰腿痛，经络阻滞，气血运行不畅。同时，体质强弱、生活环境、气候条件等因素也与本病有着密切的关联。

2.民间验方

(1)乌附麻辛桂姜汤治疗坐骨神经痛

　　刘大妈今年75岁，因两个膝盖关节疼痛得都不能走路了，经常剧烈地刺痛，去省医院进行检查后，医生建议让其做膝关节置换术。刘大妈寻思自己岁数已经大了，也就没想通过手术治疗，而是选择了用中药进行保守治疗。中医医院诊断为因老年体虚、风寒入侵、阻碍经络引起，并给她开了一剂方药，刘大妈服用本方5剂后，便起到了止痛的功效，家住4层的刘大妈上下楼都没有问题。继续服5剂后，所有症状基本消除，为巩固疗效又服3剂，得以痊愈，而且从未复发，老太太满面红光，天天上下楼买菜不成问题，而且，早晨还要去公园散步，打打太极，让同住一个小区的邻居都非常惊奇和羡慕。具体的处方：制川乌10克，附子10克，川牛膝各12克，麻黄、细辛、甘草各3克，桂枝、干姜、乳香、没药各10克，蜈蚣1条，生姜3片，大枣5

枚，每日1剂，用水熬制成汤药分2次服用，10天为1个疗程，2个疗程中间需要间隔3天。有温经散寒、祛风除湿、祛淤通络之功效。对属风寒湿邪引起的坐骨神经痛效果非常好。

(2)独活寄生汤治疗坐骨神经痛

艾先生今年35岁，因患腰椎间盘突出，也引起了坐骨神经痛。已经下不来床，丧失了行动能力，干不了活了，对于一个从事体力劳动的人来说，不能干活就意味着生存危机，而且他还有家室，他自己可以不吃饭，老婆孩子总还要吃饭的。干体力活的人比较容易患有这种疾病，像艾先生是属于相对严重的类型。但是他吃了十来天的药，症状明显好转了不少。后来他的老乡童先生可能是因为劳损过度，也出现坐骨神经痛的症状，同样也是吃了相同剂量的药，很快就好了。药方：附子10克（先煎），黄芪24克，党参、当归、桑寄生各15克，白芍20克，川芎、杜仲各9克，牛膝、独活、防风各12克，用水煎煮成汤药服用。此方有温阳益气补血、祛风散寒除湿之功效。适用于风寒湿滞的坐骨神经痛患者。

(3)身痛逐淤汤治疗坐骨神经痛

刘女士今年36岁，是一个进城打工的普通民工，半年前腰腿疼痛难忍，症状日益加重，发作时从腰骶处沿着大腿后侧向脚后跟蔓延，如针扎、火烧样阵阵加剧，特别是咳嗽或者如厕大便时，尤为严重，用了许多方法，但就是没有效果。到医院诊断为坐骨神经痛，属寒凝气滞，淤阻脉络，治疗时宜以化淤通络、温阳散寒、除痹止痛，投以身痛逐淤汤。此汤的处方：桃仁、红花、当归、地龙各15克，川芎、甘草、没药、五灵脂（包煎）、牛膝各10克，秦艽、羌活、香附各5克。用水煎煮成汤剂服用，每日1剂，分早晚2次，空腹时服下。刘女士使用时，按原方减秦艽，加桂枝、延胡索各15克。服药3剂后，疼痛大减，继续用原方服用6剂，最终得以完全治愈，一年后，未再复发。

(4)芍药甘草汤治疗坐骨神经痛

傅大爷有50多岁了，两个月前患上了坐骨神经痛，使用了许多种西药也不见好转。近日病情越来越严重，沿右腰胯至腿后侧，酸楚难忍。一碰到刮风下雨的恶劣天气就会疼得厉害，而且，还引起心情极度烦躁，晚上失眠睡不安稳，白天头晕目眩没有精神。傅大爷去医院检查后才发现，他的臀中部、臀线、腘窝和小腿沿坐骨神经有触痛点，直腿抬高阳性、踝反射、小腿后侧皮肤触觉均减退，明显属于坐骨神经痛的病症。医生给他推荐了一个中药的方子，薏苡仁60～90克，炙甘草10～30克，制附子(先煎)、海风藤、川牛膝各10克，赤芍20～40克，党参15～30克，当归10～20克，秦艽12～18克，鸡血藤12克，每日1剂，用水煎熬成汤药后，分早晚服用。但根据傅大爷自身的一些特点，药量稍作如下调整，薏苡仁、黑附子(先煎)、当归、海风藤、川牛膝各10克，鸡血藤、秦艽各12克，赤芍20克，甘草3克，党参15克，服本方5剂后，傅大爷坐骨神经痛的所有症状基本消失，又继续服用5剂后，基本痊愈，随访至今未复发。

3.民间偏方

(1)乌头汤：香米100克，生川乌20克，薏苡仁12克，姜汁、蜂蜜各少许。将香米、生川乌、薏苡仁一起放进锅里，往里面再加500毫升左右的水，把水煮沸后，改用小火慢煮，加入姜汁、蜂蜜各3勺，煮到薏米稀烂即可，日常食用。温经散寒，除痹止痛。可用于寒痹邪实之筋骨剧痛、不得屈者。此方疗效较好，但乌头不宜多吃。

(2)桑枝鸡：鸡肉500克，桑枝120克，绿豆60克，将桑枝剪断，鸡肉、桑枝、绿豆洗干净以后，一起放进锅里，倒进去适量的水后，开火煮烂，再往里加一些食盐、姜等调料调味，饮汤食肉，量自酌。清热通痹、益气补血，用于湿热痹证、热不甚而正已虚者，对坐骨神经痛有很好的效果。

(3)附片蒸羊肉：鲜羊肉2000克，制附片20克（先煎），葱、姜、料酒、肉清汤、食盐、熟猪油、味精、胡椒粉各适量。将羊肉洗干净后整块用清水煮熟，然后切成肉块。把切好的羊肉放进碗里，加入附片、料酒、熟猪油、葱节、姜片、肉清汤、食盐，然后上笼屉蒸3小时即成。食用时，撒上葱花、味精、胡椒粉，佐餐食用。蠲痹散寒，益气养血。适用于肢体关节疼痛较剧，痛有定处，得热则缓、遇寒则剧、局部不红、触之不热、痛难屈伸、活动受限者。

(4)木瓜薏苡仁粥：木瓜20克，薏苡仁60克，白糖适量。将洗净的木瓜、薏苡仁用200毫升左右的水上文火炖至熟烂，加入1勺白糖，再继续炖一会即可，日常食用。祛风利湿、舒筋利湿止痛，适用于手足痉挛，活动不利、不得屈伸之风湿痹症。

(5)壮阳狗肉汤：狗肉1000克，菟丝子15克，附片7克，姜片10克，先将整块的狗肉用水焯一下，然后捞出，切成2厘米见方的小块，加入姜片翻炒，再烹入绍酒，把包好的菟丝子、附片与狗肉、姜片一起放进大砂锅内，用食盐、味精、葱调味，大火煮沸后，改用文火炖2小时左右，直至肉烂熟即可，分5日食用。益肾壮阳，祛寒除湿。适于痹证脾肾阳虚者。

4.外用偏方

(1)食盐热敷法：取普通的食盐500克，把食盐放在锅里烧热后加入艾叶50克，用纱布包裹好后敷在患处，直到食盐的热量散尽便可取下，每日1次，连用5～10天。这一包食盐可每天反复使用。

(2)**豆腐渣外敷法**：取豆腐渣500克，胡椒粉、辣椒粉、干地黄粉各3克，葱白6克，将上药搅拌均匀后用水蒸热，然后装进布袋中，也可以用白布裹住备用，趁热外敷阿是穴(压痛点)，豆腐渣变凉则可取下，继续蒸热后再敷，每日1次，1剂可连用一周，此方能温经散寒，通络止痛。对于风湿性坐骨神经痛效果好。对于一遇到寒气就发病，少暖就缓解的患者疗效可靠。

5.其他疗法

温泉浴法：温泉浴能够起到镇痛和加快新陈代谢、促进血液循环、通经活络等作用。硫黄泉水中主要含有游离状态下的硫化氢物质，当硫的成分碰到皮肤后可产生化学反应，生成硫化碱。硫化碱有溶解角质、软化皮肤，并有消炎杀菌、通经活络、祛寒止痛等功效，可以有效缓解坐骨神经痛等病症。方法是用温泉洗浴全身，在洗浴时，要选择自己适合的时间及温度，注意安全。同时，需要格外注意的是：患有急性发热性疾病、急性传染病、活动性结核病、出血性疾病、严重心、肾等疾病的患者，以及处在经期和孕期的女性，皆不宜进行矿泉温泉浴。

6.生活建议

坐骨神经痛会给患者带来身体、心理双面的痛苦，同时，严重干扰了患者的正常生活、工作，但是，只要在日常生活中注意保护和锻炼，坐骨神经痛也是可以预防的，具体有以下几个方面：

(1)**注意不要长时间久坐**：一大部分的坐骨神经痛都是由于椎间盘突出所致，所以，如果从事的工作需要长时间坐着，应尽量每隔一段时间就站起来活动活动。

(2)**要注意保持正确的站姿、坐姿、睡姿**：养成一个良好的习惯是保持健康的捷径。如果工作需要长期坐着的话，可以在办公椅上放一个小靠垫。

(3)**女性不宜经常穿高跟鞋**：若是实在难以割舍，选择高跟鞋的时候也应该穿鞋跟在4厘米以下的，切忌穿着高跟鞋快跑和跳舞，最好能改穿平底鞋。

(4)**一年四季注意保暖**：保暖不仅仅是在冬天需要注意，而是一年四季都要提高警惕。

(5)**谨防腰腿受风着凉**：保护好腰部和腿部，运动出汗后，要及时换洗内衣，防止潮湿的衣服穿在身上直到被捂干。而且，在出汗后也，不宜立即洗澡，应该等到全身的汗都干了之后再洗，以防受凉、受风。

(6)**养成良好的生活习惯**：注意劳逸结合，生活作息时间要有规律。

(7)**适当参加各种体育活动**：对于坐骨神经痛的患者来讲，慢走、慢跑、游泳都可以进行，有针对性的体操和健身操则更为有益。但是，要注意不宜剧烈运动，以免造成伤病。

(8)**尽量要避免搬运或上举重物**：因为这些动作都要用腿、臂和背部同时用力，易造成扭伤。

(9)**该积极进行功能性锻炼**：每天早起后，退着走一段路或俯卧在地上，腹部贴地，头部和两腿同时有节奏地往上翘。也可以反过来采取仰卧位，头部和两腿贴地，把腹部有节奏地向上挺。每天早晚都要坚持15～30分钟，有利于小关节增强肌张力，减少椎间盘的负担，可以起到预防椎间盘突出的效果。

四、三叉神经痛

1.疾病综述

　　"三叉神经痛"有时也被称为"脸痛"，容易与牙痛混淆。是一种发生在面部三叉神经分布区内反复发作的阵发性剧烈神经痛，三叉神经痛是神经外科、神经内科常见病之一。多数三叉神经痛于40岁起病，多发生于中老年人，女性尤多，其发病右侧多于左侧。该病的特点是：在头面部三叉神经分布区域内，发病骤发、骤停，闪电样、刀割样、烧灼样、顽固性、难以忍受的剧烈性疼痛。说话、刷牙或微风拂面时，都会导致阵痛，三叉神经痛患者常因此不敢擦脸、进食，甚至连口水也不敢下咽，从而影响正常的生活和工作。有人称此痛为"天下第一痛"。可分为原发性和继发性三叉神经痛。由于目前西医对三叉神经痛的病因学和病理学还不清楚，所以，治疗主要以长期镇痛为主。

　　中医认为该病属"头风"、"面痛"等范畴。宜采用活血化淤、祛风止痛、滋阴潜阳、降火熄风的方法来治疗。

2.民间验方

(1)芍药加甘草治疗三叉神经痛

　　老季今年60岁，患有左侧三叉神经痛已经有10多年了。曾经采用西医疗法治疗了很多次，但是，就是没有起到什么可观的疗效，后来家人建议他去尝试一下中医，便找了一位老中医就诊。医生在诊断书上写道："左面颊阵发性抽搐痉挛，并且表情痛苦、舌苔白腻、脉弦。"治疗方法应该采用活血通络、祛风止痉的手段。于是便开出药方：芍药30～50克，川芎、牛膝各30克，僵蚕、甘草、柴胡各10

克，用水熬成汤药后服用，每日1剂。经2个月的治疗，所有的疼痛症状消失，半年后彻底痊愈，现在一切如常人无异。

(2)生牡蛎加丹参治疗三叉神经痛

魏女士今年38岁，右眼右上颌有三叉神经痛，症状已经持续3年多了，并且她还患有高血压，起初还以为是因高血压而引起的牙痛，于是就去牙科诊所拔了一颗牙，并采取了封闭疗法治疗，但仍持续疼痛。她也曾经在大医院用西医方法治疗，并常年服用卡马西平用以缓解疼痛，然而，即便如此，也无济于事，魏女士的病情始终得不到好转。后来她求助于中医，医生认为她为肝风上扰，兼阳明胃热所致，因此，开出以下药方：生牡蛎（布包）、白芍各30克，丹参、甘草、生黄芪各15克，用水煎熬成汤剂，每日服2剂。连续服药4剂后，疼痛的症状就开始有所缓解，精神也振奋了不少，医生又在原方的基础上加瓜蒌15克，继续服用2个月后，她的三叉神经痛痊愈了，所有的症状也全部消失。

(3)熟地黄加白术治疗三叉神经痛

刘先生在四年前突然发觉左边下颌骨疼痛，最初他并没有在意，以为是上火引起的牙疼，随便吃了些镇痛药，疼痛就减轻了不少。可是后来没有想到，痛楚越来越严重，而且，发作的频率也越来越高，长此以往，就连吃饭咀嚼食物都成为问题。刘先生也曾试过一系列的镇痛西药，但是基本都不见效。在朋友的介绍下，去求教中医。大夫通过望闻问切等诊断方法，发现他体质消瘦、面色灰暗、舌苔薄白、脉弦细。认为他肾经亏虚、需要滋补肾阴。便开出了以下药方，熟地黄50克，白术、五味子、牛膝、党参、熟附子（先煎）各15克，肉苁蓉、白芍、麦冬各20克，枸杞子30克，一起用水煎熬成汤药服用，每日2剂。服药3个月后，他的所有病症全治好了。

3.民间偏方

(1)荷叶西瓜饮：荷叶边、银花、西瓜皮、扁豆花、丝瓜皮各10克，加水煎煮成汤汁，代茶饮。活血通络，祛风止痉。

(2)黄芪芹菜肉饺：黄芪30克，僵蚕12克，蜈蚣4条，血竭6克，瘦猪肉馅、芹菜各1000克，面粉1000~2000克。将洗净的芹菜放入沸水中焯透，捞出来后，剁成碎末，然后再绞成芹菜汁待用。肉馅中加入中药粉（黄芪、僵蚕、蜈蚣和血竭一起研磨成的细粉），芹菜、食盐、酒、味精、胡椒粉，拌匀后加2个鸡蛋清作馅。用芹菜汁和面，揉至面团表面光滑为止，之后程序与家常煮水饺没有区别，煮熟后，即可食用，佐餐食用。活血通络，祛风止痉。

(3)鲜壁虎饮：鲜壁虎90克。用文火将壁虎烘干，然后研磨成细末。每次2克，每日3次，开水送服。活血通络，祛风止痉。

4.外用偏方

(1)龙蝎饼外敷法：地龙10条，全蝎40只，路路通20克，生南星、生半夏、白附子各100克，细辛10克，将各味药一起研磨为细末，过6号筛，加同等剂量的面粉用白酒调和后制成饼。然后摊贴于太阳穴上，以纱布固定，每日换药1次。

(2)马钱子膏外敷法：马钱子60克，川乌、草乌、乳香、没药各30克，将各味药一起研磨为细末，用适量的香油、清凉油调制成膏状，贴患侧的太阳、下关、颊车或阿是穴，每日1~2次，2天换药1次。

(3)热敷法：用70℃~80℃的热水装入热水袋，装满大半袋即可，在热水袋外用干毛巾包好，每日热敷患部，每次半个小时，重者每日2~3次，轻者每日1次，坚持1周后，即可解除病痛。常用此法，可以起到很好的疗效。

5.其他疗法

梳头疗法：每天起床后和睡觉前用木梳从前额经头顶梳至后颈部，开始每分钟梳25次左右，5分钟后逐渐加速，注意用力要均匀，以免划伤头皮，每次梳10分钟，1周后可减轻疼痛，1个月后可基本痊愈。

6.生活建议

患有三叉神经痛的患者非常痛苦，所以，要做好平日的预防工作，可以在一定程度上避免疾病的发生。既能防止疾病的发生，又能强健体魄增加身体的免疫力，如此一举两得的方法，值得所有人借鉴。

(1)规律饮食：预防三叉神经痛的关键所在是最好选择柔软、易咀嚼的食物，并且注意在日常饮食当中及时补充营养，平时应多吃些富含维生素及具有清火解毒作用的食品。多食新鲜的水果、蔬菜及豆制品，少吃肥肉，多吃瘦肉，每日三餐最好以清淡为主。

(2)洗漱的时候动作轻柔：平时在吃饭漱口、说话、刷牙、洗脸的时候，动作幅度要小，用力要轻柔。尽量少吃吃,刺激性食物，以免诱发三叉神经痛。

(3)注意保暖：特别要注意头、面部的保暖，避免受冻、受潮，而且，平时也不要用太冷或者太热的水洗脸、刷牙。

(4)心情舒畅：在平时情绪要尽量保持稳定，不宜激动。闲暇时间最好多听一听柔和舒缓的音乐，并保持心情平和，从容稳定。

(5)充足睡眠：保持睡眠充足能保证血液畅通，进而起到预防神经性疾病的作用。

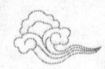

(6)锻炼身体：多参加一些体育运动，可提高机体免疫力。

五、神经衰弱

1.疾病综述

神经衰弱属于心理疾病的一种，是一类精神容易兴奋和脑力容易疲乏、常有情绪烦恼和心理生理症状的神经症性障碍。由于长期处于精神过度紧张、精神负担过重或受到精神伤害，致使大脑功能失调而产生各种临床症状的一种神经功能性疾病。神经衰弱病人会有许多的症状，最主要的临床表现是失眠多梦、头昏脑涨、记忆力减退、注意力不集中、易于烦躁和发怒、怕声怕光、耳鸣、眼花、精神委靡不振等，但这些症状并不是因为其他身体器官的病变和损伤所致的。

在中医学理论中，神经衰弱属"郁证"、"不寐"、"心悸"等范畴，并且正如《灵枢·大惑论》所云："卫气不得入于阴，常留于阳。留于阳则阳气满，阳气满则阳跷盛；不得入于阴则阴气虚，故目不瞑矣。"《灵枢·邪客篇》指出："今厥气客于五脏六腑，则卫气独行于外，行于阳，不得入于阴。行于阳则阳气盛，阳气盛则阳跷陷，不得入于阴，阴虚，故不瞑。"可见，阴阳失和是神经衰弱的关键所在。神经衰弱多见于青壮年，女性多于男性，脑力劳动者多于体力劳动者。

2.民间验方

(1)猪蹄治疗神经衰弱

小李所从事的工作非常繁忙，让她不堪重负，不但人瘦了一圈，还患了轻度的神经衰弱，经一位学中医学的朋友介绍，她了解到多吃些猪蹄可以治疗神经衰弱。做法是准备猪蹄1000克，除去猪毛，后洗净，用沸水焯一下后，再用清水将猪蹄煮沸，撇去浮沫，放入食盐、料酒、葱段、姜片等调料，改用小火将肉炖烂即可，猪蹄连汤一起服下。小李吃了一段时间，症状还真减轻了不少，气色也好多了。在传统中医药学中，猪蹄性平，味甘咸，具有补虚弱、填肾精等功能。特别是猪蹄中含有丰富的胶原蛋白质，可以有效缓解并治疗神经衰弱、失眠等神经症状。其中的甘氨酸能够起到镇静中枢神经的作用，并对次神经元的活动功能有很显著的调整作用。所以，适量吃猪蹄可以减轻中枢神经过度兴奋的症状，从而改善焦虑状态及神经衰弱、失眠等。但是，由于猪蹄所含的油脂较多，动脉硬化及高血压患者还是应少吃为宜。如果有痰盛阻滞、食滞者，在食用时，也应该慎重。

(2)枣仁加桂圆治疗神经衰弱

来自四川的一位朋友由于受地震影响，心理受到了很大冲击，并出现了神经衰弱的症状，没由来地胸闷头晕，甚至有时还耳鸣。去医院治疗过很多次，吃了好几样镇静剂也不见好转。他的老同学得知后告诉他一个用枣仁、桂圆汤治疗神经衰弱的偏方，服用1周后效果就极为明显，原来的一些症状也消失了。方法是：酸枣仁、干桂圆肉各10钱，用4碗水先泡20分钟，然后，再后中火熬制成2碗，在每晚睡前1小时服用，5～10天为1个疗程。在治愈后，可相隔1周后，再服用1个疗程以巩固疗效。

(3)五味子煮蛋治疗神经衰弱

陈先生因工作生活压力大，神经系统过度紧张和大脑得不到有效的休息，而出现疲劳、多梦、急躁、心慌、胸闷、低热、肠胃功能失调等症状。他从一位老中医那里问询到了一个五味子煮蛋的偏方，用后起到了良好的功效，所有的症状也得到了缓解。其方法是：五味子

100克，煎熬成汤汁，鸽子蛋60枚用水煮熟后去壳，放进五味子汁中稍煮一下，之后再将鸽子蛋放在汤汁里浸泡2天，每次取3枚蛋食用，每日1～2次，每次吃前都要用煮沸的汤汁加热一下，2个月左右即能收到成效。

3.民间偏方

(1)酸枣仁粥：酸枣仁末30克，粳米200克，先将粳米煮成粥，在快熟时，加入酸枣仁末，继续煮熟即可，空腹食用。宁心安神，适用于神经衰弱引起的心悸、失眠、多梦、心烦。

(2)鸡蛋小米粥：小米100克，鸡蛋2个，把小米煮成粥，快煮熟时，盛出一些汤汁，将鸡蛋打入汤汁内，稍煮一会，待粥熟即可。临睡前用热水泡脚，同时饮此粥，然后入睡。养心安神，适用于神经衰弱所引起的心血不足、烦躁失眠。

(3)乌龟百合红枣汤：乌龟1只（约500克），百合60克，红枣20个，冰糖适量，乌龟去除龟壳和内脏后切成块，洗净后，先用清水炖煮，再加入百合、红枣，直至龟肉熟烂，百合、大枣煮透时，加入冰糖，使其完全溶于汤汁内即可，喝汤吃肉及枣，1日吃完，每周2～3次。养血安神，适用于神经衰弱的辅助治疗。

(4)红枣枸杞煮鸡蛋：红枣20枚，枸杞子30克，鸡蛋2～3个，加适量的水一起煮熟，鸡蛋熟后剥去蛋壳，再放入原汁中煮15～20分钟，吃蛋饮汤。适用于神经衰弱。

(5)桂圆莲籽汤：桂圆、莲籽米各30克，冰糖适量，先将桂圆肉、莲籽米洗净，然后，一起放入锅内，加水后煮成汤汁，在快熟前，加入冰糖即可，早晚各食1次，养心、宁神、健脾、补肾。本方适用于神经衰弱所引起的心血虚亏，如失眠、心悸、自汗、神志不安、食欲缺乏等症状。

4.外用偏方

(1)敷脐法：取相等分量的珍珠粉、丹参粉、硫黄粉一起搅拌均匀，再加入适量的麻油制成糊状敷于脐部，上面用胶布固定，3～5天换一次药。此方法具有宁心安神的功效，对于因神经衰弱而引起的失眠症状有很好的疗效。

(2)足浴法：将红花、川椒各10克，荷叶心16个，放入热水中泡洗双脚，一般来说，水的温度保持在40℃左右最宜，水量尽量能淹没脚面，最好是浸没到脚踝的位置，每次泡脚5～10分钟，足浴过后用手按摩脚心。此方法对于神经衰弱症状能起到很好的治疗效果。

5.其他疗法

(1)日光浴疗法：太阳光线的辐射可以通过皮肤感受器作用于中枢神经系统，从而起到调整器官功能的效果，能够使人的心情保持畅快豁达，可以使神经衰弱患者过于紧张而兴奋的神经细胞得到有效的放松和缓解。上午的10～12点是进行日光浴的最佳时机，而下午15～17点也可以做日光浴（夏季在10点以前17点以后），每次5分钟，之后可根据个人的情况逐渐增加到30分钟。地点最好选取在靠近江、河、湖、海等天然水源的地方，而高山地区较平地日光强烈，也适宜进行日光浴。日光浴中要注意不要过度在阳光下暴晒。

(2)冷水浴法：通过冷水刺激可以使神经系统的机能得到加强，并能增强体质，有益于预防和治疗神经衰弱。冷水浴适宜在早晨起床后进行，在用冷水洗浴之前，需要先用温水擦身，经过一段时间的准备后，改用冷水擦身，最后用冷水冲洗或直接淋浴，每次0.5～1分钟

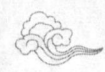

即可。一般应该从夏天开始冷水浴，如果能一直坚持到秋冬，效果会更好。

(3)音乐疗法：旋律优美、速度适中的乐曲比较适合神经衰弱患者用以平时的放松和调整。在实施音乐疗法的过程中，要注意保持周围环境的舒适和安静，以便身心完全沉浸在乐曲的意境当中。音量一般应当控制在40～60分贝左右，根据病人各自不同的情况，可选择稍高或偏低的音量。注意乐曲的选择要根据病情而定，乐曲的曲调应宛转悠扬，以避免感到单调乏味。

6.生活建议

预防神经衰弱要从日常生活中开始注意，主要应注意以下几点：

(1)坚持适当的体育锻炼：适量运动不但能提高机体的免疫能力，而且，还能改善大脑、心脏和全身的血液循环，促进新陈代谢，使人体魄强健、活力充沛，从而避免神经衰弱等许多慢性病的发生。

(2)生活要有规律：合理安排自己的作息时间，注意劳逸结合。学会科学用脑，防止使大脑劳累过度。

(3)学会调整自己的情绪，培养幽默感：控制情绪、不要过于忧虑和担心，也不要放纵性情，桀骜不羁，尽量避免消极情绪和冲动行为。许多看来令人痛苦、烦恼的事情，用幽默的态度去看待，退一步海阔天空，往往使人变得自然轻松。

(4)防止感染：当感染肺炎、伤寒、传染性肝炎或肺结核等疾病时，身体情况较差，经常会影响到大脑功能，此时，遇到某些负面因素的刺激，就容易引起神经衰弱。

(5)防止中毒：有许多工业用途的物质都对人体有害，一旦被吸收进人体内并且超过一定含量，就会引起慢性中毒，进而出现浑身乏力、易疲劳、头昏、失眠、记忆力减退及情感障碍等性格改变。

(6)防止外伤：头颅部外伤常会引起注意力不集中、头痛、头昏、记忆力减退，以及睡眠障碍、情感障碍、智力障碍、性格改变等脑功能障碍，导致神经衰弱。

(7)戒烟：大剂量吸烟会损害大脑的中枢神经系统，抑制脑细胞的活性。长久吸烟者会出现神经衰弱或神经中毒等症状。

(8)少喝或不喝酒：酒饮品中含有大量的酒精成分，会降低大脑皮层的抑制过程，使其失去了对皮层下低级中枢的抑制。

六、帕金森病

1.疾病综述

帕金森病又称震颤麻痹，震颤是指头及四肢颤动、振摇，麻痹是指肢体某一部分或全部肢体不能自主运动，是中老年人最常见的中枢神经系统变性疾病。其得名是因为一个名为帕金森的英国医生首先描述了这些症状，包括运动障碍、震颤和肌肉僵直。美国APDA（帕金森病协会）称年龄小于40岁便开始患病者为年轻的帕金森病患者。主要是因位于中脑部位"黑质"中的细胞发生病理性改变后，多巴胺的合成减少，抑制乙酰胆碱的功能降低，则乙酰胆碱的兴奋作用相对增强。两者失衡的结果便出现了"震颤麻痹"。

在中医理论当中，本病属"肝风"、"震掉"、"痉病"等范畴，其病因病机多是因肝肾不足，风、火、痰、淤所犯，筋脉失养，风气内动所致。而对于帕金森病的治疗应该以滋补肝肾、镇肝熄风、滋阴降火、养血活络、清热化痰、活血化淤等方法为主。

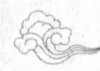

2.民间验方

(1)炙鳖甲加生石决明治疗帕金森病

张大爷颤颤巍巍地走进医院大门的时候，就能明显地发现他很可能患有帕金森综合征，张大爷今年70多岁了，就在最近两年发觉右手不停地抖动，吃饭的时候甚至连筷子都拿不稳，还经常打碎碗碟。走路的时候也晃晃悠悠的，而且，最近病情越发严重，记忆力也减弱了，小便淋漓不净，晚上起夜的次数也很多。医生经过检查，发现大爷不但患有帕金森综合征，同时，还有高血压、糖尿病等老年常见病。因此，治疗以熄风潜阳、化痰祛湿为主，兼顾培补肝肾。因此医生给开出了以下药方：炙鳖甲（先煎）15克，生石决明（先煎）30克，炮穿山甲（先煎）15克，炙僵蚕、广地龙各10克，炙水蛭5克，赤芍、白芍、制何首乌、制黄精、大生地黄、怀牛膝各12克，每日1剂，用水煎成汤药服用。服用4个月后，张大爷感觉精神振作了不少，手抖的症状也不那么严重了，而且，面色也红润许多。到医院复诊后，医生建议张大爷以培补肝肾为主，按照原方的基础上加药黄芪、大生地黄各15克，坚持服药5年之后，张大爷震颤的症状完全消失，其他症状也随之不见了，血压、糖尿病等并发症也得到有效的控制。

(2)地黄加黄芪治疗帕金森病

王大妈今年52岁，左手脚颤动已经足足有8个年头了，起初是左上肢有微微的颤抖，然后，发展到四肢手脚都不禁地颤动，左手的手指更是尤为严重。最近走路时，发现关节活动也没有以前那么灵敏了，于是便来医院就诊。中医医生通过简单的诊断，得出结论，王大妈属于血虚风动所致的震颤麻痹。要以平肝柔肝、养血熄风为主。故而给大妈开了以下药方：生地黄、熟地黄、生黄芪、怀牛膝各12克，全当归、赤芍、白芍、枸杞子、桃仁各9克，生龙骨（先煎）、生牡蛎（先煎）、珍珠母（先煎）各30克，红花6克，玄精石、仙灵脾各18克，用水煎成汤剂服用，服药3个月后，王大妈的症状明显减轻，手臂能基本活动自如。医生建议她再服药2剂以作为巩固治疗。

3.民间偏方

(1)**枣仁龙眼汤**：龙眼肉、炒枣仁各30克，将龙眼肉、炒枣仁用水煎成汤汁，再加适量蜂蜜搅拌均匀即成，每日2次，早、晚服用。补血益气。

(2)**酸枣砂仁汤**：酸枣60克，砂仁30克，将酸枣、砂仁一起煎煮成汁，每晚1次，代茶饮。补血益气。

(3)**天麻炖猪脑**：天麻10克，猪脑花100克，将天麻、猪脑花一起用砂锅加水适量以小火炖1个小时左右，调味后，即可食用，喝汤食猪脑花，每日服用1次或隔日服用1次。活血通络，镇静神经。

(4)**天麻炖鹌鹑**：鹌鹑2只，天麻30克，将鹌鹑煺毛后，去除内脏，洗净后，将天麻塞进鹌鹑腹内，用线捆住，用适量的水炖熟，加入食盐、味精调味后，掏出天麻即成，吃肉喝汤，隔日一次。镇静神经。

4.外用偏方

敷贴疗法：用当归、首乌30克，炒远志各15克，珍珠母30克（先煎），红花等药物一起研成细末，放入麝香、蜂蜜搅拌成糊状，敷于心俞、肝俞、关元、足三里，外用胶布固定，3天换药1次，连用1个月。

5.其他疗法

(1)**家庭按摩法**：患者平躺在床上，家人用双手的拇指和示指捏

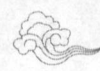

在一起，按揉肾点、肝点、头顶点各100次。

(2)手部运动疗法：患者可将手掌伸平，摊开双手，用一只手抓住另一只手的四指向手背方向搬压。还可以掌心向上，将手掌按在桌面上，尽量使手指接触桌面，反复练习手指张开和闭合的动作。

6.生活建议

患有帕金森病的人，应当注意日常的调养，这样有利于疾病的早日康复。以下是几个平时应该注意的要点。

(1)注意合理膳食和营养搭配：多吃些含有优质蛋白质、植物油的食物，少吃动物脂肪，并适量多吃些海鲜产品。患者应多补充一些无机食盐、维生素和膳食纤维，例如多吃新鲜蔬菜、水果和蜂蜜。

(2)多饮水：一般帕金森患者比较爱出汗，所以，应注意补充水分。

(3)多锻炼：本病早期应坚持主动进行肢体功能锻炼，做一些四肢伸展、旋转等动作幅度比较大的活动，以预防发生肢体挛缩、关节僵直等病症。

(4)适当增减衣物：可根据季节、气候、天气等情况适当地增减衣物，并慎重考虑室外活动的方式、强度。注意温度、通风及采光等居室内的环境状态。

七、老年痴呆症

1.疾病综述

所谓的老年痴呆症，又称阿尔茨海默病，是发生在老年期及老年前期的一种原发性退行性脑病，指的是一种持续性高级神经功能活动障碍，即在没有意识障碍的状态下，记忆、思维、分析判断、视空间辨认、情绪等方面的障碍。其特征性病理变化为大脑皮层萎缩，并伴有淀粉样蛋白沉积，神经原纤维缠结，大量记忆性神经元数目减少，以及老年斑的形成。目前，尚无特效治疗或逆转疾病进展的治疗药物。它通常发生在60岁以上的老年人中，随着年龄的增大，发病机会越大。

在中医学理论当中，该病被认为应属于"呆病"、"健忘"、"虚劳"、"善忘"等范畴，且多表现为中医的"虚证"。中医学认为，其病位在脑，与心、肝、脾、肾功能失调有着密切的关系。基本病机是髓减脑消、神机失用、脑髓空虚、气血不足致心神失养。而治疗以辨证与辨病相结合，或从虚论治，或祛邪为主，或补泻兼施。从虚论治以补肾填精为主，因肾藏精，生髓通脑，肾虚始终贯穿老年性痴呆的整个病程，是其最本质的特征。临床只要以补肾填精、益髓健脑立方防治老年性痴呆，就能取得较好疗效。补肾已成为目前治疗虚证痴呆的重要一环。祛邪以活血化淤、理气化痰为主，补泻兼施则以补肾活血化痰为主。

2.民间验方

(1)人参加何首乌治疗老年痴呆症

李大爷今年75岁，最近几天一直感觉头晕耳鸣，他这一年来经常反应迟钝，记性也不如以前了，经常丢三落四的。在家人的陪同下，他来到医院就诊，CT检查的结果显示李大爷患的是脑萎缩，医生确诊为老年性痴呆。家人害怕李大爷用西药会有毒副作用，所以，就带他来看中医。老中医经过一番看面色、把脉、问询之后，断定李大爷的老年痴呆为肾精亏虚，髓海不足所致，给开药方：人参6克（单煎），何首乌15克，淫羊藿、葛根、黄芪各12克，知母、锁阳、生地黄、川芎、菟丝子各10克，然而，做法较为复杂，先将人参研磨成粉末后过筛，再装入大号胶囊（每粒0.5克）中，每次4粒，早晚各1次。其余药物用800毫升的凉水浸泡2个小时，然后用文火连续煎煮3遍，制出400毫升的汤药，早、晚2次服下，每日1剂，每周服5剂，休息2天。李大爷服药40剂后，病情基本稳定，而且，记忆力有了明显改善。

(2)黄精加益智仁治疗老年痴呆症

王大妈今年72岁，在去年春节后，就被发现她有时候目光呆滞，但当时家人也没怎么在意。可是就在这一年多来，王大妈明显出现健忘的毛病，手里的东西刚放下就忘记放哪了，晚上还睡不着觉，常常失眠，不吃安眠药根本都没法入睡。而且祸不单行，就在上个月，老伴又去世了。老爷子这一走，可给王大妈打击得够呛，大妈开始时不时自言自语地说起胡话来，平常也不爱搭理人了，有时候儿女跟她说两句话，半天也没有反应。家人一看情况不对，赶紧把大妈送到医院。经过医院详尽的诊断，大妈被确诊为患有老年性痴呆症。就在王大妈住的小区内正好有一位退休的老中医，认为她这是属于痰迷心窍、蒙蔽神明，因而给大妈的儿女推荐了一剂叫补肾活血汤的药方：黄精、益智仁各300克，三七粉50克，山萸肉、当归各120克，桃仁、黄芪、石菖蒲、何首乌、远志、胆南星、陈皮、瓜蒌各100克，将上述药材晒干后，研磨成末，每次服50克，每天3次，温水调服。起初半个月，王大妈怎么也不肯吃药，家人只能连哄带骗地让她服下了药。吃了2个月后，大妈的症状减轻不少，说话也比较清楚了。又吃了2个月，王大妈的生活基本能够自理，并且还能跟邻居偶尔出去晨练遛弯。

3.民间偏方

(1)**肥羊肉汤**：肥羊肉100克，先将肥羊肉洗净后切成小块，用水焯一下后，撇去浮沫，加葱、姜、黄酒，改用急火煮开2分钟，再换成小火煨1小时，佐餐食用。补益心脾，活经通络。

(2)**扁豆米粥**：扁豆40克，粳米100克，将洗净的扁豆放入锅中，加入1000毫升的清水，把粳米倒进锅后，用急火煮开10分钟，再改用文火煎煮30分钟，粥熟后，趁热食用，佐餐食用。补益心脾，活经通络。

(3)**山药炖乳鸽**：山药、枸杞子各40克，乳鸽1～2只，山药洗净后切片，枸杞子洗净，乳鸽活杀，煺毛后挖去内脏，剁成小块，山药、枸杞子、乳鸽一起放入蒸锅，加黄酒、葱、姜等调味料，隔水清炖30分钟，分次食用。补益心脾，活经通络。

4.外用偏方

敷贴疗法：肾俞、命门、志室、心俞、肝俞、关元、足三里，把桃仁、红花、肉桂、川芎等药物研成细致的粉末，放入少许的麝香，加黄酒、蜂蜜搅拌成糊状，敷在以上几处穴位上，再用胶布固定住，5天换1次药，连用1个月。

5.其他疗法

推拿疗法：患者采取坐式，用双手相对的拇指和示指，推拿两侧的眉弓，再把双手拇指根部的大鱼际放在前额正中的位置上，向两侧分别推至太阳穴。五指张开，由前额部至后颈部，用力往返推搓10次，再用劳宫穴对准百会穴慢慢摩动。以上动作可反复进行，每次约1分钟。

6.生活建议

老年痴呆症现在已成为老年人的多发病、常见病，所以对于该病就应该预防为先，一切做到防患于未然，特别是在日常生活当中更应该考虑以下几点预防建议：

(1)忌酒和戒烟：不吸烟和不饮酒的人相对于吸烟和酗酒的人在出现小脑萎缩的概率上要低很多。

(2)要注意饮食调节：每日摄取必要的营养物质，如蛋白质、无机食盐类、氨基酸及多种维生素的同时，还要防止高脂食物引起胆固醇升高，另外，老年人应该多补充一些有利于脑部细胞工作的营养素，例如B族维生素、维生素C和维生素E等。

(3)保持舒畅欢快的心情：这样有利于长寿及心理健康。

(4)培养广泛的爱好和兴趣：这样有利于大脑细胞和神经元兴奋活动，还可以延缓或减轻衰老的进程。合理安排生活，坚持接触新鲜事物，学习新知识、新技能，切勿与现代社会隔绝。定期做体检，及时诊断并治疗身体疾病。

(5)多参加户外活动：在进行户外活动时，注意运动量要适中，最好做一些低活动量的运动，如步行、慢跑、体操、太极拳、太极剑及传统舞等项目。

八、失 眠

1.疾病综述

失眠，指无法入睡或无法保持睡眠状态，导致睡眠不足，又称入睡和维持睡眠障碍，在中医学中又称其为"不寐"、"不得眠"、"不得卧"、"目不瞑"，是以经常不能获得正常睡眠为特征的一种病证，为各种原因引起入睡困难、睡眠深度或频度过短（浅睡性失眠）、早醒及睡眠时间不足或质量差等。其表现为夜晚难于入眠，白天精神不振，工作和学习效率低。失眠一共分为两种：一种是偶然性失眠，偶然失眠不能算作疾病，它是由偶然因素引起的；另一种是长期、反复失眠，称习惯性失眠，而习惯性失眠又分为继发性和原发性两种。习惯性失眠就属于一种病态了。

中医历代医学家认为失眠的病因病机以七情内伤为主要病因，其涉及的脏腑不外心、脾、肝、胆、肾，其病机总属营卫失和、阴阳失调为病之本，或阴虚不能纳阳，或阳盛不得入阴。因此，对失眠患者应着重调治脏腑及气血阴阳，如补益心肺、滋阴降火、疏肝养血、益气镇惊、化痰清热等。

2.民间验方

(1)静心汤治疗失眠

作为一所重点学校的高三班主任，张老师平时的工作压力很大，经常失眠睡不好，晚上经常做梦，容易惊醒，白天头昏脑涨、没有精神、记忆力明显下降、食欲不佳。同事有一位略懂中医的老师给他推荐了一剂静心汤，张老师服用后睡得香了，精神也好了很多。静心汤药方为龙眼肉、丹参各9克，用两碗水煎煮制成半碗汤剂，睡前半个小时服用。可达到镇静的效果，对心血虚衰失眠者效果甚好。

(2)冬虫夏草煲甲鱼治疗失眠

付女士今年36岁，是某IT公司的职员，经常出现头痛、头昏、头胀、失眠的症状，而且，心情一直以来都比较烦躁，多愁善感，情绪低落。白天上班的时候提不起精神来，浑身乏力，食欲缺乏。后来听说服冬虫夏草煲甲鱼，可以缓解失眠及各种症状。具体方法：冬虫夏草6枚，甲鱼400克，用水煲汤，能够治疗各种虚证引起的失眠，特别适用于先天发育不良、体弱及老年患者的失眠。

(3)莲心茶治疗失眠

中医讲究"对症下药"，不能"头痛医头，脚痛医脚"，所以，对于不同类型的失眠患者，要采取不同的针对性治疗方法。对于心火上炎、烦躁不眠者，可饮用莲心茶。顾小姐今年27岁，失眠多梦，每一次失眠都会引起头痛，如果睡眠充足则头痛消失，时常入睡困难，遇事易怒，焦虑烦躁，服用莲心茶后，效果显著，莲心味苦、性寒，据《本草再新》记载，莲芯可以"清心火、平肝火、泻脾火、降肺火，清暑除烦、生津止渴"，具有良好的清热降火作用。制作方法很简单：取莲心2克，用开水冲泡后，当茶睡前饮用即可。

3.民间偏方

(1)龙眼冰糖茶：龙眼肉50克，冰糖20克，把洗净后的龙眼肉同冰糖一起放入茶杯中，用沸水冲泡后，加盖闷一会儿，即可饮用，每日1剂，随冲随饮，最后吃龙眼肉。补益心脾，安神益智。适用于思虑过度、精神不振、失眠多梦、心悸健忘。

(2)柏子仁炖猪心：猪心1～2个，柏子仁30克，调料适量，将猪心洗净后切片，与柏子仁一起放入锅中，加入适量的清水，待煮沸后，调入葱、姜、椒、食盐、味精、猪油等，煮至猪心熟透即可。每日1次。适用于失眠。

(3)大枣桂圆粥：大枣20枚，桂圆肉20克，粳米100克，冰糖适量。先用粳米煮粥，水煮开后加入大枣、桂圆肉，再继续煮至粥熟时，加入冰糖搅拌溶化即成，每日1次。适用于失眠。

(4)莲籽百合煲瘦肉：莲籽、百合各100克，瘦猪肉400克，将去掉莲心的莲籽与百合、猪肉一起入锅，加入适量的水煲汤，最后，放入食盐、味精调味。佐餐食用。适用于失眠。

(5)**小麦粥**：小麦60～90克，粳米150克，大枣10枚。将小麦、大米、大枣淘洗干净，先将小麦用适量的水煮熟，然后捞出小麦，再放入大米、大枣一起煮，也可以将小麦捣碎，同枣米煮粥即可，经常食用。适用于心悸失眠。

4.外用偏方

(1)**磁石外敷法**：取磁石、刺五加各20克，茯神15克，五味子10克，先将磁石煎煮30分钟，然后将其余药物加入后再煎30分钟，过滤掉残渣，留取药汁，将一块洁净的纱布浸泡在药汁中，浸透之后，趁热敷于患者前额及太阳穴，每晚1次，每次20分钟。

(2)**中药敷脐法**：朱砂安神丸或归脾丸、补心丹适量，每次取药10克或1丸，研磨或者搅碎成粉末，加入适量的醋调成糊状，睡前敷于脐部，外用胶布固定好，每晚1次。

(3)**磁石足浴法**：取磁石30克，菊花、黄芽、夜交藤各15克，用水煎煮成汤药，过滤掉残渣后，留取药液，兑入热水洗足，每晚睡前1次，洗后入睡，睡觉时，应保持室内安静。

5.其他疗法

(1)**牛奶浴疗法**：每晚在睡觉前喝一杯牛奶能促进睡眠安稳，另外，洗牛奶浴也可以起到治疗失眠的效果。由于浸牛奶浴可以放松紧张的神经，并能够使全身的肌肉松弛缓解疲劳，再加上牛奶的香味能够安定自律神经，从而起到促进睡眠、保障睡眠质量的功效。方法是：将水温调至32℃～38℃，然后，倒入2～3升的牛奶，搅拌均匀至半透明状，即可洗浴，每次浸泡20～30分钟。

(2)按摩疗法：对于失眠患者，可以采用睡前按摩的方法以放松身体和精神，从而比较容易进入睡眠状态。具体方法是：在每天睡觉之前，可以坐在床上先揉膝盖下缘的足三里和小腿内侧的三阴交两个穴位，每穴按摩1分钟，再掐按手腕下的内关、神门穴各1分钟，再用双手掌根部揉擦背部，以有热感为宜，着重按揉心俞、脾俞、肝俞等穴位。最后，平卧，闭目养神，心静神明，摒除杂念，用拇指和示指按揉鼻梁两侧的睛明穴，连续揉按3～5分钟后，即可产生睡意。注意在用按摩疗法治疗失眠时，应采用有镇静安神作用的缓慢轻柔的手法，表面按摩或深部按摩都要用力轻柔。

6.生活建议

睡眠在很大程度上属于一种习惯，只要能够保持一个良好的生理习惯，遵循睡眠的自然规律，就是预防睡眠障碍的最好办法。

(1)生活要有规律：养成良好的作息习惯，每天按时起床和入睡，睡前要保持安静平和。

(2)睡前不要过饥过饱：晚餐应该吃七八分饱即可，睡前尽量不要吃东西，以免加重胃肠负担而引起失眠。

(3)保持一个舒适的夜间环境：卧室里要整洁，光线要柔和，温度不宜过高，保持空气流通，这些事项都有益于身心健康。

(4)坚持每天睡前用热水洗脚：洗脚能促进脚部血管扩张，有助于血液循环，使人更容易入睡。

(5)饮食上注意多补充一些有益睡眠的食物：可以多吃些葵花子、大枣、蜂蜜、小米等，晚上可喝一些粥类，如小米粥、莲籽粥、红枣粥、百合粥等。中午过后，尽量不要喝浓茶、咖啡、可乐等刺激神经的饮料，睡前不要过多饮水，以免因尿频与精神亢奋影响睡眠。

(6)**睡前不宜饮酒**：虽然酒精使人能很快入睡，但同时也会打乱睡眠规律和脑垂体的生物钟，影响体力的恢复。

(7)**不抽烟**：尼古丁会影响人们的睡眠质量，哪怕是在睡前少量吸烟也会妨碍人正常平稳地入睡。

(8)**睡前不要娱乐过度**：最好不要在睡前看场面激烈的影视剧和球赛，也不要谈怀旧伤感或令人恐惧的事情。

(9)**适度体力活动**："体脑并用，精神乃治"，即体力活动与脑力活动相结合，二者不能偏废，才能对体格和精神健康大有裨益。

九、健　忘

1.疾病综述

健忘是指记忆力差、遇事易忘的症状。多因心脾亏损、年老精气不足，或淤痰阻痹等所致。常见于神劳、脑萎、头部内伤、中毒等脑系为主的疾病。健忘可分为器质性健忘和功能性健忘两大类。医学用语称之为暂时性记忆障碍。简单讲健忘症就是大脑的思考能力暂时出现了障碍。因此，症状随着时间的发展会自然消失。而有时看起来，与这种症状很相似的痴呆则是整个记忆力出现严重损伤所致，它们是两种截然不同的疾病。

从中医角度来看，健忘症是气不能均匀释放所致，所以又称"喜忘"、"多忘"、"善忘"，多因心脾亏损、年老精气不足或淤痰阻痹等所致，正所谓上气不足。由于到脑部的气不足，脑的血液量减少导致记忆力减退，有孕育经历的女性有更多的体验。据统计，健忘症患者中，女性占了60%，而家庭主妇80%以上有健忘症经历。

2.民间验方

(1)茯苓沉香丸治疗健忘

王同学今年刚刚17岁，也正当高三即将参加高考，临近高考时每天都要复习到很晚，造成睡眠不足。这几天，虽然也在积极地复习备考，但他的记忆力明显不如以前，并且刚看过的东西一转头就可能忘记了。家长还取笑他说丢三落四的不长脑子，以为他是太累了，让他注意一下休息，可是每天正常休息了，但其记忆力还是没能恢复到原来那样好。家人这才开始担心起来，影响到了高考成绩倒不算什么，关键就是怕留下什么后遗症，忙到医院就诊。经过医生的诊断，王同学是因为思虑过度而引起的劳伤健忘，幸好及时发现了，只要略加调理，即可好转。调理药方为用茯苓2两（去皮）、沉香0.5两，一起研磨成细末，加炼蜜做成丸药，如小豆大小，每次服用30丸，饭后用人参汤送下。

(2)灵芝薄荷茶治疗健忘

张先生今年40岁，是某公司的领导，因为今年公司要上市，他几乎天天都是没日没夜废寝忘食地工作。但是由于太忙，张先生分身乏术，无法顾及他今年要中考的女儿，老婆还经常去外地出差，所以，也没法照看孩子。他一边是事业，一边是女儿的前途，两手都要抓，两手也都要硬，但怎么说他也是40岁的人了，常常因为各种事心烦意乱，晚上睡不好觉，很快显得力不从心。最近还经常犯一些小错误，不是把文件落在了车里，就是忘了参加会议，同事们都提醒他去看医生，一旦出现什么问题，后果不堪设想。张先生一想也是，毕竟身体才是革命的本钱，便来到了医院，进行诊断，被确诊为劳累过度引起的健忘，只要注意休息，并加以辅助料理就可以了。医生给开了一剂药方：取灵芝2克，薄荷、谷芽各5克，白糖25克，灵芝切片，谷芽炒香，用水煎熬成浓汁，放薄荷再煎煮10分钟，放入适量的白糖调味，代茶饮。经过一段时间的调养后，张先生已变得面色红润，气色很好，更重要的是失眠健忘全都消失了。

3.民间偏方

（1）**玫瑰枣仁心**：猪心1～2个，枣仁40克，玫瑰花20克，将猪心除去脂膜后洗净，枣仁略炒后与玫瑰花一起研磨成细末，塞进猪心中，将灌药的猪心放入碗中，隔水蒸或上笼屉蒸至熟透即可，食用时，除去猪心内的药末，切成片后拌调料食用。养心血，宁心神。适用于心血不足所致的心悸怔忡、失眠健忘等症。

（2）**豆芽肉丝**：猪瘦肉丝600克，绿豆芽150克，青椒丝75克，鸡蛋1～2个，细食盐7克，味精5克，黄酒15克，姜丝、油、淀粉、熟猪油各适量，将猪肉丝盛于碗内，加食盐、味精、蛋清、黄酒、干淀粉搅拌均匀上浆。绿豆芽掐去头尾洗净待用，在炒锅里加适量的猪油，把油烧至六成热时，将肉丝下锅用勺翻炒至熟后连油一起倒入漏勺，滤干油后，将肉丝放在盘子中待用，趁热锅，加少量猪油后，再放入青椒丝、绿豆芽和姜丝，煸炒几下之后，烹入料酒，加细食盐、味精和汤，放入肉丝，然后，用湿淀粉勾芡拌匀，再淋上少许猪油即成，佐餐食用，每周3～4次。益智安神，清热养阴。适用于失眠健忘、记忆力下降者。

（3）**龙眼莲籽羹**：龙眼肉200克，鲜莲籽400克，冰糖300克，白糖100克，湿淀粉适量。将龙眼肉用清水洗干净（块大的撕成两半），捞出控干水分。鲜莲籽剥去绿皮和嫩皮，并挖去莲籽心，洗净后放在开水锅中浸透，捞出倒入凉水中。在锅内放入三斤左右的清水，加入白糖和冰糖，烧开后撇去浮沫。再把龙眼肉和莲籽放入锅内，用湿淀粉勾芡，煮开后盛入大碗中即成，可常食用。健脾安神，补益气血。适宜于血虚心悸、健忘失眠、气血不足、脾虚泄泻、水肿，以及妇女因气血两虚而引起的病症。

(4)松子核桃膏：松子仁、核桃仁各60克，蜂蜜500克，松子仁、核桃仁用水泡好后剥掉皮，然后一起研磨成细末，放入蜂蜜后，搅拌均匀即成。每日2次，每次取1汤匙，用滚开水冲服。益精润燥、补脑。

(5)芝麻龙眼粥：白芝麻60克，龙眼200克，红枣150克，糯米1000克，红糖适量，将龙眼、红枣去核后，洗净待用，将淘洗干净的糯米放入锅内，加入红枣、龙眼肉、白芝麻及清水适量，用大火煮至六成熟，再加入红糖，稍煮片刻，待浓稠黏着成粥时，即可食用，常食用，健美肌肤、养血乌发、延缓早衰。适用于面色枯黄、须发早白、眩晕乏力、健忘失眠等症。

4.外用偏方

敷贴法：麝香、牛黄各3克，益智仁30克，一起捣碎成细末，用米酒调匀制成膏状，于晚间睡觉之前外敷于风府穴，早晨起来后揭下，每日1次，适用于各种健忘症状。

5.其他疗法

推拿疗法：患者取仰卧的体位，按摩者用一指禅推法在膻中穴、中脘穴、气海穴等三穴按揉，手法以患者有电击感为宜，每穴2分钟。用指按法在足三里按压，手法以患者略微感到酸胀为度，每次1分钟即可。

6.生活建议

健忘症并不是什么严重而可怕的疾病，但却会因健忘而造成忧郁、不安或自信心降低等心理症结，从而可能给人们带来更大的危害。预防和治疗健忘需要从日常生活中寻找根源，并积极地采取一系列的防治措施。

(1)**适当用脑**：经常回忆以前的事，可以使大脑精力集中，脑细胞会处于兴奋活跃的状态，从而减缓衰老。所谓"流水不腐，户枢不蠹"，如有意识地适当记一些东西，如记忆喜欢的歌词、记日记等事情都对记忆力也很有帮助。

(2)**保持良好情绪**：良好的情绪有利于神经系统与各器官、系统的协调统一，使整个人的身心都处于一个最佳状态，对提高记忆力也有非常大的帮助。

(3)**经常参加体育锻炼**：体育运动对于大脑的工作有调节和释放的作用，并能促进脑细胞代谢，充分激活大脑的许多功能区，具有延缓大脑老化的作用。

(4)**养成良好的生活习惯**：大脑中的下丘脑是管理时间的神经中枢，即所谓的生物钟，所以，在工作、学习、活动、娱乐以及饮食当中，要有一定的规律，以免造成生物钟的紊乱、失调，从而导致健忘。

(5)**调整饮食结构**：从饮食方面来讲，多吃富含维生素、矿物质、纤维质的蔬菜水果可以提高记忆力，否则就可能会造成记忆力下降，特别是喜欢吃甜食和过咸的食物的人群更容易患健忘症。

十、抑郁症

1.疾病综述

抑郁症是躁狂抑郁症的一种发作形式，以情感低落、思维迟缓以及言语动作减少、迟缓为典型症状。抑郁症是由各种原因引起的，引起抑郁的主要症状是心境障碍或情感性障碍，是一组以抑郁心境自我体验为中心的临床症状群或状态。引起抑郁症的因素包括遗传因素、体质因素、中枢神经介质的功能及代谢异常、精神因素等。以心境低落为主，与处境不相称，可以从闷闷不乐到悲痛欲绝，甚至发生精神木僵。严重者可出现幻觉、妄想等精神病性症状。某些病例的焦虑与运动性激越很显著。抑郁症严重困扰患者的生活和工作，给家庭和社会带来沉重的负担，约15%的抑郁症患者死于自杀。世界卫生组织、世界银行和哈佛大学的一项联合研究表明，抑郁症已经成为中国疾病负担的第二大疾病。

在传统中医理论当中，该病被认为是当属"郁病"的范畴。散见于古医籍中癫狂、脏躁、百合病、郁症、惊悸、怔忡、头痛、奔豚气、不寐、卑慄等病中。古代抑郁证多指以五脏气血郁滞为主，与情志过极、肝气不舒有关。

2.民间验方

(1)炙甘草加全当归治疗抑郁症

屈女士今年36岁，在年前的时候，进城来走访亲戚，在半路上突然感觉胸闷不适，一瞬间就觉得两耳失聪，一时之间，连话都说不出来了，浑身僵硬，迈不动步，而就在原地站立15分钟后，肌肉松弛，活动自如。以前也有过这样类似的状况，发作的时候神智是比较清楚的，但就是自己无法控制，生怕别人笑话。一旦受到惊吓、或处于拥挤、吵闹的环境中的时候就容易发作。近十多年来一直都有头晕乏力、心情急躁的毛病，而且，很多时候情绪很容易失控。她赶紧去医院检查，医生经检查后，诊断为肝气郁结、久郁化火，属于抑郁症的一种表现，应以清肝解郁为主。于是，开出药方是：取炙甘草6克，全当归、大白芍、柴胡、云茯苓、炒栀仁、炒白术、粉丹皮各10克，通过2个月的服药治疗后，屈女士病情稳定，未见复发。医生嘱其继续服药观察。在以后的半年里，她的症状再也没有复发。

(2)五味子加栀子治疗抑郁症

丁女士3年以来心情一直抑郁不振，睡眠不良，每天只能睡足3～4小时，心烦意乱，并且焦虑多疑。经常不知道自己活着为了什么，觉得生活失去了意义和追求，对周围的人和事都漠不关心，不愿意到人多嘈杂的地方，也不想看书，不想看电视，头昏脑涨，疲乏无力且记忆力下降，注意力不能集中。曾有抑郁性神经病的病史，吃过一些抗抑郁的西药，但是，病情仍未得到控制。就去尝试着看看中医，老中医经过把脉后，说丁女士为肝郁不舒、气滞血淤，所以，建议她要疏肝理气、活血通络。开出以下药方：五味子、栀子、川大黄、柴胡、当归、赤白芍各12克，郁金、丹参、黄芩、石菖蒲各15克，合欢皮30克，服用6剂的药之后，抑郁症的症状有所减轻，但晚上依旧容易失眠，医生在前方基础上去大黄，加川芎15克，生蒲黄12克（包煎），丁女士连续3年坚持服药后，病情逐渐稳定，性情不再乖戾多变，也再没有过自杀轻生的念头，并且已经恢复了正常的工作。

3.民间偏方

(1)**麻油豆腐皮**：豆腐皮100克，先将豆腐皮用沸水焯一下，然后切成丝，放入盘中，加入10克左右的酱油、30克左右的芝麻油，再放一点芥末，大约5克左右，经搅拌均匀后即成，佐餐食用。消除抑郁，振奋精神。

(2)**牛肉烧豆腐**：牛肉100克，豆腐400克，将牛肉去除筋膜后剁成肉丁，用100克的玉米油将牛肉丁炒至半熟，下豆腐块，再用中火烧几分钟，放入少许的酱油、豆瓣，烧至牛肉熟透即成，佐餐食用。消除抑郁，振奋精神。

(3)**芝麻酱拌莴笋叶**：新鲜莴笋叶500克，生松子仁60克，芝麻酱100克，把新鲜莴笋叶洗净后，放在沸水中汆一下，即捞入盘中。将捣烂的生松子仁调入芝麻酱中，并与莴笋叶搅拌均匀，可以根据个人口味而加入少许的酱油和味精作为调味料，佐餐食用。疏肝解郁。

(4)**猪肉苦瓜丝**：苦瓜600克，瘦猪肉300克，苦瓜切成丝后，加清水放在急火上烧沸，撇去苦味的汤汁。猪肉切片后用油煸炒，与苦瓜丝同炒，加调味后，即可食用，佐餐食用。

4.外用偏方

敷贴疗法：足三里、三阴交、合谷、中脘，用斑蝥、全蝎、蜈蚣、冰片研磨后做成细末调入适量的凡士林，搅拌成米粒状大小，置于上述穴位，以胶布固定。12～15小时揭去胶布，会出现小水疱，任其自然被人体吸收，若已经溃破则涂龙胆紫吸干，每次用3贴，5次为1个疗程。

5.其他疗法

推拿疗法：推脊柱3次，华佗夹脊3次，捏脊3次，点按四神聪、鸠尾、关元、三阴交、肾俞等穴位，再用重拿手法推肩井穴3

次，点按中脘36次，重按弹拨丰隆、足三里穴各36次，每日1次。

6.生活建议

抑郁症是一种比较常见的心理疾病，并且很多人已经处在抑郁边缘，但是，很多人却对此浑然不知，所以，人们需要对此提高警惕，下面是专家给出的预防方法，您不妨按此来调理自己的生活。

(1)生活有规律：从稳定规律的生活中领会生活情趣，要保证一日三餐规律，饮食搭配要均衡，尽量戒烟忌酒及滥用药物，科学合理地安排户外运动，每天要有7小时以上的充足睡眠。

(2)注重形象和清洁：时刻保持自己光鲜整洁的外在形象，保持自己居住环境的整齐和干净。

(3)积极工作：即使有很多心事，情绪低落的时候，也要试图积极地工作。

(4)宽容豁达：不要强压怒气，但是，也要对人对事心胸开阔、宽容大度。

(5)提高适应性：主动接触新鲜事物，吸取新知识，尽可能去接受和适应新的环境。

(6)树立自信：相信自己能行，勇于挑战曾经畏惧的困难，保持勇往直前的激情，并给自己适当的心理暗示："我要飞得更高！"

(7)注意言行，控制情绪：不要因平时生活中琐碎的事情而发飙抓狂，要特别注意自己的言行，虽然心情郁闷烦躁，也应让自己合乎生活情理。

(8)培养广泛的兴趣：扩宽自己的兴趣爱好，并可以借鉴一下通过运动、冥想、瑜伽、按摩来放松身心。

(9)知足常乐：俗话说得好："人比人得死，货比货得扔。"所以，不要拿自己的生活与他人作比较，尤其是各方面都比你强的人，知道满足才能得到快乐。

⑽多交朋友：尽量多与精力旺盛、活泼开朗、性格外向、积极乐观的人交往。

十一、癫　痫

1.疾病综述

癫痫俗名羊角风，是由多种原因引起的一种脑部慢性功能障碍综合征，是一种常见病。癫痫是大脑神经元突发性异常放电，导致短暂的大脑功能障碍的一种慢性疾病。而癫痫发作是指脑神经元异常和过度超同步化放电所造成的临床现象。其特征是突然和一过性症状，由于异常放电的神经元在大脑中的部位不同，而有多种多样的表现。可以是运动感觉神经或自主神经的伴有或不伴有意识或警觉程度的变化。临床表现以反复发作的短暂意识丧失、肢体痉挛及抽搐为特点。癫痫根据病因可分为原发性、继发性两种。原发性癫痫原因不明，脑部无明显病理或代谢改变，体内外环境在生理范围内的各种改变可能是导致其发病的诱因。继发性癫痫是由脑内外各种疾病所引起，例如脑炎、脑膜炎、脑寄生虫病、脑瘤、脑外伤、脑缺氧、铅、汞等引起脑中毒等，均可导致本病的发生。

2.民间验方

(1)水蛭煎治疗癫痫

35岁的陆先生，一年前因从高处不慎坠落而受了外伤，外伤治愈后，家人发现他出现了目光呆滞、经常无意识地东张西望、喃喃自语而内容重复且荒谬等等一些的症状。偶尔自己一个人面壁呆坐，一坐就是好几个小时，不说话也不动弹，而有的时候突然一个人在那里大笑不止，饮食不知饥饱，像是痴呆一样。原本是一个多才能干的人，现在基本已经丧失了劳动能力，并出现一些让人费解的诡异举动，有时还会不禁地流口水、吐唾沫。经诊断为外伤引起淤血而导致的癫痫。吃了不少的中药西药，效果都不太明显，而且症状越来越严重，后经人介绍得知了一个偏方，使用后病情渐愈。药方：水蛭6克，虻虫1克，桃仁10克，大黄、僵蚕、䗪虫各9克，地龙15克，全蝎6克，蜈蚣2条，花蕊石20克，用水煎煮成汤药后，1日服用1剂，分2次服用。

(2)猪心菖蒲汤治疗癫痫

佳佳是一个10岁的小女孩，而且，还属于胆子较小的孩子。一天晚上，由于放学后去同学家里玩，回家有些晚了，并且半路上有一段路没有路灯特别黑，她平时从来没一个人走过，心里一害怕，就边走边跑，待她跑回家里时，一下子摔在地上，这一摔不要紧，除了膝盖上磕破了点皮以外，竟然连话都说不出来了，并且，目光呆滞地卧床了2天2夜，不吃也不喝地发呆。家人问话她也不理，额头冒虚汗，手冷而且还紧紧握住。经医生诊治为惊吓所致而引起的癫痫，服用西药基本没什么效果，家人更加着急，后来寻得一中医验方，服用后症状逐渐减轻。药方：猪心1个，九节菖蒲10克，猪心洗净后用竹刀劈开，九节菖蒲研磨成粉末，塞进猪心内，加水煮熟后喝汤，吃猪心。

3.民间偏方

(1)榛蘑白糖饮：榛蘑240克，白糖180克，用水将榛蘑煮熟，滤出汤汁后，加白糖调匀即可，口服5次，随意饮之。祛风，活络，补虚，主治羊痫风。

(2)**枸杞炖羊脑**：枸杞子60克，羊脑1～2个，油、食盐适量，羊脑去掉筋膜后，与枸杞子一起放碗内加入适量食盐、水，隔水蒸熟后，即可食用，佐餐食之。有滋补肝肾，安神益脑的作用。适用于血虚头痛、体弱眩晕，以及肾气虚衰、癫痫等症。

(3)**枣椒凉糖浮小麦汤**：大枣60克，白胡椒30克，冰糖100克，浮小麦20克，用水煎煮成汤汁即可，隔日1剂，分2次服用。对于癫痫患者可作为辅助治疗。

(4)**橄榄膏**：鲜橄榄10千克，明矾50克，将橄榄捣碎后，用水煎煮成汁，再用明矾收膏，每日早晨空腹服用，可除癫痫。

(5)**红茶糯米丸**：红茶、明矾各1000克，糯米200克，先将糯米用适量的水煎煮，待米开花后，留取米汤备用，将红茶、明矾研磨成细末，再用糯米汁调匀，制成如赤豆大小的丸粒，发病期服49粒，小儿服27粒，浓茶送服。本方补虚、祛痰，适用于癫痫。

4.外用偏方

(1)**贴脐法**：取丹参、硼砂各1克，苯妥英钠0.25克，将上药研磨成药粉，分10次填在神阙穴，每日换药1次，连续用药直到病情得到控制为止。

(2)**膏敷法**：取马钱子（沙中炒黄）、僵蚕、胆南星、明矾各等份，青艾叶、鲜生姜适量，将前4味药混合后，一起研磨成细末，过筛，然后取药粉适量，和艾叶、鲜生姜搅拌捣碎制成药膏，每次用药膏5～10克，纱布包裹，外敷于神阙穴，外用胶布固定，每日1次。

(3)**外贴法**：取适量的吴茱萸，晒干后，研磨粉碎成极细的药末，装瓶密封备用，用时取吴茱萸粉放入肚脐中，以填平脐眼为度，上面贴上麝香止痛膏，用以固定，一个周换药1次，连敷3个月或更长时间。

5.其他疗法

(1)搐鼻法：取等量的猪牙皂角、细辛、薄荷、苦参、麝香研磨成粉末，以少许吹入鼻内，使病人打喷嚏从而开窍醒脑。

(2)催吐疗法：取适量的胆矾，研磨成细末，每次服0.3～0.6克，用温醋汤送服，服后片刻，即产生呕吐，主治痰盛癫痫。

6.生活建议

癫痫患者在发作的时候样子很恐怖，有的病人还可能会伤害到自己或者别人。当然，如果平时做好妥善的预防工作和积极地治疗，大多数的癫痫是可以避免发生的。

(1)对于因遗传性疾病引起的癫痫，要进行产前诊断：一些遗传性疾病可能会引发癫痫，所以，患有遗传性疾病的胎儿可以做人工流产，这样就可以减少遗传性癫痫的发生。

(2)避免因缺氧、窒息、产伤引起婴儿日后患癫痫：出生时婴儿的脑损伤会引起癫痫，所以，对于一些高龄产妇，若是预计生产过程不顺利，应及早采取剖腹产。

(3)有癫痫家族史的人应避免结婚：强烈提倡在婚前，进行脑电图检查，如脑电图有癫痫波者应避免结婚，特别是双方都有癫痫家族史的人也应避免结婚。

(4)预防脑外伤引起的癫痫：颅脑外伤是引发癫痫的一个重要原因，例如，因工作、交通事故而引起的脑外伤，所以，平时要多加注意安全，避免脑外伤的发生。

(5)积极地预防感染：各种颅内感染也会引起癫痫，所以一旦发生了颅内感染性疾病，应及早诊断，正确治疗，以将脑组织的损伤降到最低程度。

(6)尽量避免引发癫痫发作的诱因：饮酒、吸烟、疲劳、精神压抑、暴饮暴食、感染性疾病、受惊发热、剥夺睡眠等都可能诱发癫痫患者发作，所以，要在生活中多加注意这些方面。

(7)避免高热惊厥：高热惊厥患者中，将会有15%左右转变成癫痫，应及早地采取预防措施，对于曾有高热惊厥病史的患者来讲，可大大减少高热惊厥造成的脑损伤，以免诱发癫痫。

(8)坚持服药：采用服药治疗的癫痫病人，绝对不能间断用药，因为只有这样才能有效地控制发作，如果病情已得到了控制，减药时，要循序渐进地酌减，不可骤停。

(9)把握癫痫的先兆，及时处理：癫痫病人在发作前，部分人会有发作先兆，如突然头晕、恶心、耳鸣、眼前冒金星、心烦意乱或一侧肢体麻等，一旦这类情况出现时，应立即嘱病人卧床，及时服用或者注射镇静剂。

第七章

外科／骨科疾病偏方验方

一、肠梗阻

1.疾病综述

　　肠梗阻是指肠内容物在肠道中通过受阻，为常见急腹症，可因多种因素引起。肠梗阻多为肠腔的物理性或机能性阻塞，其发病部位主要为小肠。小肠梗阻不仅使肠腔机械性不通，而且，伴随局部血液循环障碍，致使动物剧烈腹痛。病程发展迅速，预后慎重，起病最初，梗阻肠段先有解剖和功能性改变，继则发生体液和电解质的丢失、肠壁循环障碍、坏死和继发感染，最后，可致毒血症、休克、死亡。当然，如能及时诊断，积极治疗，大多能逆转病情的发展，以致治愈。

2.民间验方

(1)白术治疗肠梗阻

小周今年13岁，最近经常呕吐不止，到医院就诊后，西医建议采用手术治疗，家长认为孩子还，小尽量不做开刀手术，遂不同意，而后转而求治于中医。中医采用温补的疗法治疗小周的肠梗阻，药方：白术20克，枳实、枳壳、槟榔各15克，莱菔子12克，砂仁、连翘各10克，将以上各种药材浸泡在400毫升的水中半个小时，再用大火煎沸20分钟，制成约150毫升的药汁。提取出汤剂后，再加水用大火熬制成100毫升的药汁，两汁混合，趁热频繁饮服，以不呕吐为度，一般在6小时以内服完，需要服用第2剂的，枳实加至30克，制法同上，待第1剂药服完12小时后，再继续使用。

(2)川朴加木香治疗肠梗阻

前一段时间，夏阿姨上医院做了阑尾切除手术，术后一直感觉腹部隐隐作痛，而食欲、排气、排便都还比较正常，只是近来腹部越来越疼了，并且排便排气也都停止了。经过检查，诊断为粘连性肠梗阻，医生辨证论治后，给开出了如下药方：川朴、木香、炒莱菔子、当归、肉苁蓉各15克，乌药、桃仁、赤芍、芒硝(冲服)、番泻叶、(泡服)党参、黄精各10克，每日1剂，每剂加入600毫升的水，煎熬制成300毫升的汤药，分3次服用，10天为1个疗程，1个疗程后，即可起到很好的效果。

3.民间偏方

(1)猪胆白酒汤

猪胆1~2个，白酒60毫升（视病人酒量大小可略多或略少），先将猪胆盛入碗中，再把白酒倒进去，放在锅内炖热后即可，一次服完。急性肠梗阻，服药后不久，即可见肠蠕动加快，腹内肠鸣2～4小时左右，就可以通气。

(2)干猪胆白酒汤：猪胆干品2～3个，白酒60毫升（视病人酒量大小可略多或略少）。先将猪胆胆囊剪开，将热酒和里面的胆汁在碗里搅拌均匀，之后的制法与上方相同即可，一次服完。急性肠梗阻，干品其效稍缓。

4.外用偏方

(1)**热敷法**：皂荚250克，葱白10～15根，生姜适量，放入500克麦麸中，经过10分钟的热炒后，将白酒徐徐兑入后，搅拌均匀，以使麦麸完全被白酒浸湿为度，然后装入布袋中。将布袋热敷于腹部，待冷后，再制一袋替换，两袋轮流热敷，直至肛门排气，腹胀消失。本方法具有辛散温通、促进肠道蠕动、解除肠道梗阻的功效。

(2)**热熨法**：大黄、枳实各50克，厚朴、芒硝各30克，研磨成粉末，带根须的葱白250克，食盐25克，捣烂后加入上述药末，以米酒调匀后用锅炒热，用布包烫慰腹部有肿囊包块处或疼痛严重处，直至大便通畅为止。

(3)**敷脐法**：吴茱萸20克，研磨成细致粉末备用。取10克，用淡食盐水搅拌后，调成糊状，均匀地摊在2层厚的方纱布上，将四边折起做成长宽约5厘米的药包，敷于脐部，外用胶布固定，12个小时后用剩下的粉末更换1次。

(4)**脐敷法**：丁香30～60克，研磨成细末，加75%的酒精调成糊状，以直径6～8厘米敷于脐上及其周围，上面用纱布及塑料薄膜覆盖住，再以胶布固定即可。

(5)**灌肠法**：苦楝皮、莱菔子、槟榔各18克，全瓜蒌、茵陈各20克，番泻叶、陈皮各15克，用水煎煮成150～300毫升的药液，每次使用100～150毫升保留灌肠，每日2次，2天为1个疗程。

5.其他疗法

(1)**按摩疗法**：按摩者将双手掌摩擦至有温热感后，先在小肠起始部按上腹部、中腹部、下腹部、右下腹部的顺序，进行按摩，按摩的要领是以左右为主、环型为辅，然后，将手掌置于腹部右下侧，按顺时针方向围绕腹部旋转，画一个"?"，如此反复按摩30次左右。

(2)**生油疗法**：用生豆油、香油或花生油，成人每次取200～250毫升，儿童80～150毫升，每日1次，口服或经胃管注入。常用于治疗蛔虫性、粘连性和粪块阻塞性肠梗阻病人。

6.生活建议

引发肠梗阻有许多原因，而针对这一系列的诱因有目的性地去注意和预防，可以有效地防止、减少肠梗阻的发生。

(1)**养成良好的卫生习惯**：预防和治疗肠蛔虫病，从而避免病从口入。

(2)**尽早发现并治疗肠道肿瘤**：应及时治疗腹壁疝等此类疾病，以避免因嵌顿、绞窄造成肠梗阻，腹部大手术后及腹膜炎病人应很好地给胃肠减压，特别要注意的是手术操作要柔和，尽力减轻或避免使腹腔造成感染。腹部手术后，要及时尽早地下地活动，以免造成肠道粘连。

二、骨质疏松

1.疾病综述

骨质疏松是多种原因引起的一组骨病，骨组织有正常的钙化，钙盐与基质呈正常比例，以单位体积内骨组织量减少为特点的代谢性骨病变。在多数骨质疏松中，骨组织的减少主要由于骨质吸收增多所致。发病多缓慢，个别较快，以骨骼疼痛、易于骨折为特征，生化检查基本正常。骨质疏松症一般可分原发性骨质疏松症和继发性骨质疏松症两种。原发性骨质疏松是以骨量减少、骨的微观结构退化为特征的，致使骨的脆性增加以及易于发生骨折的一种全身性骨骼疾病。老年人中患病的男女比率分别为男性60.72%，女性90.47%。骨质疏松是导致骨折的重要原因之一，骨质疏松的症状为腰背痛、身长缩短、驼背、呼吸功能下降等。导致中老年人发生骨质疏松的原因有很多，主要是由于性激素分泌减少，钙调节激素的分泌失调致使骨代谢紊乱、牙齿脱落及消化功能降低，致使钙、磷、维生素及微量元素摄入不足，户外运动减少等。

2.民间验方

(1)八珍汤治疗骨质疏松

陈小姐今年24岁，是公司白领，由于节食减肥而导致她患了骨质疏松症。之前她的体重还算是比较正常的，可是因为受到媒体广告的影响，一直认为自己太胖，便开始采取节食的减肥方法。因长时间只吃热量比较低的食物，导致月经量少，并且还曾出现过停经数月的纪录。后来在公司体检时，发现骨密度低，有骨质疏松的现象。经过在网上查到了一个治疗的方子，并多吃钙含量高的食物，此前陈小姐一直身体单薄，面色苍白，如今症状已经基本扭转。具体处方：人参（单煎）、白术、白茯苓、当归、川芎、白芍药、熟地黄各9克，甘草5克，加生姜3片，大枣5枚，用水煎煮成汤药。此方有益气补血的功效，适用于骨质疏松症引起的气血不足。

(2)真武汤治疗骨质疏松

张阿姨今年72岁，在几天以前长时间乘坐长途汽车，一路颠簸下来，把阿姨累得够呛。正巧那几天连续阴雨绵绵，回到家后，坐在低凳上帮女儿剥花生，这一坐下就站不起来了，女儿将她扶起后，发现阿姨不能迈步，之后在平卧时翻身都痛，不能挪动地方，一动就疼痛难忍，后来经医院诊断为骨质疏松症。后服用一剂药方：茯苓、芍药、白术、生姜、附子（先煎）各9克，用水煎煮成汤药，每日服下1剂，1日2次。此方有温阳利水之功效。适用于脾肾阳虚型骨质疏松。治疗中用轻手法按摩作为辅助治疗，经过持续1周的治疗后，疼痛减轻，能拄拐行走，1个月后，疼痛消失，并且生活能够自理。将处方制成蜜丸，每次服用6克，1日3次，巩固治疗将近1个月，并且长期坚持基础治疗，之后就一直没再复发。

3.民间偏方

(1)汽锅蒸黄豆核桃鸡：鸡1500克，黄豆、核桃各100克，葱白4根，生姜4片，黄酒30克，食盐、胡椒粉各适量，将鸡洗净后砍成块，将黄豆用清水泡发，葱白打成结，然后，将这些加上胡椒粉以外的调料一起投入汽锅内，加水适量，隔水用文火蒸2个小时，出锅后，放少许胡椒粉即可，佐餐食用。适用于骨质疏松。

(2)萝卜海带排骨汤：排骨、白萝卜各500克，水发海带100克，黄酒、姜、食盐、味精各适量，把排骨用适量的水煮沸，撇去表层上的浮沫后，加入姜片、黄酒，用小火慢炖。熟后加入萝卜丝，再继续煮5～10分钟，调味后放入海带丝、味精，待到煮沸即可，佐餐食用。适用于骨质疏松。

(3)芝麻核桃糊：红糖、黑白芝麻、核桃仁粉各50克，藕粉200克，在炒熟后的黑白芝麻里放入核桃仁粉、藕粉，用沸水冲调均匀后，再放入红糖稍加搅拌，即可食用，每日1次冲饮。能补钙。适用于中老年骨质疏松者。

4.外用偏方

外敷法：取防风、威灵仙、川乌、草乌、透骨草、续断、狗脊各100克，红花、川椒各60克，将药研磨成细碎的粉末，每次用50～100克，用醋调成稀薄的面糊状放入纱布袋中，置于患处皮肤上，再在上面放一个热水袋热敷30分钟，每日1～2次。

5.其他疗法

(1)按摩疗法：取穴合谷、内关、足三里、三阴交、涌泉等穴位，用普通的手法按摩，可以起到缓解骨质疏松症引起的疼痛的作用，长期坚持按摩可收到较好的保健效果。

(2)日光浴疗法：日光照射量不足会直接导致骨质疏松症的发生，因为光照可以透过皮肤使体内的维生素D加速大量地合成，促进骨代谢，增加骨骼内的钙含量，所以，经常采用日光浴照射，对预防和治疗骨质疏松症有很大的帮助。地点选择空气清新的场所，时间选在清晨进行。每次的持续时间可从十几分钟开始逐渐增加到1～2小时，但这要根据体质与气温而定。尽量使身体的每一个部位都受到充足的照射，但注意要避免直接照射头部。

(3)运动疗法：运动可以减少钙的流失，是延缓骨质疏松的一个重要手段和途径，以坚持经常进行体育运动、保持运动适度、不要过于激烈为原则，每个人可根据自己的体质条件来决定运动量的大小，每天应坚持2～4小时的运动时间，运动和休息间隔循环，循序渐进。项目的选择可参考季节和个人爱好，如太极拳、健身操、游泳、散步、慢跑等，在运动的同时还需要加强防摔、防碰、防绊、防颠等保护性措施。

6.生活建议

预防骨质疏松，注意要从饮食和生活习惯开始做起。

(1)**每天保持营养均衡的饮食**：多吃富含钙、低食盐和优质蛋白质的食品，少吃容易造成钙质流失或使钙质难以吸收的食物。尽量不要过多地喝咖啡，或是大量食用含咖啡因的饮料及食物，如巧克力、茶等。因为饮用过量咖啡因饮料会增加体内的钙质流失，使尿液中排出过多的钙。女性在妊娠期间，应十分注重补充体内的钙质，以防止胎儿先天性缺钙。

(2)**多运动**：强壮骨骼可以采用适度且有规律的体育运动。譬如，走路、慢跑、跳舞等运动都可强化骨骼，增加骨质密度和反应速度，并可减少发生骨折的几率。

(3)**获得充足的光照**：多晒太阳可以预防骨质疏松，因为晒太阳有助身体对于钙质的吸收。

(4)**远离烟酒**：烟酒会导致钙质流失，所以，尽量不要抽烟和喝酒。

三、骨质增生

1.疾病综述

骨质增生症又称为增生性骨关节炎、骨性关节炎、退变性关节病、老年性关节炎、肥大性关节炎，是由于构成关节的软骨、椎间盘、韧带等软组织变性、退化，关节边缘形成骨刺、滑膜肥厚等变化，而出现骨破坏，引起继发性的骨质增生，导致关节变形，当受到异常载荷时，引起关节疼痛、活动受限等症状的一种疾病。因有时其形状像口唇或像鸟嘴，故叫做唇状突起或骨赘，也叫骨刺，是骨科的一种常见病和多发病，分原发性和继发性两种。

中医称其为"骨痹"、"骨痛"，是常见的慢性关节病。

2.民间验方

(1)弯腰够地法治疗骨质增生

王先生在两年前得了腰椎骨质增生，也吃了不少治疗骨病的药，还采取了许多揉、抻、压、扳的中医按摩疗法，但是，王先生的腰椎第三、四节长出来的骨刺还是没有好转的迹象。每天早上醒来都会感觉后背酸痛僵硬，严重的时候，都不能弯腰穿袜子、系鞋带。偶尔一次，在公交车上遇到了一个与王先生有同样病症的病友，这位病友现在已经痊愈了，王先生一问人家原因，原来是因为采取了"弯腰够地法"的土办法。王先生一听便回去也尝试了一下，坚持了不到半年，效果还真挺明显。每天清晨他都坚持进行"弯腰够地法"训练。刚一开始，他按部就班地依次仰身、抬臂、弯腰、双手努力够地，但是，只能勉强够到膝盖往下一点点。慢慢地连续用了几下劲，双手也慢慢地下移，腰就开始受不了了。于是，这时他调整呼吸，不停歇地重复

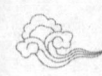

30多遍，慢慢地他竟然可以触到地板了！直起身来以后，王先生不住地大口喘气，感觉后腰暖暖的，像被电热的东西烤过一样，非常地舒服。王先生感觉这办法能有用，于是每天早晚各做50次。运动了1个月，就开始起到了良好的效果。

(2)鸡脚桑枝治疗骨质增生

近些年来，郑大妈一直都被脚跟骨质增生困扰着，后来一个老中医给她介绍了一剂民间验方，就是用30克桑枝和500克鸡脚炖着吃。于是，郑大娘回家后就照样做了一顿。将鸡脚、桑枝买回来后，煲1个小时左右就可以吃了，一次把鸡脚和汤全部吃光。在煲汤的时候，汤水要加的适量，最好是能一次全部吃光为宜。郑大妈心想这些东西反正也是吃的食品，就算不起什么效果也没有什么副作用，而且，也不算什么损失，就多用一段时间试试看。将近三月后，郑大妈发觉脚走路时就没有以前那样疼了，而且，慢慢地脚跟也可以着地了，收效明显，疗效不错。

(3)醋煮黄花菜治疗骨质增生

魏先生的脚大拇指根部关节处总觉得有些不适，后来才发现这个关节长出了一个大圆包，在长时间站立和走动的时候疼痛难忍。后来他用了一种叫做醋煮黄花菜的方法给完全治愈了，并且从来没有再复发过。这醋煮黄花菜的具体制作方法：醋2大碗，干黄花菜1两，放进锅中用文火一起煎煮，熬至黄花菜完全涨开后，用来足浴烫脚。这个方法既简单，又经济实用。每天晚上魏先生都是一边看着电视，一边用黄花醋水泡脚，水凉了就再加一些热水，关节骨质增生的症状就在不知不觉中减轻了很多，也没费多少事。魏先生建议有同样问题的朋友也可以尝试一下。

3.民间偏方

(1)**紫菜豆腐汤**：豆腐400克，紫菜30克，把豆腐切成小块后放入开中水烫一下，再捞出来沥干水分。将油烧热后，加入适量的水，下入豆腐，煮沸以后，加调料调味，最后撒上紫菜即可，日常食用。适用于骨质增生。

(2)**莲枣薏米粥**：莲籽100克，枣20克，冰糖30克，薏米适量，先将薏米浸泡3小时，莲籽去掉莲心，枣挖去枣核。锅内加水，放入薏米煮沸后，再加入莲籽、红枣，煮熟之后再加冰糖，待冰糖溶化后，即可，早晚食用。适用于骨质增生。

(3)**海带炖排骨**：排骨1500克，海带1000克，大葱、姜片、料酒、味精适量，将排骨洗净以后，加海带、姜片、葱花、适量的水，用大火烧开。撇去浮沫后，改用微火炖至熟烂，加食盐、料酒、味精调味即成，佐餐食之。止咳，平喘。适用于痰多咳嗽气喘。

(4)**山药黑米炖猪肚**：猪肚400克，山药60克，黑米500克，调料适量，先将猪肚用水焯一下后备用，山药去皮后，切成丁，黑米淘洗干净后，一起放入猪肚内，封好口，加料酒、葱、姜用文火煲2小时，加糖、食盐、鸡精调味后，即可。晾凉，切片，佐餐食。

(5)**羊肉米粥**：羊腿肉400克，生姜5片，葱适量，粳米600克，羊腿洗净后，切成肉丁，加葱、姜、食盐与粳米一起放入砂锅内，加1000毫升的水，再用急火煮沸15分钟，然后，改用文火煮半个小时即成，每日早晚趁热食服。益气血，补虚损。适用于腰椎骨质增生、腰部疼痛牵及下肢者。

4.外用偏方

(1)**中药外敷法**：白及12克，炮山甲、土鳖虫各5克，红花3克，蜂蜜、米醋各15克，将上述药材研磨成细粉，再用蜂蜜和米醋调和，外敷于病患处增生部位，上面用塑料薄膜纸覆盖，再粘上胶布用以固定，3天换药1次，5次为1个疗程，2个疗程之间要停歇1周。

(2)**白矾醋液外敷法**：白矾250克，醋1000克，用文火在砂锅中煮化，等药温冷却后，外敷于患处，每日2次，每次25～30分钟，半个月为1个疗程。

(3)**荞麦面和醋法**：用适量的老陈醋将荞麦面和匀，然后外敷于骨质增生的患处，早晚各1次，以半个月为1个疗程。坚持用药一段时间，疼痛就会明显减轻。

5.其他疗法

(1)**醋搓疗法**：用山西老陈醋搓揉患处，以搓热为佳，但要注意要以不搓破皮为度。搓热后，再用一个表面光滑平坦的东西（如找不到合适的器具，用陈醋的瓶底也行），慢慢拍打增生的骨刺处，这样天天反复几次，坚持一段时间后，就能起到一定的效果。

(2)**自我按摩法**：在按摩时患者可以采用坐式或站位，将双掌平摊五指伸直，用双手自上而下在腰部进行按摩，力量从轻柔渐渐加重，一直按摩到局部有发热的感觉为止，再继续用双手在腰部推拿2～3分钟，以促进腰部的血液循环，缓解肌肉的僵硬和紧张。

6.生活建议

骨质增生虽然不是能够危及生命的重症疾病，但由于其病程较长，会给病人造成难以忍受的痛苦，因此，需要积极地预防此病。关于骨质增生的预防要注意以下几个方面：

(1)**避免长期剧烈运动**：过度的运动会造成关节面受力加大，

导致关节磨损加重。长期剧烈运动还可使骨骼及周围软组织受到很大程度的劳损，造成局部软组织的损伤和骨骼受力点集中，进而导致骨质增生。

(2)**适当进行体育锻炼**：多进行一些适当的运动，特别是有关关节的运动，因为这些关节运动可以增加关节腔内的压力，使关节液向软骨渗透，有利于减轻关节软骨的退行性改变，从而减轻或预防骨质增生。

(3)**及时治疗关节的损伤**：骨折后，医治断骨回复位置不完全会造成关节软骨面不平整，从而导致创伤性关节炎，特别是关节内的骨折更应该及时治疗，以避免创伤性关节炎和关节骨质增生的发生。

(4)**保持适当的体重**：体重超标会加重关节软骨的磨损的程度，使关节软骨面上的压力不均匀，造成关节老化致使骨质增生，所以，对于一些体重，超标的人来说，适当地减轻体重可以预防脊柱和关节的骨质增生。注意在日常饮食中，要确保营养均衡。

四、风湿性关节炎

1.疾病综述

风湿性关节炎是一种与溶血性链球菌感染有关的变态反应性疾病，是一种常见的急性或慢性结缔组织炎症，可反复发作并累及心脏。风湿性关节炎的典型表现是轻度或中度发热，游走性多关节炎，以成人多见，受累关节多为膝踝、肩、肘腕等大关节，常见由一个关节转移至另一个关节，病变局部呈现红肿、灼热，剧痛部分病人也有几个关节同时发病，关节功能因疼痛轻度受限。如累及膝关节则行走、上下楼及蹲站时困难。呈反复发作，遇天气变化（刮风、下雨、阴天）时加重。不典型的病人仅有关节疼痛而无其他炎症表现，急性炎症一般于2～4周消退不留后遗症，但常反复发作。若风湿活动影响心脏则可发生心肌炎，甚至遗留心脏瓣膜病变。我国《黄帝内经》把风、寒、湿三气合称为痹。因为风湿病大多累及关节而引起疼痛，所以，风湿性关节炎一词一直沿用至今。中医认为，该病的病因病机是先天不足、营血亏虚、卫气不固、风寒湿热等病邪侵犯机体，阻于经络，留注关节，累及内脏而致。

2.民间验方

(1)桑枝猪脚治疗风湿性关节炎

小江今年17岁，患有风湿性关节炎，病情严重，甚至都无法正常行动，经过多方求医，可是效果都不怎么理想，后用本方治愈。具体方法：新鲜桑枝2两，干品则只需1两，切成小段后备用，猪前脚1只洗净后剁成小块。将桑枝和猪脚一起放入大碗，倒入米酒1瓶，盖上盖，在锅中炖至猪脚熟透后即成，喝汤吃猪脚，分成2～3次吃完。如果患者有血脂高或高血压糖尿病病史者，可以多做些汤，少放点猪脚。连续服用几剂，即能收到良好的效果。另外，自己也可以到郊外采折一些没有喷洒过农药的桑枝，粗细随意，但要注意的是在煮猪脚时，要连木质一起使用。

(2)热水浴法治疗风湿性关节炎

陆先生在几年前患了关节炎，每到冬天天气寒冷的时候就痛苦难忍。在半年前他听说每天到浴室在热水池中泡一泡可以治疗关节炎，他便一直从不间断地泡热水，坚持了一年多，关节炎果然没再复发。具体做法：在每次浸泡时开水不要太热，最好能够感觉温热舒适即可。可以一边浸泡一边加入热水，在自己能够适应的情况下，让水温尽量热一点，可有针对性地浸泡患病的局部位置，而且，要在浸泡的同时按摩患处，直到全身微微出汗为止。如果时间充裕的话，还可以中止浸泡，稍微凉快一会再接着继续浸泡，多反复几次。也可以进行全身浸泡，同样浸泡和按摩要同时进行，直到额头上开始沁出汗珠之后，这时可以改为局部浸泡。经过一段时间的中场休息以后，再全身浸泡，反复多次。

在浸泡的过程中，有一点要尤为注意，无论是局部浸泡，还是全身浸泡，每次的持续时间不要少于半小时。但是，对于有高血压病、心脏病的患者要注意时间不宜过长，水温也不宜过热。

(3)炒粗食盐治疗风湿性关节炎

风湿性关节炎困扰了赵大爷很多年，就连夏天都不敢换下长裤，有一回他在一本治疗慢性疾病的丛书上，看到了炒粗食盐可以治关节炎的方法后，便马上就去买来一大袋粗食盐，自己在家尝试着用了起来。一开始并没有感觉到有什么明显的变化，只是感到热乎乎的挺舒服。但是，就在他坚持了1个月之后，奇迹果然出现了，赵大爷的病症开始逐渐地好转，腿也不疼了，冬天就是不穿厚厚的棉裤也不会复发了。具体方法：用棉布缝1个书本大小的双层口袋，中间用棉花絮好，每天晚上把1000克的大粒食盐用锅炒几分钟，炒出噼叭的响声即可，然后，把食盐倒进棉布袋里，将封口封好。每晚睡觉前把口袋放在关节疼痛处，再盖好棉被，每晚敷1小时左右，一个周为1个疗程。注意口袋里的棉花厚度要适中，太薄或者太厚效果都不好。

(4)羌活加天麻治疗类风湿关节炎

张女士在7年前发现膝盖疼痛红肿、全身微热，疼痛呈游走性，有时膝关节痛，有时腰椎、颈椎也痛。经医院检查后，被诊断为风湿性关节炎，用抗生素及激素治疗，病情基本得到了控制。但是，不久之后又复发了，反复了好几次。后来用了一个中药偏方，一周后感觉疼痛明显减轻。连续服用了2个月以后，病情痊愈，并从此未再复发。具体药方羌活、天麻、川芎、当归、秦艽各10克，红花6克，白芥子3克，用水煎煮成汤药后服用。

3. 民间偏方

(1)金银菊花茶：茶叶、金银花各10克，菊花12克，将茶叶研磨成细末，与金银花、菊花一块用沸水冲泡，每日多次饮用。适用于关节疼痛、发热、发红的患者。

(2)辣椒瘦肉汤：瘦猪肉200克，辣椒根180克，将猪肉和辣椒根一起煮成汤，调味后食服，每日1次，连服7～10日。适用于风寒湿痹。

(3)赤小豆粥：赤小豆60克，粳米30克，白糖适量，先把赤小豆煮熟，再加入粳米一起煮粥，快熟时，加入白糖即可，日常食用。能除湿热。适用于风湿性关节炎。

(4)猪脚伸筋汤：苡米、木瓜、伸筋草、千年健各120克，猪脚1～2只，苡米、木瓜、伸筋草、千年健用纱布包裹好后，与猪脚一起放入锅内，用文火炖至熟烂，过滤掉残渣，但要注意不放食盐。喝汤吃肉，分两餐食用。本方适用于风湿性关节炎。

(5)白木耳桂圆汤：白木耳400克，桂圆肉200克，先将白木耳泡发后洗净去蒂，加水煮沸后，用文火煮至半酥，加入桂圆肉，一起煮至白木耳熟烂、桂圆肉出味即可，每日早上2匙，加热服用。用于风湿性关节炎与寒热错杂者。

4.外用偏方

(1)坎离砂熨剂：用铁屑和醋混合后会产生放热的化学效应，用它直接熨敷局部患处，对风湿性关节炎有良好的效果。适用于肢体关节冷痛、重着或痛处有肿胀者。注意，铁屑和醋在混合后会强烈刺激皮肤，所以，应及时更换药物，不可长时间热敷。

(2)仙人掌外敷法：取适量的新鲜仙人掌，削去尖刺后，冲洗干净，盛入一小碗里，捣烂成泥状，把仙人掌泥涂敷在患处。适用于风湿性关节炎，且疗效显著。

5.其他疗法

(1)搓手指疗法：简单的搓指运动可以改善血液微循环，并且有利于调适指骨关节的活动机能。具体方法：先用左手依次搓右手的五个手指关节，然后再搓掌心面，之后反过来搓手背，如此完成一遍后换成右手搓左手。每日早晚各1次，每次10分钟。

(2)伏天晒太阳疗法：在夏季的三伏天晒太阳，对膝关节有风湿病的患者有很好的治疗效果，可以取鲜姜1000～1500克，捣碎之后，滤取姜汁，再用适量的棉花浸泡在姜汁里面，晒干后，做成护膝。在晒太阳的时候戴上，尽量穿黑色或者深色的长裤，并且备好遮阳伞、水等防晒解暑之物，找一个阳光充足的地方，晒疗双膝。时间应该掌握在0.5～1.0个小时为宜。

6.生活建议

风湿性关节炎是最常见的一种慢性病，严重者可造成软骨破损，使关节产生功能障碍。所以，在平时的日常生活工作当中，应积极地预防本病。

(1)经常参加体育锻炼：保健体操、练气功、太极拳、做广播体操、散步等活动，都对于人的关节大有好处。但凡坚持体育锻炼的人，身体一般都比较强壮，机体的抵抗能力、免疫能力也都很强，特别是对于其抗御风寒湿邪侵袭的能力比一般不经常做体育锻炼者要高许多倍。经常运动还能维持正常的体重，可减少患骨关节炎的危险。

(2)避免风寒湿邪的侵袭：大部分患有风湿性关节炎的病人在发病前或疾病复发前，都出现过被雨淋湿、接触冷水、出汗后被风吹干等情况，这些因素决定着患者患有此病或者诱发本病的复发。

(3)注意劳逸结合：想要保持身体的健康健壮，就要做到劳逸结合。过度的劳累可以使关节长时间承受超负荷的压力和负担，增加患关节炎的几率。而过量饮酒等不良的生活习惯，也不利于预防和治疗关节炎症。所以，要保持一个健康有序的生活习惯。

(4)要注意防寒、防潮：注意在阴雨天气时，要备好雨具，防止淋雨；要注意关节处的保暖，垫褥、被盖应勤洗勤晒，以保持清洁和干燥，劳动和运动后出汗，应及时更换洗净被汗浸湿的内衣内裤。

(5)保持正常健康的心理状态：心理因素对本病也可以产生一定的影响。现代免疫学研究证明，神经和内分泌系统同样也可以调节机体的免疫机能。因此，心理状态要保持稳定和健康，这一点对维持机体的正常免疫功能非常重要。

(6)预防和控制感染：患了扁桃体炎、咽喉炎、鼻窦炎、慢性胆囊炎、龋齿等感染性疾病也可以引发风湿性关节炎，所以，预防感染和控制体内的感染病蔓延，对于预防风湿性关节炎来说也是很重要的。

五、类风湿关节炎

1.疾病综述

类风湿关节炎简称类风湿，类风湿早期的一些类风湿性症状关节炎，是一种病因尚未明了的慢性全身性炎症性疾病，以慢性、对称性、多滑膜关节炎和关节外病变为主要临床表现，属于自身免疫炎性疾病。该病好发于手、腕、足等小关节，反复发作，呈对称分布。早期有关节红肿热痛和功能障碍，晚期关节可出现不同程度的僵硬畸形，并伴有骨和骨骼肌的萎缩，极易致残。主要特征为关节僵硬、对称性关节肿痛、屈伸不利，甚至畸形、废用等。类风湿关节炎发病年龄大多在20～45岁，以青壮年居多，女性多于男性。寒冷、潮湿、疲劳、营养不良、创伤、精神因素等，常为诱发病因。从病理改变的角度来看，类风湿关节炎是一种主要累及关节滑膜（以后可波及关节软骨、骨组织、关节韧带和肌腱），其次为浆膜、心、肺及眼等结缔组织的广泛性炎症性疾病。类风湿关节炎的全身性表现除关节病变外，还有发热、疲乏无力、心包炎、皮下结节、胸膜炎、动脉炎、周围神经病变等。广义的类风湿关节炎除关节部位的炎症病变外，还包括全身的广泛性病变。类风湿关节炎属中医的"痹证"、"历节风"、"鹤膝风"等范畴。

2.民间验方

(1)川乌酒治疗类风湿关节炎

刘阿姨今年52岁，在两年以前患了类风湿，为了治病，她也曾走遍大小医院，吃过不少的西药，但就是收效甚微。经人介绍得知了此偏方后，开始并没有抱多大的期望。没想到仅仅服用了一段时间以后，她的病情有明显的好转。此法能祛风散寒，通络止痛。特别适用于类风湿关节炎导致的肢体关节疼痛，畏冷怯寒，屈伸不利者。本方的具体制法：制川乌、制草乌各6克，追风、千年健各10克，白酒500毫升，把药材都泡在酒里，每日饮药酒2次，每次10毫升左右。

(2)松节酒治风湿性关节疼痛

罗先生今年48岁，于2006年患类风湿关节炎，曾多方治疗，但是几乎都没有起到理想的效果，后来采取住院治疗，虽然病情有所缓和，但还是经常腿冷、疼痛。后来朋友介绍他使用了一个松节酒的偏方，症状得到改善。偏方：取松节50克，白酒500毫升，将松节浸泡在酒中，每次喝10毫升左右，每日3次。能够起到止痛镇痛的功效，并对风湿性关节炎的怕冷、疼痛有一定疗效。

3.民间偏方

(1)五加皮醪：五加皮100克，糯米1000克，酒曲适量，五加皮用适量的水泡发后煎煮30分钟，制成约300毫升的药液，连续煎煮2次，再将药液与糯米一起煮成饭，待冷却后，加入酒曲并搅拌均匀，发酵酿成酒，每日随量，佐餐饮用。祛风除湿，温经通脉。适用于类风湿关节炎。

(2)防风薏米粥：薏米60克，防风20克，薏米淘洗干净以后，与防风一起煮成粥，每日1剂，1次服完，连用一周，中间间隔3天后，可以继续服用。散风除湿。适用于类风湿关节炎。

(3)清明菜糯米饭：粳米2000克，清明菜1000克，调料适量，先将清明菜洗净后切碎，糯米淘洗干净，将煸炒好的清明菜加适量的食盐入味，锅内加入适量的水，放入清明菜和糯米，搅拌均匀后，先用大火烧沸，然后改用文火煮熟，日常食用。补中益气。适用于类风湿关节炎。

(4)**二活粥**：羌活、独活各20克，粳米200克，白糖少许，将羌活和独活洗净后，放入锅中，加入适量的清水，用水煎煮成汤汁，放入粳米一起煮粥，待熟时，拌入白糖搅匀，再接着煮1～2次即成，每日1剂。散寒解表，胜湿止痛。适用于类风湿关节炎、头痛身痛、肩臂肢节肿痛等。

(5)**桂枝粥**：桂枝20克，粳米200克，葱白4根，生姜6片。将桂枝择洗干净后放入锅中，加入适量的清水，使其浸泡5～10分钟后，用水煎煮制成汤汁，再加入粳米煮成粥，将要煮熟时放入葱白、姜末，再连续煮开1～2次即成。每日服1～2次，连续3～5天。发汗解表，温经通阳。适用于类风湿关节炎所致的骨节酸痛等。

4.外用偏方

(1)**四生贴敷法**：生三棱、生莪术各3克，生草乌5克，生酒糟适量，将前三味药材一起研磨成细致粉末，均匀地洒在生酒糟上，然后外敷于患处，每次3～6小时。能温经祛风，散寒通络，活血化淤。

(2)**蜈蚣蝎蛇外洗法**：白花蛇1条，蕲蛇、乌梢蛇各30克（3种蛇可任选1种），蜈蚣3条，全蝎5克，将三种药材一起煎煮成汤剂，之后取适量的药液外敷于患处。能祛风通络，散寒止痛。对关节疼痛、肌肉关节麻木、局部肿胀、关节变形等有很好的疗效。

5.其他疗法

(1)**沐浴疗法**：沐浴时，加入一些可以起到相关药理药效的药物，可以起到热水浴和药物性能的双重作用，能使皮肤、肌肉及关节内的血管舒张，可以明显改善局部的血液循环，加速炎性物质从血液中排出体外，改善患处缺氧的状况和物理生化环境，以起到消炎止痛、缓解症状的作用。同时，还能防止关节僵直、恢复肌肉的伸缩运动功能。所以，类风湿关节炎患者可以根据个人的具体情况进行药浴。如下方法可以作为参考：在水中加入适量的当归、防己、老鹳草、清风藤、土茯苓、红花、五加皮、伸筋草、川草乌等具有祛风除湿、舒筋活络、活血止疼的中药，并保持40℃左右的水温，隔日1次，每次药浴20分钟，10次为1个疗程，经2～3个疗程后，关节肿胀、疼痛即能得到减轻，关节活动可恢复正常。

(2)**保健按摩**：治疗类风湿关节炎可以采用保健按摩疗法，尤其适用于慢性类风湿关节炎病人，可以起到缓解关节周围肌肉痉挛的作用，促进血液循环，恢复关节的正常功能，并且此方法简便易行、安全实用，在缓解症状的同时，还能起到促进康复的作用，是患者首选的好办法。具体方法：把手掌放在腹部上，按顺时针方向按摩5分钟左右。以拇指和其余四指相对的手法按摩四肢的局部位置，重点应集中在患处关节，并同时配合屈伸四肢的关节，反复操作5分钟左右。最后，再用拇指指端按揉并弹拨足三里穴3分钟左右。

(3)**水浴疗法**：矿泉中的化学分子不断地运动，而且水中的气体也在不断逸出，可以起到程度适中的全身性安抚人体的作用，从而镇静止痛、扩张血管、改善血液循环。特别是对于关节肿胀的病人，泉水的静压作用还有助于身体末端毛细血管血液的回流，减轻淋巴淤积，从而促进人体吸收并消除关节肿胀。每次洗矿泉浴的时间最好保持在10～30分钟。浸浴后，应卧床休息20分钟以上，再进行活动，在休息时间病人也可以接受一些按摩治疗。

6.生活建议

预防类风湿关节炎要注意从以下几点：

(1)**适当加强体育锻炼**：因工作和生活习惯的原因而久坐的人要适当运动，有益于血液循环并减少局部血液和炎性物质的淤滞，增强机体的免疫能力以抵抗风寒湿邪的能力。

(2)**适当补充营养**：可以适量地多一些吃含蛋白质和易消化的热性食物（如鱼、蛋、羊肉等）。

(3)**避免风寒湿邪侵袭**：要注意防止受寒、淋雨和受潮，注意对关节处的保暖，不要穿湿衣、湿鞋、湿袜等，不要贪吃过量的冷饮；不要在潮湿的地方躺卧睡觉等；劳动或运动后，不要立即冲凉或吹电扇，应该等到全身的汗干了之后再洗浴。被汗浸湿的衣物要及时更换和洗净。被褥和枕垫应勤洗勤晒，以长期保持清洁和干燥。水边及潮湿的环境中工作的人，如渔业、井业、露天作业等，要注意使用防护服等劳动保护用品。

(4)**预防和控制体内感染的病菌**：有一部分的类风湿关节炎患者是在患了扁桃体炎、鼻窦炎、咽峡炎、龋齿等感染性疾病之后而发病的，因为这些病原体会激发人体产生免疫反应，从而引起本病。

(5)**注意劳逸结合**：健康的身体需要保持，特别需要注意饮食有节、起居有常、不忘劳作。过度疲劳会损伤身体的血气精神，而风寒湿邪此时便可乘虚而入。

六、肩周炎

1.疾病综述

肩周炎又称肩关节组织炎，是以肩关节疼痛和活动不便为主要症状的常见病症。本病的好发年龄在50岁左右，女性发病率略高于男性，多见于体力劳动者。如得不到有效的治疗，有可能严重影响肩关节的功能活动，妨碍日常生活。这是肩周肌肉、肌腱、滑囊和关节囊等软组织的慢性炎症，由于长期伏案工作，肩部的肌肉韧带处于紧张状态，所以肩周炎在50岁以下人群中也不少见。肩周炎往往在肱二头肌肌腱炎、肩峰下滑囊炎、冈上肌腱炎等软组织劳损性、炎性病变或外伤、受寒的基础上发病。本病早期肩关节呈阵发性疼痛，常因天气变化及劳累而诱发，以后逐渐发展为持续性疼痛，并逐渐加重，昼轻夜重，夜不能寐，不能向患侧侧卧，肩关节向各个方向的主动和被动活动均受限。肩部受到牵拉时，可引起剧烈疼痛。肩关节可有广泛压痛，并向颈部及肘部放射，还可出现不同程度的三角肌的萎缩。在中医学理论当中，肩周炎被认为是由肩部感受风寒所致，又因患病后胸肩关节僵硬，活动受限，好像冻结了一样，所以，称"冻结肩"、"肩凝症"。

2.民间验方

(1)运动疗法治疗肩周炎

王先生在多年以前曾经患过肩周炎，严重时就连胳膊都抬不起来，夏天里连背心也不能脱下来，几次去医院治疗都没有什么好的效果。后来王先生采用了运动疗法，就是每天早晨起来后抡胳膊，正着抡40下，反着也抡40下，两只臂膀各抡一遍。这样抡了1个多月，他的病情逐渐好转了不少，再加上平时注意保养，至今都没有复发过。

邓大爷以前也曾得过肩周炎，疼得厉害时连衣服都脱不下来。邓大爷后来采用了锻炼法，两条胳膊像仰泳一样轮番向后划动，为了保持平衡可后退着倒着走路，每日1～2次，坚持做了1个月，便明显看到了效果。

龙师傅是一名司机，因为工作的原因，在3年之前患上了肩周炎，也曾四处求医问药，用了许多方法治疗，如按摩、电疗、热疗等，效果均不理想。实在没有办法了，龙师傅就改为运动锻炼，想以此来强健身体，他每天坚持吊一会儿单杠，或类似的横木，坚持了1个月后，病情日趋好转，最后竟然都痊愈了。龙师傅另有一个朋友因为长期伏案工作，也得了肩周炎，期间尝试过不少方法，效果都不是很好，偶然间跟一位老人也学了一招。用拉毛巾法治疗肩周炎，也非常有效。方法是取一条长毛巾，两只手各拽住一头，把毛巾放在身后，一手在上一手在下，就像搓澡一样先上下拉动，再横向拉动，反复进行几次，每次15分钟。刚开始可能活动会受到一些限制，并不如想象的那样自如，但坚持下去，循序渐进，动作的幅度由小到大，速度也由慢到快，每日做3次，早中晚各1次。只要持之以恒，控制和改善肩周炎的症状是没有问题的。

(2)螃蟹膏药治疗肩周炎

郭女士患有肩周炎许多年了，胳膊都举不起来，肩部还经常感觉酸麻胀痛，尝试过针灸、按摩等方法但疗效皆不佳。在偶然间得知了一个用螃蟹治肩周炎的偏方，用过了几次之后就见效了。具体方法：活螃蟹1只（小的要2只），将螃蟹放在清水中泡一会儿，待螃蟹腹中的泥沙排完后，把螃蟹从水里捞出来，捣烂成蟹肉泥后，摊在粗布上，制成10厘米见方的膏药，贴敷在肩部最严重的患处，每晚一贴，次日早晨取下，2～3次后，疼痛即可减轻或消失。

3.民间偏方

(1)川乌薏米粥：生川乌末24克，薏苡米60克，姜汁10毫升，蜂蜜20克，将薏米和川乌一起用适量的水煮成粥，先用大火煮沸，再改用小火慢慢煨成稀粥，最后加入姜汁、蜂蜜，搅拌均匀即可，空腹温热服下，每日1剂。适用于肩周炎。

(2)莲党杞子粥：莲籽、生党参、粳米各100克，枸杞子30克，冰糖适量。将用温水泡好的莲籽剥去皮，粳米、生党参、枸杞淘洗干净后放入锅中，加入适量的水，大火煮沸后，改文火煮熟，加入冰糖直至冰糖溶化即可，日常食用。适用于肩周炎。

(3)桑葚子水鱼汤：桑葚子100克（纱布包煎），水鱼400克，油、调料适量，原料加入的2000毫升的清水，慢火炖出400毫升的汤水，加调料调味即可，喝汤，空腹食用。适用于肩周炎。

(4)山楂丹参粥：山楂、粳米各100克，丹参30克，冰糖适量，山楂片、粳米、丹参洗净后，先将丹参煎煮成汤药后除渣取汁，放入山楂片、粳米和适量的水，熬煮成粥，最后，放入冰糖即可，佐餐食用。本方适用于肩周炎。

(5)黄花山药莲籽粥：黄花、莲籽肉、山药各200克，将黄花、莲籽肉、山药一起洗净后共煮成粥，空腹食用。这道粥适用于肩周炎引起的运动障碍与疼痛。

4.外用偏方

(1)醋调中药热敷法：川乌、草乌、樟脑各90克，制马钱子5克，研磨成细末后备用，根据病痛部位的大小面积取适量的药末，用醋调和成糊状，均匀地敷于肩部患处，约5毫米厚即可，外敷纱布，之后用热水袋在上面热敷半个小时，每日1次，半个月为1个疗程。

(2)药酒涂擦法：白龙须、生乌草、透骨草各100克，75%浓度的乙醇1000毫升，将药用酒精浸泡10日后，过滤去掉残渣，将酒涂擦在患处，每日3～5次，5天为1个疗程。

5.其他疗法

(1)**爬墙疗法**：患者面对墙壁直立，身体与墙壁贴紧，将有病的一侧手掌贴住墙面，并用手指缓慢地沿着墙壁向上爬行，直到肩部产生疼痛感为止。反复多次重复以上动作，并尽量使每次高度都超过前一次，直至肩关节能够完成手臂上举的动作。

(2)**下蹲疗法**：用手抓住横杆或树枝等物，高度以与自己胸部平齐为宜，患者慢慢地下蹲，使患病的肩关节被动上举，当肩部有剧烈疼痛时，应停止下蹲。按此动作多次反复，并尽量使每一次下蹲的幅度逐渐比上一次大。

6.生活建议

肩周炎属于一种慢性疾病，平时应以预防为主，一旦患病则不容易根治，所以，要提高警惕，预防该病的发生。

(1)**积极锻炼，持之以恒**：跑步、广播操、太极拳、武术、划船等一系列与肩关节有关的活动都是很好的预防锻炼方法，能起到防止或延缓发生退行性病变的作用。

(2)**防止持久性直接吹风**：肩部外露时，特别是在出汗后，在风扇下或阴凉通风处吹风过久的话，就会很容易引起肩周炎。

(3)**防寒**：注意加强冬季的保暖，在晚上睡觉时要注意防止肩关节露在外面。

(4)**防湿**：常年居住在阴冷潮湿的环境下或者从事煤矿井下工作的人，需要采取相关的劳动保护措施，防寒防湿，避免肩关节的过度劳损。另外，在被雨淋湿了之后，应立即洗热水澡，最好能致使全身微微出汗。

(5)**注意安全**：在日常生活中，应注意安全，避免外伤。一旦肩部受到了外伤，应立即给予治疗。

(6)注意提高体质免疫机能：补充人体所需的营养，增强体质，以提高机体的免疫机能。

(7)注意保持适中的劳动强度：肩关节运动过度，周围软组织就会发生不可逆性的劳损，俗话讲："积损成劳，积劳成疾。"天长日久的损伤积累，就会诱发该病的发生。

(8)肩关节疼痛及早治疗：如果感觉到肩关节部位疼痛或不适，就应及时到医院就医，尽早治疗。

七、颈椎病

1.疾病综述

颈椎病又称颈椎综合征，是颈椎骨关节炎、增生性颈椎炎、颈神经根综合征、颈椎间盘脱出症的总称，是一种以退行性病理改变为基础的疾患，颈椎病是中老年人较为常见的一种疾病。表现为颈椎间盘本身退行性改变及其继发性的一系列病理改变，如椎节失稳、松动、髓核突出或脱出、骨刺形成、韧带肥厚和继发的椎管狭窄等，刺激或压迫了邻近的神经根、脊髓、椎动脉及颈部交感神经等组织，并引起各种各样症状和体征的综合征。人到了30岁以后，颈椎病盘骨髓中的水分逐渐减少，纤维组织及软骨增生，有的钙化变为骨刺，骨刺压迫邻近的脊髓、神经根、血管，就会出现相应原临床表现。颈椎病患者最常见的症状为头颈疼痛，颈肩部及上肢麻木无力，手指活动不灵便。有的病人还会出现头晕、眼花、耳鸣，个别严重的四肢瘫痪，行走困难。

在中医理论中，将颈椎病归于"痹症"、"痿症"、"头痛"、

"眩晕"、"项强"、"项筋急"和"项肩痛"等内容中。

2.民间验方

(1)山药生姜黄敷贴治疗颈椎病

几年前，宋先生的颈椎病很严重，疼得晚上都睡不着觉。后来，宋先生是用的一个偶然间获知的偏方治好了颈椎病。那天的情形令宋先生记忆犹新，记得那时候坐车去亲戚家串门，在半路上颈椎就开始疼了起来，一起坐车的老大哥就问他："哥们你是不是有颈椎病啊？""对呀，你咋知道呢？""我得这病可有年头儿了，我给你一个偏方吧，我就是用这个方法治好的。你用七大片山药片，七大片生姜黄片，捣碎了搅成糊状，再加点蜂蜜和在一起。每天晚上哪疼敷哪，一次2小时，要是皮肤不过敏的话可以时间长点。"宋先生回家以后，马上就照着这个方法试了一下，捣成糊状的药涂在脖子上，但是，药液总是顺着脖子淌下来，用什么方法都固定不住，他想了一下，就换成了干山药，剂量和普通七片山药保持相同，之后按照原来的方法制作，这回再把药敷到患处，外面用干净的布巾围着脖子把药固定住，效果不错。由于宋先生不是过敏性皮肤，所以一般都是晚上21点敷药，次日早晨取下来。睡觉时仰面躺在床上，这样的姿势可以让药与患处紧密接触。他用这样的方法治疗了一个多星期，疼痛明显减轻了，就继续使用，敷了1个月以后，宋先生的颈椎病彻底好了，他又享受到了轻松健康的幸福生活。

(2)犀牛望月治颈椎病

金先生患有颈椎病，打针吃药都不能根治。后来，有人教他一种"回头看"的方法进行治疗，这个疗法在医学上被称作"犀牛望月"的方法，他用此法坚持锻炼后，最终获得了痊愈。具体的操作方法：第一步，头颈向左后方慢慢转动，同时眼睛也随着头向左扫，再慢慢回到向前平视的位置，之后向右后方缓慢转动，如此交替进行20次，然后，停下来稍事放松一会儿；第二步，头颈做前伸、后缩的动作，各做20次。注意在练习做这些动作时，要量力而行，循序渐进，切不可操之过急。每日3～5次。并且这个方法的好处是简单实用，一学即会，基本上随时随地都可以进行，建议有颈椎病的朋友可以尝试一下。

(3)凤点头法、鹤吸水法治疗颈椎病

①凤点头法：双目微闭，脖颈以下的身体保持不动，以头为"笔"，在空中书写繁体的"鳳"字，每次写7～8遍。因为"凤"字的繁体写法笔画复杂，可以充分地活动颈椎的各部分环节。

②鹤吸水法：身体不动，下颌微微抬起，上下抖动着前伸，也是每次做7～8遍，甚至自己都可以听到颈椎关节松动的声响。有一位患者因长期伏案工作而患病，用了一段时间后，颈椎疼痛得到了明显的缓解，患处的僵硬感觉也消失了，整个人都变得充满生机有活力起来。

3.民间偏方

(1)**豆浆粳米粥**：豆浆400毫升，粳米100克，冰糖适量，将豆浆、粳米一起煮成粥，待快煮熟时，再加入冰糖，接着继续煮1～2分钟即可，可经常食用。适用于颈椎病。

(2)**薏米赤豆汤**：薏米、赤豆各100克，山药30克，梨（去皮）400克，将以上原料洗净，加入适量的水，用大火煮沸后，改用文火煎，熟之后，加适量的冰糖即可，日常食用。化痰除湿。适用于痰湿阻络型颈椎病。

(3)**参枣粥**：人参6克，粳米100克，大枣30克，人参捣碎后，研磨成细粉，粳米、枣洗净后入锅，加入适量的水，用大火煮沸后，改成文火熬成粥，再调入人参粉及适量的白糖即可，日常食用。补益气血。适用于气血亏虚型颈椎病。

(4)**牛肉粳米粥**：牛肉100克，粳米200克，调料适量，牛肉切成肉丁后与粳米一同放入砂锅内煮粥，等到肉烂粥熟后，再加入姜、葱、油、食盐等调味品即可，每日1剂，随意饮用。补血益气。适用于眩晕型颈椎病。

(5)**蘑菇汤**：鲜蘑或香菇50克，调料适量，将鲜蘑或香菇放在露天处晒干后洗净，加水煮成汤，再加入调味料即可，每日1次。晒过的蘑菇中维生素D含量高，能调节钙磷代谢，从而改善颈椎病变。

4.外用偏方

(1)**草药熏洗法**：独活、秦艽、防风、艾叶、透骨草、刘寄奴、苏木、赤芍、红花、甲珠、灵仙、乌梅、木瓜各9克。将这些药材用水煎煮后，趁热熏洗患处。

(2)**中药外敷法**：葛根、黄芪、川芎各30克，丹参、威灵仙、白芷各15克，乌蛇10克，一起研磨成粉末，混合均匀。每次取20克与适量的洋芋（连皮）一块捣烂成泥状，外敷于颈部，再用纱布包扎，每日1次，1周为1个疗程。

5.其他疗法

(1)**锤打疗法**：这个方法在时间的掌握上很自由，不必占用专门的时间或空闲来做，只需每天晚上看电视的时候，一边看一边可以用橡胶质地的小按摩锤敲打患处半个小时，每天都坚持做，一段时间后，就会起到显著的疗效。当然也可以选择躺在床上，用小锤敲打，注意开始时要轻微用力，然后，再逐渐增加力度，以能承受为宜，不要用力过猛。

(2)**户外健身法**：离开办公室后，运动是强健颈椎的最好方式。春天去郊外放风筝时，挺胸抬头，左顾右盼，可以保持颈椎、脊柱的肌张力，实在是老祖宗留给我们防治颈椎病的一个好方法。而游泳的时候，头总是向上抬，颈部肌肉和腰肌都得到锻炼，而且，人在水中没有任何负担，也不会对椎间盘造成任何的损伤，算得上是比较惬意的锻炼颈椎的方式。

6.生活建议

有患颈椎病先兆的人群应及早开始预防，并要做到持之以恒，必须做到以下几点。

(1)**了解颈椎病致病因素，进行预防**：阅读与颈椎病防治相关的书籍，了解颈椎病的致病因素，并根据这些知识进行有针对性的预防。

(2)**注意睡眠姿势**：保持良好的睡眠姿势，枕头不宜过高，10厘米左右即可。质地柔软的元宝型枕头比较有利于维持颈椎棘突向前的生理弧度。

(3)**生活姿势要科学保健**：注意保持正确的头颈部姿势，每天坚持做颈部的前倾、后仰、左右旋转保健操，每次10分钟。工作时的姿势要尽量保持舒适，不要长时间抬头或者低头。每工作1小时要活动一下头颈部，放松并舒缓颈部的韧带和肌肉。在看电视时最好保持荧屏与眼睛处在同一水平面，以避免颈部疲劳。谈话、看书时要正面注视对方或书本，保持脊柱的正直。避免颈部过度疲劳，不要使头顶负重，坐车时也不要打瞌睡。劳动、行走时要注意安全，防止发生跌闪、挫伤等意外情况。

(4)**加强颈肩部肌肉的锻炼**：多做一些对颈肌、韧带、骨骼均有强健作用的颈部保健操，使颈部经常运动，以促进血液循环。

(5)多吃含钙、蛋白质、维生素丰富的食品：经常食用有补肾益髓、强筋壮骨，可以修复骨骼、韧带等组织的食物，如胡桃、山萸、黑芝麻等，它们都有推迟颈椎关节病变的功效。

(6)注意保暖：避免风寒湿邪侵袭颈肩部。

(7)防止颈椎病发生：及时、彻底治疗颈、肩背软组织的损伤，防止发生颈椎病。

八、足跟痛

1.疾病综述

足跟痛，又称脚跟痛，是由于足跟的骨质、关节、滑囊、筋膜等处病变引起的疾病。常见的为跖筋膜炎，往往发生在久立或行走工作者，长期、慢性轻伤引起，与其劳损和退化有密切关系。足跟痛可能是跟骨上长有骨刺，引起跟骨滑膜无菌性炎症，还有可能是跟腱损伤、跟腱炎引起，或跟腓、跟胫韧带等周围组织损伤等原因。侧位X射线片显示跟骨骨刺，但是，有骨刺不一定有足跟痛，跖筋膜炎不一定有骨刺。此病的临床表现主要为足跟一侧或两侧疼痛，不红不肿，行走不便，足跟蹠面疼痛、肿胀和压痛，走路时加重，多发生于中年以后的肥胖者，多发于男性。大多数为慢性起病，常同时患有风湿或类风湿关节炎、骨性关节炎等。中医学认为，足跟痛多属肝肾阴虚、痰湿、血热等因所致。肝主筋、肾主骨，肝肾亏虚，筋骨失养，复感风寒湿邪或慢性劳损便导致经络淤滞，气血运行受阻，使筋骨肌肉失养而发病。

2.民间验方

(1)踮踮脚治疗足跟痛

崔女士曾患有足跟痛，后来她在公园里听别人介绍给她一种锻炼方法，练习后效果果然不错。练习方法：将两腿站直，双脚并拢，两臂自然下垂，抱胸或扣在脑后也都可以。使双脚脚跟尽量提起，离地面越高越好，随即让脚跟自然下落着地。但是，要注意着地时不要额外加力，以免引起过度的冲击，但也不要用力去控制落下的速度，如果着地无声，效果也会受到影响。如此脚跟抬起落下一次为一回，起初每天可以做50～100回，根据各自不同的情况，几天后，可逐渐增加到每天100～200回，也可以分几次做，但每次不少于50下，一天也不要超过200下。崔女士就是用这种方式锻炼了2个月左右，足跟痛就基本消失了。

(2)跺跺足治疗足跟痛

韩大爷今年60岁，在去年冬天的时候，突然发觉在走路的时候右脚跟有点疼痛。但是，当时他自己并没有太在意，可不久之后，走路时右脚跟的疼痛感越来越严重，有时候甚至刺痛难忍，连脚都不敢着地。与韩大爷一块下棋的肖大爷听说他患此病后，告诉了他一个简单的土方法，就是在平地上由轻到重地跺脚。韩大爷就按照此法，以右脚跟为重心，每次连续跺脚将近5分钟，每天跺3～4次。他也就跺了2个多月，足跟痛一天比一天见好，慢慢地走起路来也觉得不痛了。

(3)跌打损伤丸外敷治疗足跟痛

前一阵子李先生患了脚跟疼，吃什么药都不管用，去过很多家医院也都不行，后来偶然间尝试了一个中华跌打丸外敷的小偏方，没过多久，李先生的足跟痛就减轻了。方法：中华跌打丸2枚，将跌打丸用适量的白酒蒸化成膏状备用，将患处洗净后，用摊在纱布上的药膏外敷，每12个小时换一次药，每日2次，连续1周。这个偏方不但治好了李先生的足跟痛，就连一位深受其苦的邻居也来询问方法。他也坚持敷用了半月，效果同样非常显著。这个方法简单、易行，有此病症的患者不妨也都试一下。

(4)萝卜皮热敷治疗足跟痛

章先生小时候因为家里穷，读中学时，他连一双鞋都买不起，经常赤着脚上下学。特别是每当参加剧烈的对抗性运动，如打球、跑步或和别人登山走路时，他的右脚跟就疼得都不敢着地。但是，右脚跟虽然疼痛难忍，但表面看上去不红也不肿。章先生的母亲偶然间听到一位同村的老人讲，他的这个病用一个偏方可以治好。章妈妈得知后，如获至宝，赶紧回家给他准备了这个偏方。方法：白萝卜皮，在锅里用水煮，煮熟之后，用布把萝卜皮敷在患病的脚跟上，等到萝卜皮冷却之后，再将萝卜皮热一下，再继续包敷，每日1次，每次大约30分钟即可。如此多反复几次，大约连续用了10天后，章先生的足跟痛竟然奇迹般地消失了，章妈妈特别高兴，就继续接着给他敷治，直到后来彻底根治。毕业后，章先生在云贵高原当兵，即便那里经常刮风下雨，气候寒湿，他的足跟痛也没有再复发过。

李时珍在《本草纲目》中说："萝卜化积滞，解酒毒，散淤血甚效。煎汤可洗脚气，生捣涂可治火伤。"传统中医也认为，萝卜有"利关节、行风气、散淤血、疗脚气和外伤"的作用。章先生用萝卜皮外敷法治好了足跟痛，正是因它的这个药性使然。

3.民间偏方

(1)枸杞羊肾粥：鲜枸杞叶1000克，粳米500克，羊肾2～3个，调料适量，先将羊肾洗净，鲜枸杞叶刮掉脉络后，全都切成碎块，填入适量的水，用小火煨烂成粥，最后加葱、姜等调味，分顿食用。适用于足跟痛。

(2)高粱煮鸡蛋：高粱根15个，鸡蛋5个，高粱根用水煎煮后，过滤掉残渣，用其汤汁煮鸡蛋，加糖少许即可，日常食用。适用于足跟痛。

4.外用偏方

(1)土制醋熏法：醋1500毫升，加木瓜、透骨草、红花、牛膝各45克，再捡取一些石子大约250克，一起装在布袋中，用大火煮沸后取出，待其冷却至不烫脚后，垫于足底及足跟疼痛处，每天早晚各1次。

(2)中药浸泡法：取苏木、白附子、麻黄、当归、川芎各60克，用水煎煮成汤剂后浸洗脚部，同时，用手按摩搓揉足跟，以促进药液渗透进肌肤，每次15分钟，每日2次。

(3)乌梅醋敷法：取适量的乌梅，挖掉梅核后，加入少许的醋捣烂，再加入少许的食盐，搅拌均匀后，涂敷在足跟的患处，上面用纱布盖好外面，用胶布固定，每日敷1次，坚持连续使用一段时间，对足跟痛有很好的效果。

5.其他疗法

(1)开洞疗法：在与脚跟疼痛相应的鞋跟或者鞋垫部位上剪出来一个小洞，大小可以根据疼痛范围的大小而定。坚持一段时间后，就能收到一定的疗效。

(2)点穴按摩法：用拇指指尖用力捏压另一手的掌根部位（稍偏向拇指一侧），按摩的手用另外四指握住被按摩手的手背作为依托，在患者自己能够忍受的情况下，尽量用力。捏压3分钟后，变为有规律、有节奏地点按，每36次为一组，手腕得到放松缓解后，再继续捏压5分钟。右脚足跟痛，点压左手，左脚足跟痛，点压右手。两脚足跟都痛的，则两只手的穴位都要按。一般按此法按摩5天后，病可痊愈。适用于骨质增生型足跟痛。

6.生活建议

在日常生活中，可以通过对足部的保护来预防足跟痛的发生，具体可参照以下几点：

(1)尽量多参加一些户外活动：如慢跑、散步、骑车、打乒乓球等体育活动，都有利于保持足跟部关节、韧带有良好的弹性和韧性。

(2)避免过度挤压：如果要参加距离较长的远足，如旅游、爬山的时候，最好选择穿软底、弹性较好的胶鞋或专业的登山鞋、运动鞋。

(3)自我按摩：足跟痛患者可以经常做自我按摩。患者盘腿而坐，用手掌推按脚底板，从跟部向趾骨方向推进，多做几次，即能起到一定的效果。

(4)改善足部血液循环：可以脚踏圆棒，前后搓动圆棒，使其滚动并以此来促进足底血液循环，使紧张、疲劳的跖肌组织得到充分的放松。坚持睡前用温水泡脚的良好习惯。

(5)补充骨质营养：多吃可以补充骨质营养、含钙量高的食物。如牛奶（乳制品）、鸡蛋、豆制品等。

九、腰椎间盘突出

1.疾病综述

腰椎间盘突出症，也称为髓核突出（或脱出）或腰椎间盘纤维破

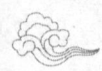

裂症。国内对腰椎间盘突出症亦有腰椎间盘纤维环破裂症、腰椎间盘脱出症、腰椎间软骨盘突出症、腰椎软骨板破裂症等称谓。虽然上述疾病名称和含义有所不同，当前仍较统一的称谓为腰椎间盘突出症，是临床上较为常见的腰部疾患之一。腰间盘存在于腰椎的各个椎体之间，为腰椎关节的组成部分，对腰椎椎体起着支撑、连接和缓冲的作用，它的形状像个压扁的算盘珠，由髓核、软骨板、纤维环三部分组成。椎间盘突出症是一个多发病、常见病，它主要因椎间盘劳损变性、纤维环破裂或髓核脱出等，刺激或压迫脊神经、脊髓等引起的一系列症状群。成年人椎间盘发生退行性改变，纤维环中的纤维变粗、变脆，以致最后断裂，使椎间盘失去原有的弹性，不能担负原来承担的压力。在过度劳损、体位骤变、猛力动作或暴力撞击下，纤维环即可向外膨出，从而髓核也可经过破裂的纤维环的裂隙向外突出，这就是所谓的椎间盘突出。本病的发生是因年龄增长，使韧带松弛、椎间盘老化、弹性降低，由外伤、劳累或风湿寒邪等因素所诱发，多见于40岁以上的中老年。中医学典籍中，无腰椎间盘突出症之名，根据该病的临床表现，可归于"腰痛"、"腰腿痛"、"痹症"等范畴。在这一范畴治疗中，中药起着重要的作用。

2.民间验方

(1)爬行疗法治疗腰椎间盘突出

曾经有一位运动医学专家做过一项相关研究，发现四肢爬行的动物比直立行走的动物血流更加畅通，而且，患有腰椎疾病的概率也非常低。在腰椎间盘突出患者的病情得到有效控制后，可以进行简单的爬行锻炼，以助于使粘连的组织得到疏松和张开，促进局部血液循环，有利于完全快速地康复。另外，还可经常通过脊柱两侧的肌肉韧带的锻炼，来防止椎间盘突出的复发。秦阿姨患有腰椎间盘突出很久了，开始只能听从医嘱，躺在床上老老实实地休养。直到病情稳定后，开始尝试用爬行法巩固治疗，坚持做了2个多月，觉得后腰越来越轻松了，而且，腿也不像原来那样麻酥酥地疼了。爬行法的具体"爬法"是双手、双膝着地着床，头部自然抬起，腰部自然下垂，先向前爬行20米左右。爬完之后，可以适当做几个俯卧撑，以增加效果，然后仰卧在床屈膝，双手抱膝使膝盖尽量靠近胸部，然后自然放松落下，如此反复一次为一个动作，连续做20～30个。做完再继续仰卧，双膝屈曲，用两脚、两肘和头部当做支点，抬起骨盆，尽量使腹部与膝关节保持在同一水平面上，然后缓慢放下，如此上下起落一次为一个动作，连续做20～30个。这套爬行法的优势就是简便易行，每天只需抽出10分钟左右的时间，每晚睡前做一次，坚持爬行2个月。注意练习此方法一定要在病情基本痊愈后的恢复期，才能实施，如出现明显的不适或疼痛，应立即停止做这个爬行法。

(2)倒步走治疗腰椎间盘突出

早晨在公园跑步时，会见到不少人都在倒步走，究其根本动机，原是因为这个方法有益于腰椎间盘突出的防治。一位一直坚持此项锻炼的大妈说，她就患有严重的腰椎间盘突出，但是自从练了倒步走后，她的腰疼、腿疼、麻木都已经好多了。倒步走的具体方法：每天早、晚应各做倒步走1次，每次持续20～30分钟，但同时要注意循序渐进，不可急功近利，坚持一段时间后，能起到良好的止痛作用。最重要的是，一般人在进行倒步走的时候，对空间的感知能力都会明显下降，容易摔倒，所以，步速不宜太快，注意脚步稳健，要不时地回头，以便掌握方向。为了安全的考虑，在倒步走时，最好用前脚掌擦地着后退。还可采取结伴而行的办法，一人正常往前走，另一人倒步走，两人交替轮换，互相照应。建议开始时，步速可以保持在每分钟60步为宜，健康人应控制在每分钟90～100步左右，有腰痛的患者应把自己的脉搏控制在比安静不动时增加10次以上为最好。

3.民间偏方

(1)桑枝炖母鸡：老桑枝120克，老母鸡1～2只，食盐少许，将母鸡褪毛后，掏去内脏，再用清水洗干净。桑枝洗净后切成小段，加入适量的水与鸡一起煮汤，煮到鸡肉熟烂、汤汁浓稠时，加入食盐调味即可，食肉饮汤。适用于腰椎间盘突出。

(2)羊骨粉：羊胫骨若干根，黄酒适量，将羊胫骨用火烤至焦黄色，然后砸碎，研磨成骨粉细末。每次饭后，以温黄酒送服，每次5克，每日2次。适用于腰椎间盘突出。

(3)牛肉粥：牛肉200克，粳米100克，五香粉、食盐各适量，将牛肉切成薄片，然后混入粳米中，加入适量的水一起煮成粥，煮熟后加五香粉和食盐调味即成。温热食用。适用于腰椎间盘突出。

4.外用偏方

(1)粗盐热敷法：取食用粗盐1000克，用大火炒热后加入艾叶50克，用布包好后敷在患处，直到盐包变凉，每日1次，连用5～10天。粗盐不必更换，可每天反复使用。

(2)特效风湿膏外敷法：用特效风湿膏外敷于腰椎间盘突出的患处及环跳、承山等穴位（即坐骨神经走行部位），同时服用维生素 B_1、维生素 B_{12} 等，外敷时间为3～4天更换1次药，每个部位敷3贴为1个疗程。病期长，病情严重的患者可以是适当地多用几个疗程。

5.其他疗法

(1)**按摩治疗**：患者取俯卧的姿势，点按环跳、承扶、殷门、委中、承山等穴位，每穴1分钟，可以起到活血化淤、通络止痛的效果。在患者的腰部及下肢疼痛的部位，实施按、压、拔、揉、滚等手法的按摩，使紧张的肌肉得到放松，有舒筋通络、解痉止痛的功效。根据患者的病情也可以适当采取扳动法，可以选择腰椎侧扳法及腰椎旋转定位扳法，但用力不宜过大，可纠正偏歪异位的棘突。

(2)**躺、站、坐、走调节法**

如果患者的症状比较轻，可以按下面的方法进行躺、站、坐、走，可以有效缓解腰椎间盘突出症。

①躺：脸朝下俯卧在床上，双臂向后扳、两脚并在一起做飞机状，坚持时间因人而异，可以循序渐进；

②站：站在地上，双脚分开，重心向后，放在脚后跟；

③坐：坐时使脊椎下部成为全身的重心，身体尽量向后仰；

④走：走路以脚后跟先落地，并保持脚跟为重心。

6.生活建议

腰椎间盘突出的患者大多数是由于有腰部外伤或慢性劳损史而造成的，所以，在年轻时便需要加以预防，以免到中老年时受病痛折磨：

(1)**注意保暖**：寒冷潮湿的季节里应注意采取好保暖措施，及时增添衣物。

(2)**定期进行健康检查**：如果一旦发生腰椎退行性改变，出现腰背痛时，要注意及时治疗，不要拖沓。

(3)**改善姿势，劳逸结合**：注意平时的站姿、坐姿、睡姿以及工作劳动时的姿势，要保持这些姿势的科学合理性，纠正不良的姿势和习惯。特别是那些需要长时间弯腰或伏案工作的人，应该经常改变坐姿，可以通过不断调整坐椅和桌面的高度或者活动一下身躯、上肢和头颈部等来防止腰间盘劳损。坚持在工作的间隙做一做保健操，使疲劳的肌肉得以恢复。

(4)加强锻炼，特别是对于脊柱的锻炼：通过运动可以改善骨骼肌肉系统的机能，促进骨、关节、韧带的血液循环，进而增强骨的强度和韧性，延缓骨质的退行性改变。而且强有力的背部肌肉，也可以防止腰背部软组织损伤。腹肌和肋间肌的锻炼，有益于增加腹内压和胸膜腔内压，使腰椎减轻一定的负荷。

(5)注意饮食营养：如果日常不注意饮食的话，就会造成体内缺乏有益的营养元素，从而导致气血虚弱、筋骨失养和肌肉萎缩，并可促成疾病的发生。

(6)慎起居：保持有规律的生活起居是人体健康的保证，应起居有时、房事有节，以免损耗肾气、耗精损液，导致肾精亏虚、脑髓失养，导致发生腰痛病。

(7)不要过度劳累，避免长时间弯腰和弯腰搬运重物：做家务劳动时，要注意量力而行，譬如在熨烫衣服时，台面高度要适宜，避免弯腰过低；提取重物时，要先屈膝蹲下，握住东西后再站起。

十、骨　折

1.疾病综述

骨折是指由于外伤或病理等原因致使骨质部分或完全断裂的一种疾病；是指骨与骨小梁的连续性发生中断、骨骼的完整性遭到破坏的一种体征。其主要临床表现为骨折部有局限性疼痛和压痛，局部肿胀和出现淤斑，肢体功能部位或完全丧失，完全性骨质尚可出现肢体畸形及异常活动。骨折分为开放性骨折和闭合性骨折2种。其病因主要有外力的作用，如直接暴力、间接暴力、肌肉牵拉力和累积性力。另外，还有病理因素，如脆骨病、佝偻病、甲亢、骨髓炎、骨囊肿、骨肿瘤及转移性骨肿瘤等。尽管中医学对骨折早有认识，如甲骨文已有"疾骨"、"疾胫"等病名。但关于针灸治疗骨折，在古医籍中未见记载。

2.民间验方

(1)益肾壮骨汤治疗骨折

邓先生今年35岁，不久前把手腕给跌伤了，右腕关节部位红肿疼痛，通过两个月的治疗后，从X光照片才发现右腕肘骨骨折，并且已经造成了骨质吸收，呈空洞状。继续用石膏固定治疗恢复，同时，服用了一些中药，可是复查后，发现并没有好转。后来采用三合一小夹板固定两个月，并服用了50剂益肾壮骨汤，这次再去复查时腕关节明显好转，并且肿痛也已经消失了。具体药方：熟地20克，锁阳、鹿角霜各15克，水蛭、甲珠1、片子姜黄、黄明胶、香附各10克，骨碎补30克，用水煎煮成汤药，每日1剂，每日2次。此方有益肾壮骨舒筋通络的功效，对于陈旧性骨折的效果更佳。

(2)当归川断治疗骨折

吴大叔今年51岁，因为下雪天冷，路滑而不慎摔倒，造成股骨骨折。经治疗后，断骨复位愈合不错，但复查后，发现恢复得不太好。于是服用本方，效果很好。做法：当归、川断各10克，土鳖虫、乳香各5克，花粉、骨碎补各15克，桑寄生、五爪龙各30克，防风20克，每日1剂，用水煎煮成汤药后，分2次服用。可以起到活血通络、接骨续筋的功效。适用于股骨干骨折中期。

(3)红花青皮治疗骨折

有一位在西安旅游的美国游客史密斯，因登山时不慎而造成了"左外踝骨折"，他的导游便陪同他一起到当地的医院救治。医生将他的断骨复位后，打上了石膏，并嘱其在6个星期内要绝对卧床。第二天一早，因为史密斯有其他的事情不宜耽误行程，便又给其导游打电话，表示想要采取一个特效的治疗方法，让他能及早地康复回国。经过一番询问和朋友的介绍，导游将他带到了一位老中医那里。可是史密斯根本就不相信中医，认为中医的疗法简直就与北美印第安土著的巫术无异，但如今也没有其他的办法了，他也只能硬着头皮来试试，于是便开始服用医生开的中药。不知是否是心理作用，回到宾馆后，刚刚一个小时，史密斯的情绪安定多了，导游让其安心休息，再过几个小时便会来看他。傍晚18点左右，导游回到了史密斯下榻的宾馆，只见史密斯握住导游的双手高兴地说："我已经不疼了！"。那位中医的药方具体如下，川红花、全当归各12克，京赤芍、正川芎、泽兰叶、土鳖虫、制止乳没、青皮、秦艽各10克，降香、生附子各8克（先煎）。每日1剂，用水煎制成汤剂，早晚分服。本方可以起到行血化淤，活血止痛的功效，主治早期的四肢骨折。

3.民间偏方

(1)猪血汤：猪血500克，葱、姜、食盐各适量，把切成小块的猪血，拌上葱、姜及少许的食盐，用笼屉隔水蒸熟即成，分次食用。行血、止痛、活血。适用于骨折早期的局部肿胀，淤血严重者。

(2)赤小豆竹笋汤：赤小豆、绿豆各200克，竹笋60克，将洗净后的赤小豆、绿豆、竹笋一同放入锅中，加入1000毫升的清水，用

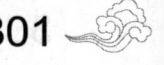

急火煮开3分钟，然后，改为文火煮20分钟即可，分次食用。消肿活血，逐血利湿。适用于骨折早期、局部肿胀明显者。

(3)鲫鱼汤：鲜活鲫鱼1条，黄酒、姜、葱、食盐各适量，鲫鱼活杀，刮去鱼鳞、挖去内脏及鱼鳃，洗净后放进锅中，加清水500毫升，再加入黄酒、姜和葱，用大火煮开3分钟后，改为文火煮20分钟，加适量的食盐即成，分次食用。健脾利水。适用于骨折早期，兼脾胃不和者。

4.外用偏方

(1)地龙外敷法：取鲜地龙20条，用清水洗净后，捣碎制成糊糊状，再添加入三成的白糖和少许冰片，待所有的药物都溶解后，用此药膏外敷于骨折的位置，外用夹板固定，一天换一次药，每次都需要重新配药，原来的药膏不能重复使用。

(2)中药熏洗法：艾叶、海桐皮、伸筋草各30克，红花10克，川断20克，川椒6克，将500毫升的陈醋混入以上药材，与水一起煎煮至沸腾，将两脚悬在药汤之上，外敷一层纱布利用药物蒸汽熏疗，等到药剂冷却到适当的温度时，再将双脚放入水中浸泡半个小时。此方法能起到舒筋活血、通络止痛的作用。适用于下肢骨折的恢复期。

5.其他疗法

(1)自我按摩法：在骨折后期进行功能恢复的一种重要方式就是按摩，自我按摩可以起到活血化淤、消肿止痛、舒筋活络、缓解痉挛、松解粘连、消除疲劳、祛风散寒的作用。按摩方法：先在骨折的地方以及附近的地方来回擦按，之后再由远及近地向骨折处推按，手法要稍稍轻一些。接着反复揉捏肉比较厚的地方，而关节周围或肌腱处应该用掌根或拇指轻揉，反复多次。按摩后再轻拍肌肉、韧带等结合部，以使其舒缓放松。也可以按照人体经络的分布，点按骨折处周围的穴道。最后，要依据关节的位置及功能障碍状况，辅助关节做活动。如做关节屈伸、旋转、捭拉等，关节活动要慢慢进行，动作的幅度须从小到大逐渐增加，动作要轻柔，避免引起伤处疼痛。

(2)**功能锻炼法**：功能锻炼可以促进局部的血液循环，缓解骨折初期患处的肿胀、疼痛。功能锻炼可分为五点支撑式和三点支撑式。五点式的方法是把头部、双肘及两脚脚跟作为支撑点，用力向上挺腰抬臀，腰背肌肉群的功能加强后，可改用头部及双足跟三点为支点的三点式锻炼方法。锻炼应循序渐进，逐渐增强，避免过度疲劳。

6.生活建议

在人们的日常生活中，会经常发生骨折，运动、劳动或意外事故是引发骨折的一些外部环境因素，除了平时多注意安全以外，对骨折的预防还应注意自身的以下几点：

(1)**适量晒太阳**：可促进体内维生素D的合成，有助于加快肠道吸收食物中的钙元素，以便增加骨骼内的矿物质。

(2)**坚持锻炼身体**：运动对于骨钙的形成可以起到刺激的作用，有益于促进钙质沉积在骨骼上，特别是那些可以使肌肉、骨骼得到充分活动的运动，以提高身体的柔韧度和改善血液循环，从而促进骨骼代谢。

(3)**养成良好的饮食习惯**：做到合理膳食，以预防骨质疏松。要多吃含有丰富的钙、维生素、矿物质和含蛋白质的食物。尽可能避免服用能够对骨质产生不利影响的药物，如异烟肼、强的松、四环素等。

(4)处于更年期的女性要注意补充钙剂：绝经后的女性要适量服用雌激素，并在医嘱下服用一些补钙的药品。保证有足量的钙和雌激素参与骨的代谢。

(5)防止意外创伤：由于现代生活中交通发达，各种车辆在路上来来往往，但是，道路设施和交通规则还不够完善，所以，要加强交通安全意识，自觉遵守交通规则。

十一、急性腰扭伤

1.疾病综述

急性腰扭伤，俗称闪腰，为腰部软组织包括肌肉、韧带、筋膜、关节、突关节的少数纤维被拉断、扭转，或小关节微动错缝，即被称作急性腰肌筋膜扭伤。急性腰扭伤多见于青壮年。主要因肢体超限度负重、姿势不正确、动作不协调、突然失足、猛烈提物、活动时没有准备、活动范围过大等。一旦出现腰扭伤，患者立即腰部僵直，弯曲与旋转陷入困境，疼痛剧烈且波及范围大，肌肉痉挛，咳嗽或打喷嚏会使疼痛加剧，难以行走，有的患者尚需家属搀扶，站立时，往往用手扶住腰部，坐着时用双手撑于椅子，以减轻疼痛，或抬至附近医院急诊。X线检查可见脊柱变直或有保护性侧凸。中医认为"腰者，一身之要，仰俯转侧无不由之。"所以，本病的治疗采用推拿、针灸、理疗、中药内服等方法，能促进血液循环，缓解腰肌痉挛与腰部疼痛症状，恢复腰部功能，治疗上为非手术疗法。

2.民间验方

(1)蒲公英加生地治疗急性腰扭伤

董先生搬东西时不小心扭伤了腰，很长时间都没有复原，用了这个药方后，很快就消肿止痛了，效果不错。方法：相等分量的蒲公英、生地，先将蒲公英、生地煎煮成浓汁，加入冰片后，制成汤药，将药膏贴于患处，每3天换药1次。

(2)如意金黄散外敷治疗急性腰扭伤

李先生今年40岁，是守林人，前些日子在砍树时，不慎将腰部扭伤，伤处剧痛难忍，就连弯腰、转身这样简单的动作都做不了。后用此方，效果不错。具体做法：天南星、甘草、陈皮、厚朴各2钱半，苍术5钱，大黄、白芷、黄柏、姜黄各1两5钱，天花粉2两1钱，将上述药材一起研磨成粉末，使用前用白酒和蜂蜜调成黏稠软膏状，再将药膏涂抹在薄棉布或厚纸上，药膏的厚度保持在3毫米左右即可，贴于患处，每隔6～10小时换1次药。这个膏药具有良好的消肿、消炎效果。

(3)艾叶红花熏蒸治疗急性腰扭伤

林先生今年30岁，在给自己家搬运煤气罐时，不小心将腰扭伤了，疼得他都不能转动及弯曲，就连大口喘气的时候都痛得受不了。后经人介绍用了这个偏方，坚持使用几天后，收效明显。处方：艾叶5钱，红花1钱，当归尾、川芎、海桐皮各2钱，一起放入水中煎煮成汤药，水量随意，趁热用毛巾或直接用蒸气熏蒸腰部患处。

3.民间偏方

(1)陈皮炖猪腰：猪腰子2只，陈皮24克，将洗净后的猪腰子切成片，与陈皮一起炖熟，加作料即可食用，佐餐食用。适用于急性腰扭伤。

(2)丹参煨猪肉：瘦猪肉200克，丹参40克，将上述两种材料一起煮熟即可，日常食用。适用于急性腰扭伤。

（3）**牛膝炖猪肉**：土牛膝200克，瘦猪肉400克，冰糖100克，土牛膝加适量的水煮半个小时，过滤出汤汁1000毫升，把切成丁的瘦猪肉用药汁炖至猪肉烂熟，加入冰糖煮溶化后即可，佐餐食用。补肾壮腰。

4.外用偏方

（1）**中药熏洗法**：独活、秦艽、牛膝、延胡索、川芎各10克，细辛5克，将药用水煎煮成汤剂后，熏洗患处。注意掌握好温度，以免造成烫伤。

（2）**酒调红花外敷法**：红花15克，制乳没各10克，将两药研磨成粉末后，用白酒调成糊状，敷于患处。

（3）**麝香虎骨膏外贴法**：取医用麝香虎骨膏贴于患处，每日换1次药，如果附近皮肤发起红疹、瘙痒者，要立即停用，防止药物过敏。

（4）**睡麦麸法**：取几根大葱，洗净后切碎，花椒适量，盐1把，白酒1小杯，小麦麸3000～4000克，将所有材料混在一起，以适量的醋将这些材料浸润，再放铜器内炒至非常热的高温，摊于褥子下，每晚睡在上面，捂上厚棉被，出汗为宜。

5.其他疗法

（1）**按摩疗法**：闪着腰的患者可以采取俯卧姿势，按摩者则用双手掌沿着脊柱两侧，自上而下边揉边压，包括臀部并向下延伸到大腿下面、小腿后面的肌肉群，按摩几次后，再用大拇指按摩推揉几次最疼痛的部位。

（2）**热敷疗法**：把盐或沙子炒热后，包在布袋里，热敷于扭伤的患处，每次半小时，早晚各1次，注意不要温度过高，以免烫伤皮肤。

6.生活建议

预防急性腰扭伤,应在日常生活中专注保养和维护,具体应注意以下几方面:

(1)进行体育活动及劳动时,要集中注意力:要掌握正确的技术动作,保持合理的运动量,腰肌和腹肌要有一定的紧张度。在做力量训练时,适当使用保护腰腹的护具。在运动前要充分做好准备活动,提高腰腹肌肉群的协调性、反应性。

(2)搬运重物时,应注意避免损伤:在搬运重物时,要屈髋屈膝,先用腿部肌肉发力,提重物时,要把重物靠近身体,这样做可以减轻腰部负担。在负重时,首先,要深吸一口气,屏住呼吸再用力时,可以避免腰扭伤。注意力不要分散,以防腰部活动幅度过大,以免腰部肌肉用力失去平衡。

(3)注意劳逸结合:不要长时间保持一个姿势不动以及在强迫姿势中过久的工作。尽量避免弯腰性强迫姿势工作时间过长。

(4)腰腹肌的力量:要加强训练腰腹肌的力量和伸展性。

(5)防寒湿:如果工作的环境长时间寒冷潮湿,应常洗热水澡以祛除湿寒,缓解疲劳。

十二、跌打损伤

1.疾病综述

跌打损伤多因外伤所致肌肤、关节活动功能障碍,局部淤血疼痛各出现紫斑的病症,其病理为淤血阻络、气血不通,治以活血化淤、舒筋通络等。经受直接外伤,或者间接外伤以及长期劳损的组织,出现了微循环障碍。由于毛细血管壁渗液或者出血,造成了组织的血液沉积物的形成，而发生了无菌性炎症，致使组织肿胀疼痛。如果不能促使血液沉积物的吸收，就会产生粘连。肌肉、肌腱的粘连会发生缺血性挛缩，关节内外的粘连，就引起了关节的强直。跌打损伤包括刀伤、跌仆、闪挫、刺伤、擦伤、运动损伤等，伤处多有疼痛、肿胀、出血或骨折、脱臼等，也包括一些内脏损伤。在此主要以软组织损伤为主。

2.民间验方

(1)大葱蝉蜕外敷治疗跌打损伤

王先生今年25岁，因骑车不慎摔倒而造成了右侧大腿处的损伤。并在大腿外侧可见4厘米×8厘米的肿胀，皮肤淤青发紫，局部疼痛，股骨并没有发现有骨折的迹象。他用葱及蝉蜕用水调成糊状后，外敷在淤血肿胀处，每日换1次药，4天后伤处便已经消肿，活动自如。具体制法：葱5根左右，蝉蜕3～4个，将葱洗净后与蝉蜕一起捣烂，加水和成药膏，将药膏敷于患处，每日1次。本方适用于各种跌打损伤、伤处肿痛者，并且消肿作用显著。

(2)少林发散法治疗跌打损伤

陈先生22岁，因为年轻气盛，总喜欢逞强，不慎从5米高处跌下，造成多处挫伤。右臂外侧明显有两处大约3厘米×3厘米的淤血肿胀区，右边颧骨处有一处青紫肿胀区，并且伴有剧烈的疼痛感。用少林发散活血化淤。仅仅服用5剂后，淤血消散，青紫肿胀全部消失。少林法散发法：羌活、桂枝、川芎、枳壳、当归各10克，荆芥、防风、干姜各5克，苏木、泽兰各15克，每日1剂，连续用水煎煮2次后服用。

(3)黄枝子加乌药治疗跌打损伤

刘同学15岁，在与同学打篮球时，不慎将右脚扭伤，当时感到剧烈的疼痛，脚踝处明显肿胀，用手指轻轻按压就剧痛难忍，右脚已经不能正常行走。经拍X光透视，证实并没有骨折。用整复法恢复了他脚上的经脉错位，之后外敷了一剂药，并用纱布绷带包扎。不到一个星期后，肿胀消失，活动自如。药方：黄枝子2份，乌药1份，桃树枝心1份，樟树枝心1份，将上药晒干后，研磨成粉末，分别装瓶保存备用，用时，可取适量的药粉，用浓度为50%的酒精调成糊状，再混进面粉适量，搅匀后，摊在塑料布上，约3毫米的厚度即可，外敷于患处，用绷带包扎固定，以防药液溢出，冬季可以2～3天换1次药，夏季1～2天便该换1次，以保持湿润，使药效不易流失。

3.民间偏方

(1)秋海棠花栗子粥：栗子肉200克，粳米320克，冰糖60克，秋海棠花100克（去梗柄），栗子肉去薄皮后，切成细碎的小粒，与粳米一同入锅，加入适量的清水，用大火烧沸后改小火煮熟，加入冰糖、秋海棠花，再用小火略微熬煮片刻即可，早晚食用。适用于跌打损伤。

(2)葛根炖金鸡：葛根100克，公鸡1只，葛根加水1升后，煎煮至700毫升的浓汁，过滤掉残渣，公鸡宰杀后拔掉羽毛，去掉内脏，切成小块，放锅内用适量的油稍微掂炒一下；兑入葛根药汁、姜丝、黄酒，再用小火焖煮至鸡肉熟烂，调入味精、细盐即可，佐餐食用。活血解肌，补血壮筋。适用于跌打损伤。

(3)四季花茶：月季花、玫瑰花、凌霄花、桂花各2克，月季花、玫瑰花、凌霄花、桂花与适量的红糖一起放入保温杯中，用沸水冲泡，盖紧盖后5分钟即可，代茶饮。适用于跌打损伤。

(4)**海棠花蒸茄子**：海棠花100克，茄子6个，海棠花加水适量，煮沸后，过滤掉残渣，与紫茄子一起放入碗中隔水蒸熟，加入适量的蒜茸、食盐、味精、香油、食醋，搅拌均匀，佐餐食用。适用于跌打损伤。

4.外用偏方

(1)**大葱外敷法**：取适量的大葱。将葱洗净后捣烂，放进锅中炒热后，敷于患处，冷却后可，再更换成新的，连续敷用数次后，即可消肿。本方适用于跌打损伤，有行淤止血、消肿解毒的功效。注意，在受伤24小时以后，才可以用此法外敷。刚刚发生损伤时，不宜应用此法。而且，不适用于跌打损伤后淤积不散，甚至血淤化热，出现脓肿、全身有明显发热症状的病人。

(2)**米醋泡脚法**：生川乌、生草乌、羌独活、泽兰、艾叶各15克，伸筋草、透骨草、五灵脂（包煎）、苏木各30克，老葱连根50克，加水适量后，煎制成汤剂，再兑入半斤的陈醋，用来泡脚。

(3)**药浴法**：取川芎、桂枝、血竭、自然铜、川断各30克，当归、土鳖虫、乳香、没药、儿茶、牡丹皮各20克，红花、桃仁各25克，泽兰、骨碎补各60克，赤芍50克，附子15克（先煎），用水煎煮成汤药后，用此药水沐浴全身，每日1次。

5.其他疗法

(1)**热冷交替式水疗法**：一些运动伤害造成的淤肿不易消退，比如，足踝扭伤，就可以采用"热、冷交替式水疗法"进行辅助性治疗。具体的做法：先在38℃～45℃的热水中浸泡1～2分钟，再迅速地浸在10℃～15℃的冷水中2～3分钟，如此循环往复，交替进行5次，注意最后一次是泡在热水里，之后再用弹性绷带包扎好，每日做2～3次，大约十几天就可见效。

(2)**冰敷疗法**：一旦脚崴了，踝关节不仅仅可能出现骨折，还有可能会拉伤关节囊和韧带，在家自己处理时，切记不要用手揉搓和摇晃，而是，应该按照以下的程序进行处理。将脚抬高，用自制的冰块或者冰水毛巾冰敷受伤部位24小时。这时候才可以揉搓，并改为热敷的方法，以便扩张血管、促进淤血散开，期间要至少休息2周。并在外用药的同时可以吃点活血化淤、止痛的内服药，如三七片等等。如果两2～3后，疼痛还没有缓解，那就可能是有积液，应尽快到医院就医。

6.生活建议

如果在生活、运动及工作中各个细节都加以注意，就可以有效地防止和避免跌打损伤的出现。

(1)**运动前的准备活动要充分到位**：准备活动是在运动前所必要的一个预备环节，可升高身体温度，使肌肉提高灵活性，从而使肌肉抵抗损伤的能力得到加强。

(2)**运动注意补充能量和水分**：不要空腹参加剧烈的体育运动，并且在运动期间保持充足的饮水。

(3)**注意运动保护**：在运动和劳动中，要时刻注意保护腕、膝、脚踝等容易挫伤的关节部位。

(4)**控制运动强度**：保持平衡合理的有氧运动和无氧运动锻炼，并且还应参加一些力量和柔韧性的练习，以防止受伤，注意保持动作幅度，不要劳累过度。

(5)**掌握自我保护动作**：学会并掌握摔倒时的各种自救方法，

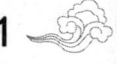

如跌落地面时,适当地采取可以缓冲外力的滚翻动作等。

(6)重视力量练习:平时加强体育锻炼,尤其是力量锻炼,可以增强肌肉的力量。

(7)远离危险场所:除工作及不得已的情况外,尽量不要攀爬到高处,避免到危险的地方去活动。

(8)加强保护意识:注意在运动及游戏中的人身安全,培养和加强自我保护意识。天气不好(如雨雪天气中道路交通不便时)及夜晚外出时,走路和骑车都应注意安全。

十三、腰肌劳损

1.疾病综述

腰肌劳损是一种常见的腰部疾病,是指腰部肌肉,筋膜与韧带软组织慢性损伤。临床主要表现以腰痛为主,检查脊柱外形一般正常,仰俯活动多无障碍,腰肌或筋膜劳损时,骶棘肌外、髂骨嵴后部或骶骨后面腰背肌上点处有压痛,棘上或棘间韧带劳损时,压痛点多在棘突上或棘突间。主要症状为腰或腰骶部疼痛,反复发作,疼痛可随气候变化或劳累程度而变化,时轻时重,缠绵不愈。腰部可有广泛压痛,脊椎活动多无异常。急性发作时,各种症状均明显加重,并可有肌肉痉挛,脊椎侧弯和功能活动受限。

2.民间验方

(1)杜仲威灵仙治疗腰肌劳损

李大叔今年54岁,因腰肌劳损而导致腰痛,每当劳动后病情就更加恶劣。服用5剂本方后,便轻松痊愈。药方:杜仲20克,威灵仙

15克，将两药分别研磨成粉末状，之后将两者混合搅匀，取猪腰1～2个，刨开洗净后放入药粉，铺放匀称后合紧，放入碗内，加少许的水后置于火上蒸熟，饮汤吃猪腰，每日1剂。有补肾强骨、除湿止痛的作用。适用于腰肌劳损。

(2)党参芪汤治疗腰肌劳损

50多岁的王女士，在近些年来，腰痛的毛病越来越厉害了，稍微干些活，腰就受不了。经医院检查后，才发现原来患了腰肌劳损，根本原因是由于年轻时不注意，所以落下了这个慢性病。医生给她推荐了一剂药方：就是用党参、黄芪、当归各31克，杜仲24克，川断18克，牛膝、玄胡各15克，用水煎煮成汤药，每日服1剂。能够补肾益精，补气活血，专门治疗腰肌劳损。王女士服用了本方后，各种症状都有所减轻，效果非常明显，于是再接着服用，现在基本已经痊愈。

(3)牛膝黄精猪肾汤治疗腰肌劳损

段阿姨有一个多年的老毛病，就是腰疼，而且，还反复发作，时轻时重。她一般都是常常捶捶腰，休息一会儿后，疼痛就会缓解一点，另外，还经常有耳鸣、口干咽燥、手脚发麻的症状。后来，段阿姨通过喝牛膝黄精猪肾汤来治疗腰痛病，效果还是很明显的。具体制法：牛膝20克，黄精15克，川断10克，杜仲10克，猪肾1对，用水煎煮成汤后，放入一些作料调味即可，饮汤吃肾，每日1次，连服1个月。有此症状的朋友可以试一试。

(4)桑叶芝麻粳米粥治疗腰肌劳损

老刘没事总是嚷嚷着腰疼，同事让他去医院检查检查，果然被诊为腰肌劳损。虽然吃了很多药，但却不见好转。后来，看了一位知名的老中医，并给开了一个偏方让他回家试一试。2个月后，老刘说，这老中医真是名不虚传，腰已经没有以前那么疼了。他又坚持吃了一段时间，基本上很少再腰痛了，那些恼人的症状都消失以后，整个人都觉得轻松了许多。老中医给他的偏方：桑叶、黑芝麻洗净后焙干，研磨成粉末状，加500毫升的清水，与粳米一起用大火煮开5分钟，然后，改用文火煮半个小时，趁热食用煮好的粳米粥。此粥可以起到滋阴补肾、强筋通络的作用。适用于肾阴虚型腰肌劳损，腰部疼痛，伴午后潮热者。

3.民间偏方

(1)猪腰杞子汤：猪腰4只，枸杞子40克，黄酒40毫升，生姜、葱少许，将剖开的猪腰洗净，切成小块，用开水浸泡1个小时后，撇去浮沫，放进锅中，加枸杞子、姜、葱、黄酒，加入400毫升的清水，用大火煮开5分钟，后改用文火煮30分钟，分次食用。滋阴补肾强腰。适用于肾阴虚型腰肌劳损所引起的腰部疼痛、牵及下肢、五心烦热、口干舌红者。

(2)青果大枣茶：青果6枚，大枣12枚，将青果捣碎后，与大枣一起放进杯子，用开水冲泡即可，代茶饮用。活血，止痛，生津。适用于气滞血淤型腰肌劳损所引起的腰部疼痛、皮肤青紫、疼痛固定不移者。

(3)金针赤小豆汤：金针菜40克，赤小豆50克，黄酒50毫升，金针菜、赤小豆淘洗干净后，放进锅中，加400毫升的清水后，煮30分钟即可，过滤掉残渣后，与黄酒一起温服。化淤，消肿，止痛。适用于气滞血淤型腰肌劳损所引起的腰部疼痛僵直、局部肿块、双下肢水肿者。

(4)鳗鱼山药汤：鳗鱼1条，山药40克，鳗鱼活杀，去掉鱼鳃及内脏，将山药洗净，鳗鱼、山药一起放进锅里，加清水1升，加姜、葱、黄酒、食盐等，用大火煮开后，撇去浮沫，再改用文火煮半个小时左右，分次食用。祛风湿，补虚通络。适用于腰部疼痛、伴四肢关节酸痛、游走不定，有类风湿关节炎病史的风寒湿型腰肌劳损者。

(5)薏苡仁米粥：薏苡仁100克，粳米100克，薏苡仁淘洗干净以后，放进锅中，加入粳米和1升的清水，用大火煮开3分钟，改为文火煮30分钟，至粥熟即可，趁热食用。解表散寒，和胃补中，清热利湿。适用于湿热型腰肌劳损引起的腰部酸痛、小便赤热或发热及全身小关节畸形改变者。

4.外用偏方

(1)麸皮热敷法：麸皮1500克，放进铁锅内炒煳，再加250克食醋，搅拌均匀之后，装入一个布袋中，然后，敷于腰痛部位上面，用棉被盖好。此法具有促进腰部血液循环、祛风湿、活血通络的功效，对腰肌劳损患者可以起到良好的治疗效果。

(2)坎离砂热疗法：坎离砂热疗法具有活血通络、祛风散寒止痛的效果，特别适用于由风寒阻络导致的腰肌劳损。具体做法：准备适量的坎离砂，适量的醋，将坎离砂倒入盆内，以每750克坎离砂加醋40毫升的比例调兑，搅拌均匀后，按治疗需要适量地分别装入袋内，外面用毛巾裹好，等到里面的坎离砂发热到40℃时，把布袋敷在需要治疗的部位，必要时，可外加一块棉垫或毛巾，包好保温。一般治疗温度在70℃～80℃，治疗时间可根据病情而定，一般都在40～60分钟左右，12天为1个疗程。特别注意，在进行热敷时，要防止温度过高而造成皮肤的烫伤，使用越频繁就越要严格控制温度，因为患部的皮肤温热感觉不明显，所以，容易产生烫伤。

5.其他疗法

(1)**腰肌锻炼法**：患者仰卧在床上，首先，以双脚、双肘和头部五点作为支撑点，用力将腰、背、臀和下肢向上挺起，幅度不用太大，只要稍离开床面即可，一直保持这个姿势直到感到疲劳时，再恢复正常的仰卧休息。以这个方式反复进行10分钟左右，每天早晚各锻炼1次。

(2)**自我按摩法**：患者端坐在椅子上，先用左手虚握成拳，在左侧腰部自上而下敲打。轻轻叩击10分钟后，再改用左手掌上下按摩或揉搓5分钟左右，每日2次。然后，用右手以同样的方法，在右侧进行按摩。以患处略微有灼热感为宜，如此效果更好，而且，会觉得很舒服。此方法能起到促使腰部血液循环，进而解除腰肌的痉挛和疲劳的作用，特别有益于防治中老年性腰肌劳损。

6.生活建议

腰肌劳损是困扰现代人的常见慢性疾病之一，会严重影响到人们正常的生活、工作和学习，所以应重视腰肌劳损的日常预防与保健。

(1)**良好的姿势**：保持良好的姿势有利于维持脊柱正常的生理弧度，抬头平视、收腹、挺胸这些都是正确的姿势。

(2)**加强锻炼，提高身体素质**：长年坐着的人腰背肌肉都比较单薄，容易造成损伤，可以有目的地进行一些针对于腰背肌肉的锻炼。如前屈、后伸、左右腰部侧弯、回旋以及仰卧起坐的动作都能使腰部肌肉变的发达有力，韧带强韧，关节灵活，提高抵抗力和抗损伤能力。

(3)**减轻腰部的负担**：要保持健康的体重，以减轻腰部的负担。

(4)**注意劳逸结合**：要有自我保护意识，避免长期保持一个动作同时也不要做强制的弯腰动作。

(5)注意生活中的各种姿势：在搬动或提取重物时，要先屈膝下蹲，用腿部力量，避免给腰部加重负担。抱着重物行动时，尽可能靠近身体，并使其贴近腹部，两腿微微屈膝。不要勉强去够高处够不到的东西，以免造成拉伤。采取的睡姿应顺应脊柱的生理曲线等。避免腰腹部的潮湿和受寒。

(6)注意保护自己：在劳动时应事先将腰部的肌肉和韧带调整好，这样可以起到保护作用，避免受伤。

(7)劳动时要集中注意力，禁止打闹嬉戏和勉强逞能：在集体扛抬重物时，应听从领头者的统一指挥，保持大家齐心协力，步调一致。

(8)注意保暖：要及时擦干劳动或运动后所出的汗，避免被风吹过后受凉，可做一些放松腰腿部的活动和自我按摩，以减轻腰部肌肉的紧张和疲劳。

(9)节制房事：对于平时肾气虚弱、筋骨不健、纵欲过度，肾虚精亏、年老体弱多病者或者腰部已有劳损及先天变异缺陷者，十分有必要节制房事，以保肾精。

十四、股骨头坏死

1.疾病综述

股骨头坏死，又称股骨头缺血性坏死，为常见的骨关节病之一，是由于多种原因导致的股骨头局部血运不良，从而引起骨细胞进一步缺血、坏死、骨小梁断裂、股骨头塌陷的一种病变。大多因风湿病、血液病、潜水病、烧伤等疾患引起，先破坏邻近关节面组织的血液供应，进而造成坏死。这种疾病可发生于任何年龄，但以30～60岁最多，无性别差异，开始多表现为髋关节或其周围关节的隐痛、钝痛，活动后加重，从间断性疼痛逐渐发展到持续性疼痛，再由疼痛引发肌肉痉挛、关节活动受到限制，激素药亦会导致本病的发生。进一步发展可导致髋关节的功能障碍，严重影响患者的生活质量和劳动能力，若治疗不及时，还可导致终身残疾。中医认为疾病发生原因为外因和内因，且内因外因相互作用，使人体阴阳失去平衡，气血的失衡而生疾，亦称"髀枢痹"、"骨痹"、"骨萎"。

2.民间验方

(1)滋骨丸治疗股骨头坏死

吕师傅今年45岁，在去年冬天的时候左髋部出现阵发性针刺痛，关节运动受到限制，走路跛脚，经医院检查后，被确诊为左股骨头缺血性坏死。下肢功能活动尚且正常，但能感觉到明显的疼痛，为中度病情。医生给开出处方：生地、熟地、鸡血藤、龟板、黄芪、巴戟、丹参各100克，当归、川芎、枸杞、鹿角片、猴骨、淮山药、白术、杜仲各50克，将以上药材研磨成细致的粉末，再用蜂蜜和成药丸，每丸约重6克，每次服1丸，每日3次。吕师傅在服用本方的同时，也在采用按摩和中药熏洗等作为辅助治疗，经过一年多的综合治疗，他感觉症状明显有所改善，关节功能逐渐恢复正常。

(2)活血通络汤治疗股骨头坏死

超超今年刚满9岁，左髋关节感觉剧烈的疼痛，并且还伴有左侧大腿肌肉萎缩，走路轻飘飘的不着力，跛脚已经两个多月了。去医院检查后，被诊断为"左股骨头缺血性坏死"，经过几种方式治疗后，均告无效，医生建议采取手术治疗，可是超超的家长并不同意。听亲戚介绍后便采用本方治疗，每日1剂，用水煎制成汤药后服用。同时患肢辅以牵引治疗1个月（重量(1)5千克）。服用3星期后，面色转为红润，脉稍有力。调整剂量后又服了20剂，走路比较稳重了，疼痛也明显减轻，只是还有些口干，又服60余剂。复诊时，左下肢肌肉萎缩已经不明显，脊椎生理曲度，步态均属正常，病变部位比以前较为好转，坏死碎骨已开始被吸收。4个月后，再去复查时，双下肢等长，可以像正常人那样走路、跳跃，左髋关节功能正常。病变部位基本上已经痊愈，股骨头坏死碎骨已被完全吸收，骨结构恢复完整，并且没有发现新的碎骨，关节间隙正常。具体药方：柴胡、当归、桃仁、红花、牛膝、丹参各15克，瓜蒌根、穿山甲各20克，酒军、甘草各10克，每日1剂，用水煎制成汤剂后，分早晚2次温服。

3.民间偏方

(1)猪蹄冬青饮：猪蹄2只，毛冬青200克，0将猪蹄刮掉绒毛，洗净后和毛冬青一起加入6升的清水，用文火煎煮，制取2000毫升的汤汁，吃猪蹄，将汤分5次热饮，每日2次。活血通络，强筋健骨。适用于股骨头缺血性坏死。

(2)薏苡仁木瓜粥：薏苡仁60克，木瓜20克，粳米120克，白糖4匙，将薏苡仁、木瓜洗干净后，倒入小锅内，放入粳米及2大碗冷水，先浸泡片刻，再用文火慢炖至薏苡仁酥烂，加白糖后，再稍炖即可。每日食用，不拘量。祛风利湿，舒筋止痛。适用于关节重者、活动不利等以湿弊为著的股骨头缺血性坏死。

(3)海参粥：海参10～30克，粳米（或糯米）200克。用温水将海参泡开，剖开洗净后切片，粳米或糯米加适量的水如常法煮粥，煮至海参熟烂、粥黏稠为宜。每日早晨起来空腹温热食用。补肾益精，

壮阳疗痿，补血润燥。适用于股骨头缺血性坏死。

4.外用偏方

(1)**中药足浴法**：采取骨碎补、苦参、虎杖、桂枝、泽兰、益母草、野颠茄等，将上述药物放入锅内加入适量的清水煮沸20分钟，制成约1300毫升的药液，待药液温度适宜时，浸洗患者的双足，每次60～90分钟，每日1～2次，一剂药可以连用4天，也可以采用全身浴，如有条件喷熏更好。1个疗程为4～6个月。患者可以根据自己的病情而选择足浴或者是全身浴，药量也可逐步加大。

(2)**补蚀散外敷法**：取用相同分量的桃仁、莪术、水蛭、牛膝、鸡血藤、大黄，将上述药材研磨成细致的粉末后装袋，每袋40克，每次1袋，涂抹在患髋处，3日换1次药，1个月为1个疗程。此方能够起到活血化淤、通经活络的功效。适用于早期股骨头缺血性坏死。

5.其他疗法

自我按摩法：股骨头缺血性坏死的病程较长，且恢复得也很缓慢，因而患者积极主动地恢复治疗极为重要，首选的方法就要数按摩了，可立即缓解肌肉痉挛，减轻或者消除疼痛，恢复髋关节的正常功能。具体按摩方法患者采取正常坐姿，患髋关节及膝关节都呈45°弯曲，先用热毛巾热敷患侧髋部5～10分钟，使紧张痉挛的肌肉松弛，然后，用摩、揉、点、捏、拿等方法自我按摩，可以起到疏通经络、活血止痛的作用。

6.生活建议

预防股骨头坏死应在日常工作和生活中，或在某些疾病的治疗用药上多加注意，以下的几个方面是值得注意和借鉴的：

(1)**要加强髋部的保护意识**：走路时注意力要集中，以防摔倒，特别在冬季下雪后，更要注意防滑。充分做好准备活动，可以避免在体育运动中使髋部受伤，准备活动以感觉身体发热、四肢灵活为度。在扛、背重物时，要注意动作不宜过猛，以免髋部扭伤，尽量不要多干重体力的活。髋部受伤后，应及时给予治疗，切忌在没有痊愈的时候过多行走，以免造成髋关节的反复积累性损伤。在某些疾病的治疗过程中，特别是对于一些会产生疼痛的疾病，激素类药物要尽量不用或少用。

(2)**忌酒不成尽量少喝酒**：长期酗酒的不良习惯应当加以及时的改正和戒除，以脱离致病因素。清除人体血液中的酒精成分，防止组织吸收酒精的化学毒性。

(3)**预防骨坏死、股骨头缺血**：对股骨颈骨折采用钢板螺钉内固定，同时，应用带血管蒂骨瓣头植骨，促进股骨颈愈合，增加头部的血液循环，防止骨坏死，术后应定期复查，适当口服促进血液循环的中药和钙剂，预防发生股骨头缺血。

(4)**慎用激素类药物**：切勿不听医嘱自作主张，滥用激素类药物。如有必须要使用激素类药物进行其他疾病的治疗时，要以短期适量为原则，并与扩张血管药、维生素D、钙剂等配合使用。

(5)**小心职业的原因而患股骨头坏死**：深水潜水员、高空飞行员、高压工作环境中的人员因职业的原因很容易患有股骨头坏死，这类高危人群要注意劳动保护及改善工作条件。

(6)**注意补充钙**：注意日常中钙质的补充，提倡多吃新鲜蔬菜和水果，少吃或不吃辣椒，尽量不要服用激素类药物。

(7)**生活中的预防**：多晒太阳，经常活动，尽量避免超负荷地负重和劳累等股骨头坏死均能起到预防作用。

十五、阑尾炎

1.疾病综述

　　阑尾炎是指阑尾由于多种因素而形成的炎性改变，是一种极常见的急腹症。阑尾也称蚓突，是盲肠内侧一个细长盲管。由于阑尾腔内常有结石、寄生虫、粪便等存留，从而造成阑尾腔内容物引流不畅，尤其因阑尾动脉为终末动脉，供血较差，一旦由某种原因造成血循环障碍，就容易引起阑尾缺血坏死而发炎。阑尾炎分急性和慢性两种。早期诊治，病人多可短期内康复，死亡率极低(0.1%～0.2%)。如果延误诊断和治疗可引起严重的并发症，甚至造成死亡。临床上常有右下腹部疼痛、体温升高、呕吐和中性粒细胞增多等表现。阑尾炎可发生在任何年龄，但以青壮年为多见，20～30岁为发病高峰。

2.民间验方

　　(1)败酱草治疗阑尾炎

　　小霞今年22岁，在前些日子得了阑尾炎，发病时，腹部剧痛，特别是腹部右下侧极为严重，按压时，疼痛更加明显，腹部表面痉挛抽动，有包块，并伴有身体发热、口渴、食欲缺乏。经医院诊断为：急性阑尾炎。后经中医辨证论治，开药方：败酱草30克，忍冬藤20克，桃仁10克，薏苡仁30克，用水煎煮成汤药，每日分2～3次服。化淤消痛，效果明显。

　　(2)银花连翘汤治疗阑尾炎

　　王先生在几个月前的一天午饭过后，突然觉得腹痛自右下腹扩展至整个腹部，痛苦异常，腹皮紧绷，全腹有压痛感，反跳痛，并且高烧不退，面红耳赤，唇干口臭，恶心呕吐，大便不成形，且恶臭难闻，小便频数，淋漓不尽。家人一看情况好像不妙，赶紧将他送往医院，医生诊断为由于腔毒溃散而引起的阑尾炎，医生说适宜采用清热解毒、通腑排脓的方法进行治疗。其方法：银花10克，连翘12克，黄芩、生地、玄参各9克，生甘草6克，大黄10克，紫花地丁12克，野菊花、蒲公英各9克，冬瓜子30克，用水煎煮成汤药，每日1剂。王先生服用以后，效果不错，并且疼痛迅速地消失。

3.民间偏方

(1)冬瓜仁苦参汤：冬瓜仁30克，苦参60克，甘草20克，加入适量的水煮成汤。调入适量蜂蜜，饮服。适用于急性阑尾炎。

(2)薏米粥：薏米100～200克，以清水适量煮烂为粥，稀稠适度即可。分1～2次服食，每日1剂。本方用于急性阑尾炎恢复期及慢性阑尾炎。

(3)桃仁薏苡仁粥：桃仁20克（去皮尖），薏苡仁60克，粳米100克，加水将上述材料一起煮成稀薄的粥，服用。用于阑尾炎的调理。

(4)芹菜瓜仁汤：芹菜60克，冬瓜仁、藕节各40克，野菊花60克，加适量的水煎煮成汤即可，每日分2次服。辅助治疗阑尾炎。

(5)绿豆马苋饮：新鲜马齿苋240克（干品60克），绿豆60～120克，将上述材料煮成汁水，分2～3次服下。本方用于急性阑尾炎患者辅助治疗。

4.外用偏方

(1)外敷法：大黄、侧柏叶各2份，黄柏、泽泻、薄荷各1份，将以上药材一起研磨成细末，以水蜜煎煮浓缩成糊状，敷于右下腹部患处，每次60克，外面用油纸覆盖，每日1次。

(2)湿敷法：虎杖40克，石膏50克，冰片2.5克，将上药一起研磨成细致的药粉，用醋调和成糊状，敷于右下腹部，外用油纸覆盖包好，每日换药3次。

(3)蒜敷法：将去皮后的大蒜，与芒硝一起捣成糊状，先在右下腹皮肤上涂抹一层薄薄的凡士林，然后，敷上药剂，3个小时后除去，每日1次。

5.其他疗法

推拿疗法：按摩腹部的疼痛区，并取穴足三里穴、阑尾穴、八髎穴等穴位，手法以摩、揉、推为主。按揉足三里、阑尾这两个穴位，推揉八髎穴。

6.生活建议

阑尾炎是一种很容易治疗的疾病，但是，却很难迅速有效地确诊，因为在发作时，其症状都是腹痛，而大多数人都认为腹痛是由于饮食不当或肠胃炎而引起的，一般不会直接想到是阑尾发炎。所以，对于阑尾炎，还是以防为主，以下几项应加以注意：

(1)加强锻炼，增强体质，提高人体免疫力：如果人体的免疫力很强，那么当遇到病毒入侵时，就会自动产生能够杀灭病毒的抗体，使人体对于病毒有一定的抵抗能力，这就是免疫力强的人不易生病的根本原因。所以，免疫力弱的人一旦被病毒侵袭，就极易诱发各种病症。

(2)讲究卫生，养成饭前便后洗手的习惯：这是因为人的双手每天都要接触各种各样的东西，也会沾染各种各样的病菌、病毒和寄生虫卵。所以，在吃东西以前，一定要认真用肥皂洗净双手，这样才能防止"病从口入"。

(3)多吃新鲜蔬果：多食如芹菜、菠菜、韭菜、黄花菜、茭白以及苹果、桃、杏、瓜类等青绿蔬菜、新鲜水果。因为这些蔬果中含有丰富的纤维素，可以增加胃肠蠕动，以便润肠通便，从而使有害物质和致癌物质从肠道里排出。

(4)生吃瓜果前要洗净：生的瓜果蔬菜的表皮上不仅会沾染病菌、病毒、寄生虫卵，还会有残留的农药、杀虫剂等有毒物质，如果不清洗干净，不仅可能被传染上疾病，还有可能造成农药中毒。

(5)合理饮食：盛夏酷暑，切忌过度贪吃冷饮，尤其不宜大量地饮用冰镇啤酒及其他类似的冷饮。平时注意饮食不要过于油腻，避免造成对肠胃的刺激性损伤。饭后切忌剧烈运动，特别是饭后急走，极易引起腹痛。

(6)及时治疗肠道的寄生虫：寄生在肠道中的各种虫子危害性极大，很有可能会引起消瘦及程度不等的胃肠道疾病，如腹痛、呕吐等症状。

十六、扁桃体炎

1.疾病综述

扁桃体炎是扁桃体的炎症，可分为急性扁桃体炎和慢性扁桃体炎两种，当机体抵抗力因寒冷、潮湿、过度劳累、体质虚弱、有害气体刺激等因素骤然降低时，细菌繁殖就会加强并引发扁桃体炎，急性扁桃体炎多由溶血性链球菌或葡萄球菌感染所致。急性扁桃体炎是腭扁桃体的一种非特异性急性炎症，常伴有一定程度的咽黏膜及咽淋巴组织的急性炎症。常见的临床症状为发热、口渴、畏寒、咽部干燥、灼热、疼痛，吞咽困难或疼痛，扁桃体肿大，颌下淋巴结肿大，有压痛。慢性扁桃体炎是扁桃体的慢性炎症，常有扁桃体肥大，可能发生呼吸、吞咽、语言等障碍，也可能发生于某些急性传染病之后。凡反复急性发作或已引起并发症的慢性扁桃体炎，可手术切除，有剥离法和挤切法两种术式。由于扁桃体具有免疫功能，手术切除者较过去体质较弱。临床上分为急性和慢性两种，主要症状是咽痛、发热及咽部不适感等。此病可引起耳、鼻以及心、肾、关节等局部或全身的并发症，故应予重视。扁桃体炎的致病原以溶血性链球菌为主，其他如葡萄球菌、肺炎球菌、流感杆菌以及病毒等也可引起。

2.民间验方

(1)蒲公英汤治疗扁桃体炎

楚先生今年30岁，去年曾因扁桃体炎化脓而住院一个星期，之后一旦出现什么炎症或者感染便会复发，每次都是食不下咽，令他非常痛苦。服用蒲公英汤后，扁桃体炎再也没有复发。蒲公英汤的具体做法：蒲公英60克，大叶青30克，黄芩24克，丹皮、赤芍各12克，甘草6克，每日1剂，用水熬煮成汤，分3次服。症状严重的可每日2剂，分6次服。此方能清热解毒、活血消肿。适用于急性化脓性扁桃体炎。

(2)板蓝根生地治疗扁桃体炎

晶晶今年5岁，连续高烧3天，体温经常在38.5℃～39.5℃之间徘徊，伴有咽痛、口渴、进食时哭闹、睡眠不安、舌红苔黄而干、脉细数等症状。咽部充血，双侧扁桃体肿大并无化脓的现象。服用"感

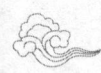

冒清"、"板蓝根冲剂"、"麦迪霉素"、"螺旋霉素"等均没有太大的效果，遂改用本方，每日1剂，分2次服。服用1剂后，便退热，3剂后，余症全部消除。药方：板蓝根45克，生地、麦冬各30克，元参24克，黄芩、白芍、丹皮、蝉衣、山豆要、牛蒡子、浙贝各15克，桔梗9克，薄荷、甘草各6克。具有养阴清热、泻炎解毒、消肿止痛的功效。适用于各种扁桃体炎。

(3)胖大海治疗扁桃体炎

小吴由于最近患了扁桃体炎，口干舌燥，咽喉干痛，同事给他建议说，治疗这个病可以喝胖大海茶，而且，效果不错，他就开始尝试着用这个方法治疗。才喝了两天，不适的症状明显减轻了。具体方法：胖大海4～6枚，将胖大海冲洗干净后，放入碗内，加入适量的冰糖调味，用沸水冲泡，每日1剂，分2次饮用，一般2～3日即可见效。此方能清热解毒、消炎。用于急性扁桃体炎。

3.民间偏方

(1)黄精冰糖饮：黄精、冰糖各60克，将洗净的黄精与冰糖一起放入锅内，加入适量的水，用文火煮1小时即可，饮汤，食黄精，每日1剂，分2～3次服用。适用于咽喉不适的扁桃体炎。

(2)酸梅青果汤：酸梅20克，青果（橄榄）100克，将酸梅、青果放入清水内浸泡1天，然后，煮成汤汁，服用时，加适量的白糖，日常饮用。消热解毒，止咳化痰。适用于急性扁桃体炎、咽炎。

(3)青果糖水：鲜青果20个，冰糖适量，将鲜青果捣烂，加入适量的冰糖和800毫升的清水，煮后过滤掉残渣，每日1剂，分2次温服。清热解毒，生津解渴，清肺利咽。适用于扁桃体炎兼感冒症状。

4.外用偏方

(1)冰蝎散敷足法：冰片5克，全蝎10克，菜油2毫升，先将前2味药一起研磨成细粉，再调入菜油，搅拌均匀后，做成5分钱大小的药饼，放在一边备用，将药饼贴于外廉泉穴，外用胶布覆盖，24小时调换1次，此方能起到清疏风热、通络散结、消肿解毒的作用。适用于急性扁桃体炎。

(2)鲜石榴汁漱口法：取鲜石榴果肉，捣烂后，加开水1杯，浸泡半小时后，绞成汁液，并用石榴汁漱口，每日数次。适用于慢性扁桃体炎，且疗效明显。

(3)外敷散敷喉法：儿茶、柿霜、枯矾各6克，冰片0.6克，上药一起研磨成粉末。取适量的药粉，用甘油调成浓稠的糊状，在患处外侧（下颌骨下方肿大处）贴敷，每日换1次药。能起到消肿止痛的疗效。对急慢性扁桃体炎特别有效。

5.其他疗法

冷水疗法：在头顶、颈部、手臂、中指各处采用冷水刺激疗法。具体方法：用手蘸冷水拍打患者头顶，从头顶一直拍到颈部、手臂，最后，在中指指端结束。然后，用线绳扎住中指的中节，在中指的指甲下缘用针灸刺出黄水为最宜。适用于急性扁桃体炎。

6.生活建议

预防扁桃体炎要在日常生活中注意以下几点：

(1)气温变换时，要注意增减衣物，预防上呼吸道感染。

(2)注意保持口腔卫生，吃东西后，要刷牙漱口。

(3)要多喝水，尽量多吃水果、蔬菜。

(4)不要过度疲劳，劳累后，应及时调整休息。

(5)戒烟忌酒，这对于预防慢性扁桃体炎很重要。

(6)保证充足的睡眠时间，随季节的变化而及时增减衣物，保持室内的通风，去除潮湿的空气。

(7)要坚持锻炼身体，增强体质以及抗病能力。特别是在冬季，要多参与户外活动，使身体增强对寒冷的适应能力，可以使扁桃体发炎的机会减少。

(8)加强对于各种传染病、流行病的预防。

第八章
皮肤科疾病偏方验方

一、湿 疹

1.疾病综述

湿疹，特点为表皮局部有剧烈瘙痒、多形损害、皮损处渗出潮湿倾向，是一种常见的皮肤炎性皮肤病。湿疹临床症状变化多端，易反复发作，一般分为急性、亚急性和慢性三种类型。急性湿疹发病快，常对称发生，可发于身体的任何部位，自觉灼热、瘙痒，而亚急性湿疹的皮损程度较轻，慢性湿疹则皮损多局限于某一部位，表现为表皮肥厚粗糙和苔藓样变为主，病程较长，反复发作，时轻时重。西医认为湿疹是由复杂的内外因素（如精神紧张、内分泌失调或各种物理、化学物质刺激等）作用引起的一种迟发型变态反应。

在中医学理论当中，湿疹是由于机体正气不足、风热内蕴、外感风邪、风湿热邪相搏、浸淫肌肤所造成的，饮食不节也是一个重要的致病原因。

2.民间验方

(1)单味药治疗湿疹

于先生最近脚部出现丘疹、水泡、发热，又肿又痒，还出现糜烂流滋等症状，后来去看医生，被诊为湿疹。他自己去药店买了一些药试用，却始终没有效果，症状反而更加严重，因而极为烦恼。医生让他用白鲜皮50加煎煮成汤药，每日1剂，分早晚2次服。医生告诉他，其实一些清热除湿的单味药就能有效治疗湿疹，如白鲜皮、土茯苓、牡丹皮等都可以单用煎煮取汁来治疗湿疹。使用此法1天，他的情况就有所好转，1周后湿疹基本消退，2周后痊愈。

(2)马齿苋合剂治疗湿疹

小刘曾为他患慢性湿疹多年的老父亲寻求了一个效果不错的处方：马齿苋30克，苦参、蛇床子、泽泻各15克，黄柏、龙胆草、红花各9克，大黄、甘草各6克，煎煮成汤药，每日1剂，分2次服用。马齿苋合剂可有效祛湿止痒，他父亲坚持治疗半年多后，病情基本痊愈

(3)参苓白术散治疗湿疹

笑笑今年8岁，小腿皮肤出现小片红疙瘩，瘙痒抓后，糜烂流滋，面色萎黄、舌质淡、脉象弦缓，时轻时重，反复发作，食欲缺乏，经医院检查后，诊断为湿疹，医生为他开了参苓白术散，大多数药店都可以买到，服药一段时间后，病情就得到控制，患者的瘙痒感减轻，皮损处也得到了缓解，现在笑笑的病情已经痊愈。

3.民间偏方

(1)薏仁绿豆粥：薏仁、绿豆各100克，加水适量后一起煮成粥，食时加适量白糖，调味即可，每日分2次服完，连服数日。清热，利水，除湿。适用于急性湿疹皮肤红斑、丘疹、水疱伴渗出较多者。

(2)豆腐菊花羹：豆腐200克，野菊花20克，蒲公英30克。野菊花、蒲公英用水煎煮成汤药，制成约400毫升的药汁，然后，加入豆腐、调味品一同煮沸，用适量水淀粉勾芡、搅拌均匀即成，当菜下饭，或作为餐点常食。清热解毒。适用于湿疹、皮肤瘙痒及湿疹的恢复。

(3)芦根鱼腥草饮：鲜芦根200克，鱼腥草30克，鲜芦根洗净后切成段，与鱼腥草一起煮成500毫升的汤汁，加适量白糖即可，每日分2次服完。清热解毒，排脓，抗湿疹感染，适于湿疹感染病患。

(4)炒油菜：油菜600克，菜油、味精、食盐各适量。油菜洗净后切成段，用烧至六成热的菜油翻炒，有汤汁出来时，加调料调味，即可出锅，当菜下饭，常食有效。清热利湿，散血消肿。适用于湿热型湿疹患者。

4.外用偏方

(1)黄连软膏：取黄连粉10克，冰片1克，混合后搅拌均匀，再加凡士林100克，制成膏状，可蘸药膏直接涂抹在患处，或用纱布涂上药膏再包敷在患处，每日1次即可。

(2)苦瓜湿敷法：取新鲜苦瓜茎叶100克，洗净后，切碎捣烂，每日3~4次湿敷于患处。

5.其他疗法

(1)蛋黄油擦抹法：取新鲜鸡蛋洗净煮熟，去掉蛋白，将蛋黄放入铁勺内于炭火上熬炼出油，去渣后，将蛋黄油直接擦抹患部，每日1～2次。一般用药后，局部发红、渗液、瘙痒等症状会明显减轻，经3～5次后，即可痊愈。

(2)敷脐疗法：用中药消风导赤散混合粉碎成20克药末，加基础霜混匀后，填在脐部，然后，外用纱布固定，每2天换1次药，3次为1个疗程。

6.生活建议

湿疹的发病因素有很多，所以，在日常生活中，特别是一些习惯上，要特别注意。

(1)避免不良环境因素：保持温度、湿度适宜的生活环境，避免不良因素如受寒或干燥等。

(2)不良精神情绪刺激会导致湿疹病情加剧或反复：要改变急躁性格，避免受刺激，注意调整情绪；可适当参加一些能够促进身心健康的体育活动。

(3)饮食需注意：湿疹患者需忌食辛辣、海腥等发物，饮食应以清淡为主。由于个人的体质不一样，过敏原也有区别，而湿疹患者应弄明白自己过敏原是什么，要忌食这些食物，以免病情反复。

(4)注意日常洗涤用品的使用：注意不要用碱性大的香皂或肥皂，最好使用沐浴露，不要用高温热水洗澡。洗澡后涂上润肤油，以免肌肤干燥。

(5)在日常护理中，穿衣打扮也要注意：毛织品、化妆品等也是有些病人的过敏原，这就要注意避免接触该过敏源，以免诱发病症。

(6)湿疹患者应该慎用外用药：需在医生的指导下正确使用外用药物，不可长期大量使用，特别是使用皮质激素时，为了以免产生不良反，应必须按照规定的浓度使用。

(7)护理婴儿湿疹患者时要注意：不要喂食过饱，以免造成消化不良。对牛奶过敏的，要将牛奶多次煮开，以减少致敏因素，少加糖，或试用其他代乳食品。如果是母乳喂养，母亲应忌食会引起过敏的食物。小儿湿疹发病期间，不接种预防疫苗，以免产生不良反应。

二、荨麻疹

1.疾病综述

荨麻疹俗称风团、风疹团、风疙瘩、风疹块（与风疹名称相似，但却非同一疾病），是一种常见的过敏性皮肤病。荨麻疹不仅是成人的多发病，也是儿童的多发病、常见病。其症状就是很痒，可以使病人的皮肤出现一块一块的皮肤水肿，像蚊子叮一样，是由各种因素致使皮肤黏膜血管发生暂时性炎性充血与大量液体渗出，造成局部水肿性的损害。其迅速发生与消退，有剧痒，可有发烧、腹痛、腹泻或其他全身症状。可分为急性荨麻疹、慢性荨麻疹、血管神经性水肿与丘疹状荨麻疹等。

2.民间验方

(1)生地首乌煎治疗荨麻疹

小魏今年23岁，曾经有过急性荨麻疹的病史，但是他觉得自己年轻没有什么大碍，自己买了点止痒膏擦了一回也就没有管太多，结果病情逐渐恶化成为慢性荨麻疹，治疗只能以养血滋阴的中药为主。

处方：生地、首乌各20克，当归、白芍各12克，防风、丹皮、玉竹、荆芥各10克，大枣、人参叶各30克，煎煮成汤药，经服用一段时间后，将慢性荨麻疹彻底根除了。

(2)韭菜外用治疗荨麻疹

赵大爷的外孙女突然身上起了很多的疙瘩，她说非常的痒，而且，用手抓个不停，大爷看了看，很像是风疹，但他又不确定，就带她到家门前的老中医那里诊治一下，老中医说确实是风疹，是由内热引起的，应以清热散风法进行治疗，但考虑到小孩子用药的剂量不好掌握，就给了个效果非常好的偏方：韭菜1把，将韭菜放火上烤热后，涂擦在患处，每日几次。爷孙俩回到家，用了两天就不痒了，并且疱块也有所减少。

(3)红糖姜醋饮治疗荨麻疹

王某前几天在家吃了一些海鱼和海蟹后，身上起了许多红色小疙瘩，又硬又痒，别人都说是吃海鲜过敏引起的风疹，王妈妈就让他用醋半碗，红糖100克，姜50克，醋、红糖与切成细丝的姜一起放入砂锅连续煮沸2次，过滤掉残渣后，每次喝1小杯，加温水送服，每日3次，很快王某的痒症就消下去了。

3.民间偏方

(1)香蕉桃仁泥：香蕉4只，桃仁30克，将两者一起捣烂后，调匀即可，每日1次。疏风散淤，润肠通便，适用于荨麻疹伴大便干结难下者。

(2)红枣山药汤：大红枣20枚，山药500克，将大红枣与山药一起加水烧汤即可，分顿食用，连用1～2周。健脾利湿，养血祛风。适用于荨麻疹伴气血不足、面色不华、周身乏力、纳少便溏者。

(3)韭菜甘草饮：韭菜300克，甘草20克。韭菜洗净切成段与甘草同入锅中，加适量的水煎煮20分钟，滤取出汤汁即可，每日2次，每次1剂。行气理血。适用于遇寒尤剧者。

(4)荸荠清凉散：荸荠400克，鲜薄荷叶、白糖各20克，荸荠洗净去皮后，切碎榨汁，鲜薄荷叶加白糖捣烂，放荸荠汁中加水煎煮至200毫升，频饮。凉血祛风止痒。适用于属血热者荨麻疹。

(5)玉米须酒酿：玉米须60克，甜酒酿200克，白糖少许，将玉米须放在铝锅中，加入适量的水，煮20分钟后捞去玉米须，再加入甜酒酿，煮沸后，放入白糖调味即可，每日2次，每次1剂。解热透疹。适用于荨麻疹偏风热型。

(6)牛肉南瓜条：牛肉600克，南瓜1000克，先将牛肉炖成七成熟，捞出切条，南瓜去皮去瓤后，洗净切条，与牛肉一起炒熟即可，佐餐食之。固卫御风。适用于属风寒者、皮疹色淡呈丘疹状、遇寒尤剧荨麻疹者。

4.外用偏方

(1)菜子油治肿毒风疹：取生菜子油适量，涂抹在患处，日用数次，治疗期间，患处严禁沾水，此方有解毒、消肿、祛湿的功效。用于无名肿毒、风疹、湿疹及老年皮肤瘙痒。

(2)生芝麻外擦法：取生芝麻200克，捣烂碾碎之后，装于薄布袋中，用之频擦患处。

(3)摩擦法：取适量的鲜桃树叶，反复擦拭患部，至愈为止。

5.其他疗法

(1)徐长卿水洗法：徐长卿60克，白薇15克，用水煎煮成汤汁用以洗患处，每日2～3次。

(2)败酱草水洗法：取败酱草30克，用水煎煮成汤汁，用以洗患处，每日2～3次。

(3)白杨树皮水洗法：取白杨树皮30克，白矾6克，用水煎煮成汤汁，用以洗患处。每日2～3次。

(4)内服外擦法：取地肤子100克，连续用水煎煮2次后，提取出400毫升的浓缩混合液，成人每日1剂，2次分服，小儿酌减。同时，可以将药渣用纱布包好，趁热涂抹在患处。3天为1个疗程。

6.生活建议

荨麻疹大多数为急性发作，持续数小时或数天，发作与消失都非常快，来去如风，因此，获得"风疹"之名，无论成人或是儿童都应注意以下几点，以预防这种"来无影，去无踪"的疾病。

(1)对过敏性体质的人应尽量避免过冷、过热及日晒的刺激，不要接触易引起过敏的食物、药物、植物及化学物品等。

(2)尽早治疗，如感染、蛔虫等体内感染病灶。

(3)养成科学规律的生活习惯，保持精神愉快，积极治疗胃肠及内分泌疾病。

三、痱 子

1.疾病综述

痱子又称"热痱"、"红色粟粒疹"，是夏天最多见的皮肤急性炎症。痱子是由汗孔阻塞引起的，多发生在颈、胸背、肘窝、腘窝等部位，多见于排汗调节功能较差的儿童和长期卧床病人。小孩可发生在头部、前额等处。初起时皮肤发红，然后，出现针头大小的红色丘疹或丘疱疹，密集成片，其中有些丘疹呈脓性。生了痱子后，剧痒，疼痛，有时还会有一阵阵热辣的灼痛等表现。除手心、脚底以外，都可发生痱子，常发生在头皮、前额、颈、胸、臀部、肘弯等皱襞和容易出汗的摩擦部位。由于瘙痒而过度搔抓可致继发感染，发生毛囊炎、疖或脓肿。

2.民间验方

(1)马齿苋治疗痱子

前不久，钱先生的女儿后背起了一层痱子，听老人讲马齿苋能治痱子，马齿苋叶呈扁椭圆形，田埂、路边、草地均可找到。于是，他就到野地里采来一把，用煮过马齿苋的水擦洗患有痱子的局部皮肤，早晚各1次，第三天后，痱子开始消退，又过了一天，痱子就全部消失了。具体做法：新鲜的马齿苋适量，加清水煎煮成汁，取汁擦洗患处，早晚各1次。

(2)霜桑叶治疗痱子

今年天气闷热，孙女士的孩子长了痱子。孩子的姥姥知道后，从江苏老家带来一袋子霜桑叶，说用这个给孩子洗澡能消除痱子。没想到还真灵验，只用了四五个晚上，孩子身上的痱子就全都消了。据老人说，霜桑叶必须是霜降后采摘或霜打落地的，收齐后放在露天处晾干，装入布袋后，挂在通风处备用。理论上鲜桑叶也可以，但效果会稍差些。制作方法：干桑叶、绿豆各200克，炉甘石50克，将其一起研磨成粉末状，每晚用桑叶熬煮成汤水，洗澡后就涂上一层自制的"痱子粉"。

(3)十滴水治疗痱子

夏天特别热，许多人都长了痱子，李先生的孩子和爱人也长了痱子。治痱子的方法很多，用"十滴水"治痱子效果很好。具体用法：先用温水擦洗干净患处皮肤的汗水和分泌的油脂，再挤出数滴"十滴水"涂抹在患处，令其自然风干。刚涂药时，皮肤会略有强烈的灼热刺痛感，几分钟以后，痒痛的感觉就能减轻，每日涂抹2～3次即可，2～3天就能消炎、消肿、止痒，较为严重者可延长治疗时间。婴幼儿皮肤细嫩，最好不要直接擦涂，可以采用洗浴的方法：每次给小孩洗澡时，在温水里加入适量的"十滴水"，大约小半瓶就可以，但要注意只能用清水洗浴，不要使用香皂、沐浴乳等，以保持药效不受到影响。

(4)花椒水治疗痱子

天热穿着厚厚的工作服，再加上车间散热不好，让周先生的后背和前胸都生了痱子。周妈妈用花椒水给他擦过后，起效神速，第二天痱子就下去了。方法是将10克花椒放入搪瓷缸内，倒进去200毫升的沸水，在小火上煮5～6分钟，煮后冷却至适宜的温度后，用药棉签蘸花椒水轻擦患处。12个小时后，痱子的脓尖一般可干瘪萎缩。为巩固疗效，可将剩余的花椒水在小火上稍加热一下，再重新涂擦在洗患处，这样一套程序下来，痱子即可全部消失。

3.民间偏方

(1)**苦瓜猪肉汤**：鲜苦瓜600克，新鲜猪瘦肉300克，将苦瓜去核后切块，猪肉切片，加入适量的清水煲汤，加少许食盐调味后即可，饮汤吃苦瓜。消暑去热，明目解毒。适用于暑热、心烦、汗多口渴、身长痱子。

(2)**清暑汤**：金银花、益元散各60克，绿豆衣、薄荷各30克，将上述材料加清水2升，煎熬成汤汁即可，日常饮用。消暑，利湿，生津。适用于生痱子者。

(3)冬瓜汤：冬瓜120克，将冬瓜洗净后加水煮汤即可。喝汤，每日1剂，连服7～8天。适用于暑痱。

(4)乌梅汤：乌梅10～12枚，金银花12克，白糖适量，乌梅洗净，加适量水煮开30分钟后，投入金银花再一起煮20分钟，过滤掉残渣，加白糖晾凉后饮用，日常饮用。适用于暑痱。

(5)绿豆冬瓜红枣汤：绿豆、冬瓜各60克，红枣20枚，冰糖少许，把绿豆、红枣、冬瓜一起放入砂锅中煮至熟烂，再加适量冰糖搅拌溶解，每日1剂，连服一周。适用于暑痱。

4.外用偏方

(1)姜片涂擦法：可以取新鲜的生姜，切成片后，用来涂擦患处，此方法简便实用，效果显著，专治痱子，并且不易反复。

(2)盐水热敷法：取适量的食盐，用锅炒至焦黄时取出，晾凉备用。用时取适量焦食盐用适量的温水兑匀，盐与水的比例为1：100，稍加搅拌，使之完全溶解，再取一干净毛巾放入盆中浸湿，然后，拧出一些水，使毛巾不至于淋漓，敷于患处，温热程度以不会觉得发烫为宜，每日数次，2～3日即可痊愈。

5.生活建议

夏天要想免于痱子的侵扰，关键在于预防，以下几点应尤为注意：

(1)注意环境通风，居室内应经常开窗通风，避免过热。可通过空调、风扇等设备改善室内高温、湿热的环境，但要注意不要让风直接吹到婴幼儿童。

(2)注意个人卫生，清洁皮肤的卫生，勤洗澡，勤换衣，穿衣应宽松，并保持皮肤干燥。

(3)在炎热的夏季中，卧床病人及婴儿睡觉时，应多予以翻身。

(4)天气热的时候，要穿着舒适、透气性好的衣物。特别是孕妇，穿衣不宜过多过厚。

(5)浴后可以在皮肤皱褶部位搽上一些痱子粉。

(6)多喝凉白开水、绿豆汤、银耳莲籽汤，解暑饮料；西瓜等新鲜的水果和蔬菜也应该适量地多吃一点，但要注意不宜多喝冷饮。

(7)头发不宜留得过长，要经常洗头，经常换洗枕巾和枕套。

(8)做户外活动时，应避开夏季最炎热的时间段，如下午两三点左右，宜选择气候凉爽的早晚进行活动。

四、斑 秃

1.疾病综述

斑秃，俗称"鬼剃头"，是一种骤然发生的局限性斑片状的脱发性毛发病。其病变处头皮正常，无炎症及自觉症状。本病病程经过缓慢，可自行缓解和复发。若整个头皮毛发全部脱落，称全秃。若全身所有毛发均脱落者，称普秃。该病与免疫力失调、压力突然加大有一定关系。斑秃在中医学理论中属于"油风"范畴。中医认为，斑秃与气血双虚、肝肾不足、血淤毛窍有关。发为血之余，气虚则血难生，肝藏血，肾藏精，精血不足则发无生长之源；阻塞血路，新血不能养发，故发脱落。

2.民间验方

(1)白术红花汤治疗斑秃

秦女士今年38岁，头皮部发生3处约5厘米圆形光滑皮损，脱发明显，皮肤正常，毛囊口清晰可见，无明显症状8个月。其形容痛苦、面色无华，发病前曾与同事发生过一些矛盾，但是未与别人说清楚或找到什么宣泄的机会或者方式，从此经常思考过虑，失眠多梦，精神萎靡，唯恐从此无法治愈，周身乏力，舌质淡，苔薄，脉弱。医生为其开白术红花汤，具体药方：红花、赤芍、远志各10克，党参20克，黄芪、当归各15克，白术、炒枣仁、茯苓各12克，木香5克，龙眼肉10克，大枣3枚，煎煮成汤药，每日1剂。患者服用半个月后，精神振作，四肢有力，面色转润，并且患处已经有少数新发生出。

(2)芝麻花飘香治疗斑秃

赵先生今年刚到而立之年，一表人才，只是这头顶有些斑驳枯槁。著名笑星葛优有一句话说得精辟："聪明的脑袋不长毛。"赵先生对自己的智慧是暗许的，但那不争气的脑袋还是让他黯然神伤。他私下里不知问了多少人，怎样才能使自己的脑袋多点"植被"。有一天，他与一位医生闲聊。医生告诉他说："想长点头发本不是什么难事。在农历阳春3月间，趁芝麻花盛开季节，采摘适量的芝麻花，趁湿装入玻璃瓶内，填实后，封好瓶口，埋入地下一尺左右，上面用泥土封牢。等到过了三伏天以后，在阳历9月份再将瓶子取出，留取瓶内药液备用。用药前先用水洗净头痂，擦干后用纱布蘸药液涂抹在患处，每日1次，一般不超过10次，即可见效。治疗后一个月左右，脱发处的头发就会生长出来。"他牢记心间，次年夏天经过他的精心"培植"，果然脑袋上出现了新风景。

3.民间偏方

(1)枸杞子粳米粥：枸杞子30克，粳米100克，将枸杞子、粳米淘洗干净后，放入砂锅中煮成粥，每日食用1次。补血填精髓。适用于血虚型斑秃。

(2)何首乌冰糖粥：何首乌60克，粳米100克，冰糖适量，食用将何首乌放入砂锅中煎煮浓缩后，过滤掉药渣，然后，放入粳米和冰糖，煮至米熟即可。每日食用1次。补血益气。适用于血虚型斑秃。

(3)山楂荷叶粥：山楂120克，荷叶1张，粳米适量，先将山楂用水煎煮成汤汁，调入粳米后，煮粥即可，每日1剂，早晚服食。补肾益精。适用于脂溢性斑秃。

(4)柿饼枸杞子丸：干柿饼、枸杞子各100克，将干柿饼、枸杞子一起研磨成粉末，制成绿豆大小的丸子，然后，加水煮沸即成。每日1剂，饮汤食丸子。

(5)紫河车鸽子汤：鸽子1只，紫河车1个，将鸽子收拾好后洗净，紫河车洗净，并且要反复浸漂，加入适量的水，用文火炖熟后，取出紫河车，食鸽子喝汤，每日服食1次。补血益精。适用于肝肾不足型斑秃。

4.外用偏方

(1)外搽法：肉桂20克，红花12克，白酒200毫升，浸泡1周后，用于擦拭头部患处，每日3次。

(2)生铁方：取生铁100克，腊猪脂500克，将生铁放入腊猪脂内煮沸3次，先以醋洗净患处，再用油脂涂抹头上的患处。

5.其他疗法

浴发方：将桑叶、麻叶各500克用米酒水将其煮沸，用药水洗头浴发。

6.生活建议

斑秃，尤其是全秃、普秃，不但影响到患者的仪表，更会给患者带来挥之不去的心理创伤。但是，斑秃是可以被治愈的。因此，斑秃患者应当持乐观态度，不要有过大的心理负担。在此基础上，还应当注意其他方面的预防和护理。

(1)不用尼龙梳子和头刷：因尼龙梳子和头刷易产生静电，会给头发和头皮带来不良刺激。最理想的是选用黄杨木梳和猪鬃头刷，既能去除头屑，增加头发光泽，又能按摩头皮，促进血液循环。

(2)勤洗发：洗头的间隔最好是2～5天，洗发的同时，需边搓边按摩，既能保持头皮清洁，又能使头皮活血。

(3)不用脱脂性强或碱性洗发剂：这类洗发剂的脱脂性和脱水均很强，易使头发干燥头皮坏死。应选用对头皮和头发无刺激性的无酸性天然洗发剂，或根据自己的发质选用。

(4)戒烟：吸烟会使头皮毛细管收缩，从而影响头发的发育生长。

(5)节制饮酒：白酒，特别是烫热的白酒会使头皮产生热气和湿气，引起脱发。即使是啤酒，葡萄酒也应适量，每周至少应让肝脏"休息"两日，即停止饮酒。

(6)消除精神压抑感：精神状态不稳定，每天焦虑不安会导致脱发，压抑的程度越深，脱发的速度也越快。对女性来说，生活忙碌而又保持适当的运动量，头发会光彩乌黑，充满生命力。男性相反，生活越是紧张，工作越忙碌，脱发的机会越高。因此，经常进行深呼吸，散步，做松弛体操等，可消除当天的精神疲劳。

(7)烫发吹风要慎重：吹风机吹出的热温度达100℃，会破坏毛发组织，损伤头皮，因此，要避免总吹风。烫发次数也不宜过多，烫发液对头发的影响，也较大，次数多了会使头发发丝大伤元气。

(8)**多食蔬菜，防止便秘**：要常年坚持多吃谷物、水果。如蔬菜摄入减少，易引起便秘而"弄脏血液"，影响头发质量，得了痔疮，还会加速头顶部的脱发。

(9)**空调要适宜**：空调的暖湿风和冷风都可成为脱发和白发的原因，空气过于干燥或湿度过大对保护头发都不利。

(10)**注意帽子、头盔的通风**：头发不耐闷热，戴帽子、头盔的人会使头发长时间不透气，容易闷坏头发。尤其是发际处受帽子或头盔压迫的毛孔肌肉易松弛，引起脱发。所以，应搞好帽子、头盔的通风，如垫上空心帽衬或增加小孔等。

五、皮肤瘙痒症

1.疾病综述

皮肤瘙痒症是指无原发皮疹，但有瘙痒的一种皮肤病，中医称之为风瘙痒。皮肤瘙痒症属于神经精神性皮肤病，是一种皮肤神经官能症疾患。临床上将只有皮肤瘙痒而无原发性皮肤损害者称之为瘙痒症。由于瘙痒难忍，患者会不断搔抓，因而出现抓痕、血痂、色素沉着及苔藓样变化等继发损害。皮肤瘙痒症通常分为泛发性和局限性，前者发病之初，瘙痒仅局限于一处，然后，逐渐扩展至大部分身体或全身，后者则只发生于身体的某一部位，如肛门、阴囊、头部等。

本病中医称为风瘙痒，属中医"痒风"的范畴。多为血虚风燥，肌肤失养而致病，或因风湿蕴于肌肤，不得流泻而诱发。西医认为，皮肤瘙痒症可能是由于某些疾病、药物、寒冷、毛织品过敏等刺激而导致发生的。

2.民间验方

(1)当归加生地治疗皮肤瘙痒症

鲁大爷家的小孙子鲁鲁是全家人的心头肉。今年入冬后，也不知道为什么，晚上睡觉时经常说身上发痒，但又说不清是哪里痒，在身上查看一番后，也没有发现任何异常的状况，可全身被抓得都快破皮了，还是哭闹不止。一家人被这小孙子弄得是焦头烂额，换了衣服被褥，又抹上祛风油、皮炎平等等，但就是一夜哭闹不得安宁。到了白天，症状却莫名其妙地消失了，就连医生也束手无策，只好开了些抗敏药，吃上药了以后，还好一些，可是一停药就会复发。几天下来，全家人都身心疲惫，实在是没有办法了。后来，在一个中医那开了个药方：当归、生地各15克，赤芍、川芎各12克，防风、荆芥、蒺藜、何首乌各10克，用水煎煮成汤药，每日1剂。服药后，鲁鲁的瘙痒感有所减轻，继续服药一段时间，症状全部消失，这下全家人的心终于落了地。

(2)花椒水治疗皮肤瘙痒症

刚刚入冬，张女士的皮肤瘙痒症就准时地又犯了。有一天晚上下班，她刚刚走进家门，便马上用热水冲了一个热水澡，躺入被窝后，就开始痒了。搔抓一下，但却往往是越痒越搔，越搔越痒。去医院就诊后，中医他告诉她一个小诀窍：取一些花椒用适量的水煮10分钟左右，温度凉得差不多后，用干净软布蘸花椒水轻轻擦拭痒处，止痒效果很好。需要注意的是，涂擦后，要在皮肤上涂上护肤乳液，以免花椒水刺激皮肤。

3.民间偏方

(1)海带绿豆汤：海带500克，绿豆200克，白糖适量，海带洗净后切碎，加绿豆和适量的水一起煮成汤，最后加白糖调味即可。饮汤吃海带和绿豆。每日1次，连服10日。清热利湿止痒，适于皮肤瘙痒症患者。

(2)姜桂红枣汤：干姜18克，红枣20枚，桂枝12克，将上述材料一起加水煎汤即可，每日1剂，连服10日。

(3)银花枇杷饮：鲜金银花20克，鲜枇杷8个，枇杷洗净后，切开去核，捣碎后放入金银花，用沸水冲泡即可，代茶频饮。

(4)葱豉粥：粳米100克，葱白6根，豆豉40克，粳米淘洗干净后，用适量的水煮沸，再加入豆豉一起煮，米将熟时，加入葱白，煮至米烂粥熟，最后，放入少许食盐、味精调味即可。日常分早晚服食。解表散寒，祛风止痒。适于皮肤瘙痒症患者。

4.外用偏方

(1)四味外洗液：艾叶90克，防风30克，花椒、雄黄各6克，加适量的水煎煮约20分钟，然后，用制成的汤剂擦洗患处，每日1剂，连用3～5剂，即可治愈皮肤瘙痒症。

(2)三味通络酊：取红花、冰片、樟脑各10克，加500毫升的白酒浸泡1个星期，然后，取药酒用之擦患处，每日3～4次。

5.其他疗法

(1)烟灰水疗法：取小撮香烟灰加上几滴水，搅拌成糊状，敷于瘙痒的皮肤处，即可有效止痒。

(2)足浴疗法：取苦参、白鲜皮、蝉衣、紫草、蛇床子、防风各10克，用水煎煮成汤剂，加入洗脚水中进行足浴，每日1剂，分2次，每次10～30分钟，连用5～7天，适用于皮肤瘙痒症。

6.生活建议

在日常生活中防治皮肤瘙痒症需要注意以下几个方面：

(1)养成良好的生活规律，早睡早起；坚持进行适当锻炼；及时增减衣服，避免冷热刺激。

(2)全身性瘙痒患者应注意减少洗澡次数，洗澡时不要过度搓洗皮肤，不用碱性肥皂。

(3)内衣以棉织品为宜，应宽松舒适，避免摩擦。

(4)精神放松，避免恼怒忧虑，树立信心；积极寻找病因，去除诱发因素。

(5)戒烟酒、浓茶、咖啡及一切辛辣刺激食物，以免刺激加重皮肤瘙痒症状。饮食中可以适度补充脂肪。

六、脂溢性皮炎

1.疾病综述

脂溢性皮炎是一种发生于皮脂腺丰富部位的慢性皮肤炎症，好发于皮脂腺分布较多的地方，如头皮、面部、胸部及皱褶部。本病慢性经过，易反复发作，常伴为毛囊炎、睑缘炎，面部常与痤疮、酒渣鼻螨虫皮炎并发。其主要症状为头皮糠状脱屑，或头、面等处出现鲜红色或黄红色斑片，表面覆有油腻性鳞屑或痂皮。脂溢性皮炎最根本和有效的办法是抑制皮脂异常分泌，减轻皮损处的炎症反应，彻底排毒，防止组胺和组胺受体的释放，起止痒作用。

脂溢性皮炎在中医学中属于"白屑风"、"面游风"、"纽扣风"的范畴。中医认为，本病的发生是由于患者素为血燥之体，复感风热，郁久转而化燥，肌肤失去濡养；或风邪郁久，血虚阴伤，肌肤失于濡养则生风化燥；或过食辛辣、肥甘、酒类，以致脾胃运化失常，生湿生热，湿热蕴积肌肤而成。

2.民间验方

(1)二至丸治疗脂溢性皮炎

钱先生今年31岁，皮疹呈暗红色，反复发作，并且伴有脱屑或油腻、油痂，患处微微发痒。口干，心烦，失眠多梦，便秘，舌红少苔，脉细数。去医院就诊后被确诊为脂溢性皮炎，医生给开了1剂二至丸，药方：取女贞子、旱莲草各20克，知母、黄柏各10克，牡丹皮10克，生地黄、麦冬、茯苓各15克，白芍12克，甘草3克，煎煮成汤药，每日1剂。患者依方抓药，服用了半个月后，皮肤健美如初。

(2)猪胆治疗脂溢性皮炎

提起猪胆，人们首先想到的是苦味，一般都会敬而远之，但是，这样一个不是很受人欢迎的东西却有着少为人知的妙用。赵女士去年开春的时候，发现自己的头发经常黏糊糊的，起初还以为是较长时间没有洗头的缘故，后来连脖子和后背也变得非常油腻并奇痒无比，并且颜色开始发红。赵女士去医院检查，医生说是脂溢性皮炎。这下她有点犯愁了，幸好有一老中医给她推荐了一剂药方：取新鲜猪胆1枚，取胆汁加入半脸盆温开水，清洗患处。用不了几天，就可恢复昔日光泽细嫩的皮肤，赵女士按照这个方法尝试了一下，半月后皮肤果然恢复了观瞻。

3.民间偏方

(1)赞绿珠：绿豆60克，赤小豆30克，百合26克，将绿豆、赤小豆、百合淘洗干净，加入清水1000毫升，用小火浓缩提炼出600毫升

汤汁即可，每次服50～100毫升，每日早晚各1次。润肺养肤，和血通脉。

(2)百合绿豆汤：鲜百合180克，绿豆500克，食盐、味精、葱花各适量，将鲜百合掰开，挑拣出鲜嫩的花瓣后洗净，绿豆淘洗干净。锅置大火上，加适量的清水烧开，加绿豆、百合，改用小火，煮至绿豆熟烂，百合瓣烂碎时，起锅加入作料即可。每日服2～3次。上清心火，下消胃热，解毒消暑，养阴安神。

(3)绿豆薄荷银花汤：绿豆400克，薄荷10克，银花30克，砂糖适量，先将绿豆、银花加适量的水用文火一起煎煮，绿豆熟后，加入砂糖，最后加入薄荷，继续煮沸即可，每日服2～3次。清热解毒，疏风消暑。

(4)生地黄粥：生地黄汁100毫升，粳米120克，生姜6片，将粳米煮沸后，加入生地黄汁和生姜，待粳米煮熟后即成，每日1剂。解毒消暑，滋肺养胃。

(5)决明子粥：炒决明子30克，粳米120克，冰糖少许，将决明子煎制成汤汁后滤掉残渣，放入粳米煮粥，在煮熟之前，加入冰糖，待粥熟即成，每日1剂。滋阴润燥，清热解毒。

4.外用偏方

(1)硝矾洗液：朴硝24克，硼砂、明矾各18克，将朴硝、硼砂、明矾一起研磨成粉末，用开水冲化后，趁热浸洗患处。消炎止痒除屑。

(2)蛇胆膏：蝮蛇胆汁1毫升，雪花膏1000克，将蝮蛇胆汁与雪花膏搅拌均匀，取药膏适量涂抹患处，每日3次。燥湿止痒。

5.其他疗法

洗浴疗法：狗骨头60克，鸡蛋1个，将狗骨头烧成灰后，研磨成细致的粉末，用开水冲调成药液，待温后加入鸡蛋搅匀，浴洗患处即可。

6.生活建议

患上了脂溢性皮炎，让人苦不堪言，但是不要急，只要平时多加注意，就可轻松远离脂溢性皮炎。

(1)要保持生活规律和充足睡眠，精神要愉快，按时服药。

(2)勤洗头，一般3～5天洗一次，宜用硫黄软皂，禁烫洗和搔抓头皮。

(3)调节胃肠功能，保持大便通畅，可适量用番泻叶泡水代茶饮。

(4)急性期要避免风吹日晒，不要用强刺激性药物。

(5)多吃水果、蔬菜，限制油脂及糖的摄入，忌吃辛辣、油炸、熏烤制品，应忌饮酒。

(6)生活要有规律，睡眠要充足，保持大便通畅。

(7)避免搔抓，消除精神紧张。

(8)洗脸、洗头时，不要用刺激性强的肥皂擦洗，最好用弱性洗面皂洗脸。

七、手足皲裂

1.疾病综述

凡手足部皮肤因多种原因引起干燥和皲裂表现，统称为手足皲裂。手足皲裂是否为一独立疾病，看法不同。一些人认为手足皲裂并非一独立疾病，而是一种继发性损害。但另一些人根据本症在某些工厂和农村中发病率较高，且无原发病可查，认为手足皲裂系独立疾病。本病的发生除与掌跖部特殊的生理结构——角质层厚、无毛囊及皮脂腺等内因有关外，与接触多种物质（如有机溶剂、酸溶液、碱溶液、有机油等）以及机体原有的皮肤疾病（如湿疹、手足癣、鱼鳞病、先天性掌跖角化症等）有关。

在传统中医学中手足皲裂属于"皲裂疮"、"皴裂疮"、"裂口疮"、"干裂疮"等范畴。中医认为，本病是因外感风寒，引起肌体气机不调、血脉运行不畅、四肢末端经脉失养、渐枯渐槁变脆、反复摩擦或牵引乃至皲裂而成。

2. 民间验方

(1)淡猪油治疗手足皲裂

陈小姐今年20岁。有一次，不知不觉间，手臂突现绣花针粗细的血疤，这种血疤，一看就知是寒冷的风霜吹破了皮肤。有一老医生给她推荐了一个偏方，用淡猪油（市场所卖的食用猪油）轻轻擦拭患处，每晚入睡前擦一次，3次足可痊愈。陈小姐试用后，果然3日后手臂恢复了原貌。

(2)香蕉治疗手足皲裂

说起香蕉，很多人都会想起那甜美的味道。其实香蕉不但非常美味，还有很多其他的妙用。如果不幸手足皲裂，可取熟透的香蕉一只，用手捏软后，将果肉与10毫升的甘油混合拌匀。使用时，先要洗净开裂处皮肤，然后，用果肉泥在患处反复搓揉。连续使用3～5天，即可治愈手足皲裂。

3.民间偏方

(1)冻蹄：猪蹄1只，猪肉皮500克，姜块20克，葱丝、桂皮、料酒、酱油、绵白糖各少许，猪蹄、猪肉皮剔去绒毛后洗净，放入沸水锅中焯一下，捞出洗净后，放入砂锅中，加酱油、糖、葱、姜、料酒、桂皮，再加入适量的清水，以淹没蹄膀为度。大火烧沸，然后，改用小火焖煮，直至炖烂，撇去浮油，猪蹄放盘中晾凉后切片，浇淋上原汤即成，佐膳食用。滋阴托疮。

(2)天麻猪脑羹：猪脑1个，天麻20克，将猪脑、天麻放入锅内，加入适量的清水，以文火煮炖1小时制成稠羹粥即可。喝汤吃猪脑。补骨髓，祛风通络。

(3)红枣芝麻粥：糯米100克，红枣80克，芝麻50克，白糖适量，糯米洗净；红枣洗净后去核，芝麻洗净后，用小火焙熟，趁热碾压成细粉，取砂锅1只，放入糯米，加入适量清水，用大火烧开，加入红枣、芝麻后，改用小火，边煮边搅动至熟，临吃前，放入白糖，当点心食用。滋润养身。

(4)绿茶芝麻汤：绿茶1克，芝麻8克，红糖50克，将芝麻炒熟后，研磨成粉末，与绿茶、红糖同放入80℃的热开水中冲泡即成，分3次温服，每日1剂。滋肝养肾，养阴润燥。

4.外用偏方

(1)外搽法：黄豆100克，洗净后晾干，研磨成细末，过筛取末，与凡士林200克搅拌均匀，装瓶备用，用时先将患处皮肤洗净，然后，将药膏填平裂口，外用纱布包裹固定住，每隔3天的换药1次。一般换药2～4次即可痊愈。

(2)红油膏：红信250克，棉籽油2500毫升，黄蜡250～500克，将红信、黄蜡一起研磨成粉末，与棉籽油混合后，搅拌均匀，薄薄在患处涂上一层。使用时先试涂一小片，观察有无过敏反应，如有反应者，须立即停用，另外，有大面积银屑病者勿用。

(3)玉黄膏：取当归、甘草各30克，白芷9克，姜黄90克，轻粉、冰片各6克，风白蜡90～125克，一起放入药臼中，捣烂成膏状，需要时，取适量涂于患处。

(4)当归麻油方：取当归、紫草各60克，忍冬藤10克，麻油500克，将当归、紫草、忍冬藤在麻油中浸泡24小时后，用文火煎熬至枯焦，过滤掉残渣后，提取出油，待油凉后，以棉签蘸上药油涂抹在患处，每日数次，直至病愈为止。

5.其他疗法

(1)药浴疗法：苍术、白及、地骨皮各30克，红花10克，加水煎制成汤药1500毫升。倒入盆中，趁热将患处浸泡于药液中，每次10～20分钟，每日1剂，每剂用2次。

(2)吹烘疗法：配备5%硫黄膏、白及细末（密封备用），家用吹风机，治疗时，将硫黄膏和白及细末按10：1的比例调和均匀，涂在患部，用电吹风筒往药膏上吹热风，间隔5分钟左右再涂上药，每次吹烘15分钟左右，2～3日治疗1次。

6.生活建议

手足皲裂一种常见的皮肤病，而且，在冬季更易发生，因此，在冬季尤应注意预防。

(1)在干燥寒冷的季节宜多吃油脂。

(2)病程较长或年老患者应该增加营养，适当多吃一些猪肝、猪皮、羊肉、阿胶、鱼肝油丸之类食品。

(3)由于冬季气候寒冷干燥，出汗较少，皮肤易干裂起皱，因此，应特别注意手和足部的防寒保暖，经常用温热水泡洗，外搽一些油脂性的护肤品，以免发生冻疮而加剧手足皲裂。

(4)平时生活中，还应注意饮食多样化，多吃水果和蔬菜，多饮水，适量摄入富含蛋白质的食物，保持皮肤的水分和弹性，这样就可预防手足皲裂的发生。

(5)生活中要注意洗手足时避免用太多碱性过强的肥皂、碱水及其他洗涤剂。

(6)冬季常用温水浸泡手足，浴后擦干，除用护肤品保持皮肤滋润，并要注意保暖。

(7)在容易引起职业性手足皲裂的环境中工作时，应加强劳动保护，减少患病的可能性。

八、冻 疮

1.疾病综述

冻疮是由于寒冷引起的局限性炎症损害。冻疮是冬天的常见病，据有关资料统计，我国每年有两亿人受到冻疮的困扰，其中主要是儿童、妇女及老年人。冻疮一旦发生，在寒冷季节里常较难快速治愈，要等天气转暖后，才会逐渐愈合。江南地区称该病叫"死血"。本病的主要症状是初起为局部性红斑，继而肿胀发紫，自觉局部痒痛，遇热更甚，严重时可发生水疱，疱破后形成溃疡，预后可遗留瘢痕及色素沉着或色素脱失。冻疮一般多发于手指、足跟、耳垂、耳轮等暴露部位。

冻疮，在中医学理论当中属于"瘃"、"冻烂疮"、"冻烂肿疮"范畴。中医认为，本病主要由寒冷之气所伤，系阳气不达、阳抑血凝、经脉涩滞、血行不畅而成。

2.民间验方

(1)地黄煎治疗冻疮

邓先生今年28岁，冬日里偶然一天发现脚胀痛，脚面呈紫黑色，医生诊断为冻疮，遂开地黄煎方：生大黄、升麻各12克，生麻黄10克，栀子、水牛角各15克，石膏25克，赤芍药12克，用800毫升的水，煎煮制成200毫升的药液，过滤掉残渣后，加生地黄汁90毫升煮沸，再下生葛汁、生玄参汁各30毫升，最后，制取240毫升的药剂，每日1剂，分3次服。邓先生按方服用3剂后症状大为改善。

(2)花生壳治疗冻疮

阳阳今年刚满9岁，去年冬天手部被冻伤，患处颜色发白，而且刺痒无比。她因为年纪较小时常忍不住用另一只手去挠。一日有一位路人见状后心中不忍，便将自己知道的一个偏方告知了阳阳的母亲。将花生壳用炒锅炒煳成黑色，然后研磨成细粉。用花生油或其他植物油与之调匀搅拌成糊。将调好的药糊取适量抹在冻疮患处，用纱布包好，2～3天换一次药。阳阳的母亲每天依法而行，2剂后患者的手恢复如初。

(3)胡萝卜叶浴足治疗冻疮

张先生小时候一到冬天脚底板上就会生冻疮，又痒又痛，相当难受，后来张老爷子就去采了一把萝卜叶子回来煮水，然后，用煲好的水连同萝卜叶一起泡脚，泡到水凉了为止，能够立刻止痒。并且泡了几次后，冻疮就没了。

3.民间偏方

(1)**附片狗肉粥**：附片20克，狗肉300克，粳米200克，调料适量，将狗肉洗净后切成块，附片包在纱布里，一起放入锅中，加入适量的清水煮至狗肉熟后，取出药包，下粳米煮粥，服食，每日1剂。补气升阳，活血化淤。

(2)**姜葱瘦肉粥**：生姜60克，葱白10茎，粳米、猪瘦肉各200克，调料适量，将姜、葱洗净后剁碎，猪肉洗净后切丝，与粳米一起放入锅中，加清水适量，煮熟后，调入葱姜及调味品等，再继续煮沸1~2次即可，服食，每日1剂。祛湿去毒，补益气血。

(3)**羊肉汤**：羊肉200克，葱100克，将羊肉、葱洗净后切洗，加入800毫升的清水，煎煮制成200毫升的汤即可，去渣服用，每日2~3次。补虚益气，温阳通络。

4.外用偏方

(1)**冻疮酒**：当归60克，红花、海椒各30克，细辛、樟片、肉桂各15克，白酒1500毫升，将当归、红花、海椒、细辛、樟片、肉桂一起捣碎成茸末，加入白酒浸泡1周，取药酒涂搽生冻疮处，每日3次。温经通络。

(2)**柏叶膏**：侧柏叶（炙干为末）120克，杏仁（去皮研成细末）、头发各30克，盐（研为细末）15克，乳香（研为细末）(7)5克，黄蜡30克，油700毫升，将油烧开后，下入侧柏叶、杏仁、头发、食盐、乳香，煎炒出香味即可，再下黄蜡一同搅拌均匀，收入瓷器中，以冷开水洗疮，用消毒纱布擦干水后涂药，再敷上药膏包扎，每日换药1次。清热解毒，活血止痛，收敛生肌。

(3)**熏洗疗法**：当归、赤勺各12克，红花、细辛各9克，防风、荆芥、桂枝、艾叶各10克，乳香15克，甘草10克，白矾、生姜各30克，加入适量的清水，煮沸5～10分钟，将药液倒入盆内，熏洗手足后浸泡患处，每日1剂，每剂药可以用2次，每次约20分钟。下一次用时，将药液兑入适量的水，煮沸再用。一般轻者用药2～3天，严重者5～7天即可痊愈。

(4)风油精外用法：将患处洗净，取本品少许涂搽患处，接着用手轻轻地揉搓，直至局部发热，每日3次，连续3周，适用于冻疮初起、局部红肿硬痛者，但冻疮破溃者不宜使用。在冬季来临时，每日取本品少许外搽患处，可预防冻疮。此外，用正骨水等亦可。

5.其他疗法

按摩疗法：双手五指张开，一手掌面贴于另一手手背，然后，顺着手指的方向做来回搓动，每日3次，每次10分钟，以局部有发热感为度。

6.生活建议

冻疮是冬季最常见的一种皮肤病，所以，要在严寒季节避免"惹疮"上身，一定要注意平时的预防和保健。

(1)用热盐水浸泡患处15分钟，连续1周。

(2)冻疮刚刚开始时，每天晚上用电吹风边吹边揉，坚持几天后就没有了。

(3)夏秋吃黄瓜时，用瓜蒂反复涂擦常发生冻疮的部位，只要坚持经常，保证不再复发。

(4)每晚用热水洗患处后，取香蕉去皮，用香蕉肉擦涂皲裂处，涂擦后不要洗患处，每日1～2次，数天即愈。

(5)冻疮初起时,用热醋涂抹,醋干后,再行涂抹,一日数次,可见效。

(6)冬季如有人生冻疮,可在温水中加入少量啤酒,浸泡20分钟,即可马上缓解冻疮带来的痛苦。这是因为啤酒中维生素B_1和维生素B_6有抗神经炎、皮肤炎和促进肌肉生长的功效。冬天坚持用加有啤酒的水浸泡洗用,可防止和治疗冻疮、脚气等。

九、疥 疮

1.疾病综述

疥疮是由疥虫感染皮肤引起的皮肤病,俗称"千疮子"。本病传播迅速,典型体征是皮肤剧烈瘙痒(晚上尤为明显),而且,皮疹多发于皮肤皱折处,特别是阴部。疥疮多为散在性毛囊小丘疹及小水疱,有时可在瘙痒处发现长约数毫米、蜿蜒弯曲、灰白色或淡灰色的小点,形成虚线。疥疮是疥虫寄生在皮肤上的一种传染病,是通过密切接触传播的疾病。疥疮的传染性很强,在一家人或集体宿舍中往往相互传染。疥虫离开人体能存活2~3天,因此,使用病人用过的衣服、被褥、鞋袜、帽子、枕巾也可间接传染,性生活无疑是传染的一个主要的途径。个别顽固者在皮疹消失后,还会残留硬结节,甚痒,叫结节疥。

疥疮在中医学属于"湿疥"、"虫疥"、"癞疥"、"干疤疥"等范畴。中医认为多因各经蕴毒,日久生火,兼受风湿化生而成。

2.民间验方

(1)营养茶治疗疥疮

郑女士今年30岁，不知何故，近来觉得身体有些不适，时常有想要瘙痒的感觉，经医生诊断为疥疮。有一老中医介绍了一个营养茶方：柏子仁2钱，天冬5钱，藿香、薄荷各2钱，陈皮1钱，金银花2钱，薏苡仁3钱，龙眼肉2钱，甘草1钱（柏子仁、薏苡仁，研磨成粉后使用）。将诸药放入茶壶，用开水冲泡即可，每一次药能喝一天，冲淡冲浓随个人爱好而定。老医生还对她说："可以经常饮用这种营养茶，不但能除病，还能起到健身、顺气、清凉、养心的功效。"她如法炮制，几天后，不但身上舒服了，而且还有一种清爽的感觉。

(2)苦参散治疗疥疮

张先生皮肤奇痒难忍已有半年多了，阴部、腹股沟有小红点，红点溃破后流有脓水，搔抓后脓水渗出，医生诊断为疥疮，特开苦参散方：取等量的苦参、槟榔，研磨成碎末后，用油调匀搽患处，张先生涂用3次后，症状大为减轻。

3.民间偏方

(1)蕲蛇羌活酒：蕲蛇1条，羌活60克，白酒2升，将蕲蛇、羌活捣碎成粉末装入布袋，用酒浸泡10天，随意饮服。活血化淤，祛湿消毒。适用于防治疥疮。

(2)蟾蜍瘦肉汤：蟾蜍4只，瘦肉100～200克，陈皮6克，先用清水将蟾蜍养2天，2天后将蟾蜍剥皮后剁去头爪，再用清水浸泡2小时，与瘦肉、陈皮一起煮成汤即可，趁热服用。利水消毒。适用于防治疥疮。

4.外用偏方

(1)金钱草合剂：金钱草60克，明矾、大枫子各20克，苦参、地肤子、蛇床子、白鲜皮各40克，加水3000毫升，浸泡20分钟，后用文火慢煮20分钟，煎制出2000毫升的药液，再加入雄黄粉20克，搅拌均匀后，过滤取汁，温度以不烫手为度。使用时浸洗患处20分钟，每日2次。

(2)绣球丸：将适量川椒、轻粉、樟脑、雄黄、枯白矾、水银一起研磨成细粉，再将适量的大枫子肉碾压均匀，混合后加入已熔化的柏油1两，搅拌均匀后做成如桂圆大小的丸药。使用时两掌合搓，一面用鼻嗅其药味，一面涂擦患处。

5.其他疗法

(1)熏洗疗法：夏枯草、苍耳孵草、葎草各50克，白矾、川椒各30克，加入1500毫升的清水，煎熬20分钟后，用以熏洗，每日1剂，早晚各1次。

(2)烟熏疗法：砒霜0.5克，硫黄、薄荷、焦艾叶各5克，一起烘干后，碾成粗质粉末，用轻厚草纸卷或纸卷包卷住药末，点燃后，烟熏患处，每次15～30分钟，隔日1次，温度以患者能适应为度。

6.生活建议

一个人身上长有一点疙瘩本属正常，但疥疮除外，不但自己忍不住要时常抓挠，有碍观瞻，而且，还有可能殃及亲朋，因此，对疥疮不可不防。

(1)禁止不洁性交。

(2)在外留宿旅店时，要勤洗澡，注意换床单。

(3)注意个人卫生，有可能被染上病菌的衣服、被褥、床单等要用开水烫洗杀菌消毒，如不能烫洗者，一定要放置于阳光下曝晒一周以上再用。

（4）一旦患上疥疮，首先要及时清洗，尤其对可能被污染的衣服、被褥、生活用品要彻底消毒；其次，要避免过度的抓挠，要及时修剪指甲，以防通过搔抓感染脓疥，勤换衣服勤洗澡，并予以及时的治疗。

十、白癜风

1.疾病综述

白癜风是一种常见的色素脱失性皮肤病。该病以局部或泛发性色素脱失形成白斑为特征，是一种获得性、局限性、或泛发性皮肤色素脱失症，是影响美容的常见皮肤病，且易诊断，治疗难。白癜风是后天性因皮肤色素脱失而发生的局限性白色斑片，使得局部皮肤呈白斑样，医学上通常把这种病变叫色素脱失。本病初发时，多为色素减退斑，一片或几片，色素未完全消失，故可与正常皮肤分界不清，也可开始发病时为点状色毒减退斑，皮损逐渐发展扩大，色素完全脱失，可互相融合与正常皮肤分界逐渐清楚。此病世界各地均有发生，印度发病率最高，我国约有万人发病，可以累及所有种族，男女发病无显著差别。

白癜风在中医学属于"白驳风"、"白癜"、"驳白"、"斑驳"的范畴。中医认为，本病主要是由于情志内伤、肝气郁结、复感风湿之邪，搏于肌肤，令气血不和、气机不畅、血不滋养肌肤而致。

2.民间验方

(1)五子衍宗丸治疗白癜风

田先生41岁，最近染上了皮疹，而且，患处颜色泛白，边界清楚，斑内毛发也变白了。刚开始时，他并没有多在意，后来又感觉头晕耳鸣，腰膝酸软，这才到医院求治。医生发现其舌淡红，苔少或光剥，脉沉细，将其诊断为白癜风，推断应该是房事过劳所致，给他开了五子衍宗丸方：沙苑子、菟丝子、覆盆子、白芍、茯苓各12克，枸杞子10克，熟地黄20克，当归、刺蒺藜、山药、车前子各15克，丹参20克。用水煎煮成汤药，每日1剂。患者服用不到两周，症状明显减轻了不少。

(2)乌蛇浸酒治疗白癜风

阿玲今年28岁，是某报社记者，到某村采访时，发现该村村民基本上都有饮酒的习惯，原来该村曾流行过白癜风，老中医给开过一剂药方，患者服用后都获得了痊愈，全村人以此为奇，又因本就豪迈好酒，所以干脆想了一个一箭双雕的法子，普及开来，既饱口福，又能预防疾病。此后该村从未发现有人患有白癜风。阿玲将他们的酒方记录如下：乌蛇180克，防风、桂心、白蒺藜、五加皮各60克，熟地黄120克，天麻、牛膝、枳壳、羌活各90克，研磨成细致粉末，装入生绢袋后，泡在内盛2000毫升白酒的酒坛中，再将坛口封固，7天后取出引用，每次50毫升。

3.民间偏方

(1)清炖蛇肉：乌梢蛇1条（约1000克），陈皮12克，生姜6片，清水2升，食盐适量，将乌梢蛇掏空内脏，洗净后，与陈皮、生姜一起放入砂锅内，加入清水一同炖煮，待蛇肉熟烂后加入食盐即可。饮汤吃肉。祛风通络，除湿止痛。适用于风寒湿痹型白癜风。

(2)沙苑蒺藜猪肝：沙苑蒺藜120克，猪肝1副，将沙苑蒺藜研磨成粉末，将猪肝煮熟，切成片即可，用猪肝蘸沙苑蒺藜吃，每日1

次。养肝补血，通经活络。

(3)**马齿苋韭菜包子**：马齿苋、韭菜、面粉、葱、姜、熟猪油、酱油、食盐、鸡蛋各适量，将马齿苋、韭菜分别洗净，放在阴凉处晾干2小时，切成碎末，将鸡蛋煮熟后剥壳，捣碎成渣，将马齿苋末、韭菜末、鸡蛋渣搅拌混合在一起，加入食盐、酱油、熟猪油、味精、葱末、姜末用作包子馅。和面后制成包子，放入蒸笼里蒸熟，随量吃，每日1次。清热祛湿，散血解毒。

(4)**芝麻油饮**：芝麻油20～30毫升，白酒20～30毫升，芝麻油用白酒送服。增肤色，去白癜。

(5)**苍耳膏**：鲜苍耳草适量，将苍耳草洗净切断，加水煎煮，滤取汁液，然后，低温蒸发，浓缩成膏状即可，每次6～15克，每日2次。祛风除湿。

(6)**治白散**：火硝、枯矾各150克，水银100克，轻粉30克，将火硝、枯矾置乳钵内研磨成细致的粉末，再加入水银搅拌均匀，使水银完全溶入药粉，放入铁锅内，上面覆盖一大号瓷碗，缝隙用湿纸密封好，再用盐水和黄土调成泥状，覆盖住封死，以防泄气。碗底上放一团棉花，用文火烧至锅碗缝隙泥土干燥后，再用大火烧2小时。待锅冷却后，剖开封固的黄土和纸，揭开盖碗，刮下碗内附着的橙黄色结晶，研磨成细粉，称量后，加入等量的升华硫研磨均匀，再将轻粉研磨成细末，与之混合后搅拌均匀即成。用醋润棉球蘸上治白散擦拭患处，每次20分钟，每日2次。杀虫止痒，去白消斑。

4.外用偏方

(1)**苍耳膏**：鲜苍耳草适量，将苍耳草洗净切断，加水煎煮，滤取汁液，然后，低温蒸发，浓缩成膏状即可，每次6～15克，每日2

次。祛风除湿。

(2)三黄粉：雄黄、硫黄、朱砂、密陀僧、白及各6克，雌黄(1)5克，白附子15克，麝香、冰片各0.9克，将雄黄、硫黄、雌黄、白附子、密陀僧、白及、麝香、冰片、朱砂共研为粉，用生姜蘸药粉涂抹患处。和营血，消斑痣。

(2)治白散：火硝、枯矾各150克，水银100克，轻粉30克，将火硝、枯矾置乳钵内研磨成细致的粉末，再加入水银搅拌均匀，使水银完全溶入药粉，放入铁锅内，上面覆盖一大号瓷碗，缝隙用湿纸密封好，再用盐水和黄土调成泥状，覆盖住封死，以防泄气，碗底上放一团棉花，用文火烧至锅碗缝隙泥土干燥后，再用大火烧2小时。待锅冷却后，剖开封固的黄土和纸，揭开盖碗，刮下碗内附着的橙黄色结晶，研磨成细粉，称量后，加入等量的升华硫研磨均匀，再将轻粉研磨成细末，与之混合后，搅拌均匀即成。用醋润棉球蘸上治白散擦拭患处，每次20分钟，每日2次。杀虫止痒，去白消斑。

6.生活建议

发现白癜风后要争取早期治疗，尽快到医院检查，病程短、面积小的白斑，治疗效果相对较好，大部分早期病人可以完全治愈。而且，在日常生活中，关键是要做到以下几点：

(1)生活要有规律，紧张和焦虑的精神状态不利于身心健康。

(2)适当增加日晒时间，但要掌握好尺度，以防晒伤。

(3)尽量避免皮肤外伤，以免诱发白癜风。

(4)尽量不要使用或减少刺激性强的化妆品和外用药。

(5)治疗方法最好采用中西药结合、饮食、精神疗法等综合疗法。

十一、腋　臭

1.疾病综述

　　腋臭，俗称狐臭，是分布在体表皮肤如腋下、会阴、背上部位的大汗腺分泌物中产生散发出的一种特殊难闻的气味。腋臭往往给人带来很多的不便，因为狐臭的刺鼻气味使人感到特别的厌烦，闻到这种气味的人大多掩鼻远离。这样就给狐臭的人造成很大的心理负担并有自卑感，从而影响工作和学习，以及交际。

　　中医学中，腋臭属于"体气"、"狐臊"、"狐气"。中医认为，本病多与先天禀赋有关，禀于先天，承袭父母腋下秽浊之气，熏蒸于外，从腋下而出，或因过食辛辣厚味之品，致使湿热内蕴，或由天热衣厚，久不洗浴，使津液不能畅达，以致湿热秽浊外壅，熏蒸于体肤之外而引起。

2.民间验方

(1)老生姜治疗腋臭

　　邓姑娘今年18岁，天生狐臭，每当流汗时，腋下便会散发出一股令人恶心的臭味，为了治这个腋臭，她几乎用尽了各种治疗方法，吃的、涂的、打针样样都来，但是却收效甚微，只是徒然地增加了金钱上的损失，以及在精神和肉体上备受折磨罢了。后来，在朋友的介绍下，到某整型医院做了一次手术，狐臭确是好了一阵子，但那只是"昙花一现"而已，没隔上几个月，便又复发了。俗话说，"好事多磨。"有一天，邓姑娘的邻居张太太得闻此事后，叫她买些生姜，切成小片，用火烤软以后，洗净贴在腋下摩擦。她照着这个办法进行了一段时间的治疗，每天起床后和临睡前，将腋下洗净，然后把烤热了的生姜片贴上，轻轻的摩擦约5～6分钟，最初也不见什么效果，但坚持了3个月后，奇迹出现了，让医生都束手无策的狐臭，竟然用生姜给治愈了。

(2)生地麦冬饮治疗腋臭

郑先生今年28岁，他常常为自己腋下的异味而非常苦恼，有一次一，位同学从一个知名的老中医那里为他求来了一种生地麦冬饮方：乌梅、浮小麦、生地黄、麦冬各20克，五味子、石斛各12克，煅牡蛎20克（先煎），牡丹皮10克，茯苓15克，竹叶10克，甘草5克，每日1剂，煎煮成汤药服用。患者坚持用了2个月后，症状大为减轻。

3.民间偏方

(1)蜜糖银花露：清水600毫升，金银花、白蜂蜜各60克，将金银花加入适量的清水后，用文火煎煮成汁后，滤掉残渣，冷却后，加入白蜂蜜拌匀即可，每日1剂，分3～4次服完清热消毒。适用于热盛型腋臭。

(2)银枇绿豆汤：金银花40克，枇杷叶60克，绿豆100克，白糖适量。将金银花、枇杷叶用适量的水煮成汁，过滤去渣，加入绿豆继续煮汤，放白糖调味，每日1剂，分2次服用。滋肺养胃，清热祛毒。适用于肺胃热盛型腋臭。

(3)甘麦大枣汤：浮小麦、生牡蛎（先煎）各60克，生甘草20克，大枣10枚，黄芪40克，将浮小麦、生牡蛎、生甘草、大枣、黄芪加水2升煮成1200毫升的汤即可，加糖饮用，每日1剂。滋阴泻火，润燥清毒。适用于阴虚阳亢型腋臭。

4.外用偏方

(1)祛湿除臭散：紫丁香2份，升药（别名：三白丹、三仙散、小升丹等）3份，冰片2份，石膏5份，滑石3份，明矾（或枯矾）5份，一起研磨成细粉，装瓶备用，每日早晚用肥皂水冲洗患处以后，撒上药粉或制成一纱布袋，内装本剂，夹掖固定在腋下。

(2)蜘蛛散：取蜘蛛10～20个入瓦罐密封，烘烤焙干，加入轻粉、冰片各3克，一起研磨均匀后备用，使用时先洗净腋下，睡前以棉球蘸药涂抹在患处，每日2次，5日为1个疗程，间隔2天再进行下1个疗程，连用三个疗程，即可起到良好的效果。

5.其他疗法

(1)汤浴疗法：取鲜竹叶30克，桃皮12克，煎煮制成汤剂后，放入热盆中，用以药浴。

(2)摩擦疗法：取川椒、陈皮、枯矾、白芷各6克，一起研磨成细粉，再加入0.5克冰片，继续研磨成细面，装入小瓶中备用，再将腋臭部位用温水洗净后擦干，在细纱布撒上药末，垫在手掌上在腋窝处揉擦按摩，每日2～3次，10日为1个疗程。

(3)热熨疗法：取食盐250克，在锅中炒热后，用两层纱布包好，趁热用以摩擦两臂腋窝部，每日1次或隔日1次。

6.生活建议

腋臭，如果治疗不当会伴其一生，并给患者的社交、婚姻和事业都带来严重的影响。虽然治疗腋臭很漫长、辛苦，但只要持之以恒，也可以收到很好的效果。

(1)注意个人卫生，勤换衣服，勤洗澡。

(2)保持腋窝、乳房等部位的清洁以及皮肤的干燥。

(3)每天用肥皂水清洗腋窝几次，甚至可以将腋毛剔除，以破坏细菌生长环境。

(4)保持良好的精神状态，少做剧烈运动。

(5)戒烟忌酒，少吃辛辣刺激的食物。

十二、少年白

1.疾病综述

少年白，俗称"少白头"，是一种儿童及青年时期容易产生的白发性疾病，西医称之为早老性白发病，其病因十分复杂，共有两大类型：一种属先天性少白头，由于遗传基因造成，另一种属后天性少白头，而在后天性少白头中，有许多是伴随某种疾病发生的，另一些则是由于精神长期抑郁或极度营养不良所造成的。

在中医学理论当中，毛发与元气、宗气、营气关系密切，三者的供给或功能状况，保持动态平衡，才能使人体的皮肤毛发正常而美观。如有一气不足就会影响到其他诸气的运行，如有二气受损，必然招致人体皮肤和毛发的损害，表现为不同程度的病态。但是，现代医学认为，少年白主要是毛发黑色素形成减少，由黑素细胞形成黑色素的功能减弱，酪氨酸酶的活动减低所致。

2.民间验方

(1)大蒜治疗少年白

郑女士的儿子今年才25岁，如此风华正茂的时候，居然就有很多白头发了，他这种症状持续了好几年。最开始，郑女士没有怎么太注意，后来才知道是得了少年白。后来，经一个熟人介绍了一种方法，她就把药方给要过来试试：大蒜两瓣，姜1块，将两者捣成泥状，擦头皮，再用水冲洗干净，连续擦3个月。郑女士让儿子用了几个月，不久之后，白头发果然有减少的迹象了。

(2)何首乌加生地治疗少年白

李先生今年28岁，几年以前出现白发，一直为此而非常苦恼。后来到医院去开了一药方：用生地50克，何首乌25克，放在一个瓷罐里，用500克白开水冲泡成茶，每天早、中、晚喝半杯，每日3次，半年后即可见效，泡的药一周换一次。用此药应注意，60岁以上的老人和15岁以下的小孩及孕妇、脾虚胃寒的人不宜饮用。李先生坚持了大半年，白头发果然较以前有所减少。

3.民间偏方

(1)桂圆莲籽粥：桂圆肉、莲籽、大枣、粳米各适量，将上述原料一起加适量的水煮成粥即可，每日2次，连服15～30日。可以滋补气血，使头发变黑。

(2)芝麻桑葚饮：黑芝麻500克，鲜桑葚500克，蜂蜜适量，将黑芝麻、鲜桑葚一起捣烂，加入蜂蜜调匀，放入瓶中封好备用，每次6克，白开水送服，每日3次，连服3个月。对于治疗少年白等症状有一定的疗效。

(3)枸杞烧海参：海参600克，枸杞子30克，桑葚20克，先将海参切成条，把油烧热后，加调料翻炒，加汤煮沸后，改用小火煨烤，至热时加入蒸熟的枸杞子、桑葚，最后，用水淀粉勾芡即可，每日1次，连服1个月。对于治疗少年白等症状有一定的疗效。

(4)红枣杞子煲鸡蛋：红枣20个，枸杞子60克，鸡蛋4个，加水一起煮熟，蛋熟后去壳，再煮数分钟即可，吃蛋饮汤，每日1次，连服1个月。对于头发早白有一定的疗效。

(5)猪肾核桃汤：猪肾1对，核桃肉60克，将上述原料加入适量的水，用大火煮上半个小时后，改文火炖至猪肾熟烂，食猪肾及核桃肉，饮汤，每日1剂，连服7日。治疗肾阴虚所致的白发。

4.外用偏方

(1)乌发膏：用中药当归、甘松、石膏、滑石、酸石榴皮、母丁香、白檀香、没石子、白及等药，研磨成细末，用米醋调成膏状，涂于头发上，再用荷叶包紧，次日早晨洗去。对治疗头发早白有一定的疗效。

(2)擦洗法：用浓度为60%的酒精100毫升，浸泡40克侧柏叶一周，然后，用此药液涂抹头皮，每日2次，连用3个月，并每天坚持用手指梳理头发，按摩头皮，每日3次，每次10分钟，长期坚持可起到一定治疗作用。

5.其他疗法

(1)刷头疗法：取蓖麻子仁200克，香油适量，用香油将蓖麻子仁煎煮成汤剂后，过滤掉残渣，放3天，用刷子蘸药汁刷头发。适用于少年白发者。

(2)染发疗法：米醋500毫升，黑大豆250克，大豆用醋煮开后，捞去大豆，再煎制浓缩成糊状，用以染发。本方治女性白发效果很好。

(3)梳头法：将木瓜500克放在麻油里浸泡1个月，取用麻油梳头。适用于少年白发者。

6.生活建议

平时多注意生活习惯，对于少年白的治疗有一定的作用。

(1)**注意饮食营养**：主食可常食紫珠米、黑豆、赤豆、青豆、红菱、黑芝麻、核桃等；蔬菜类常食胡萝卜、菠菜、紫萝卜头、紫色包心菜、香菇、黑木耳等；动物类常食乌骨鸡、牛羊猪肝、甲鱼、深色肉质鱼类、海参等。水果类常食大枣、黑枣、柿子、桑葚、紫葡萄等。总之，凡具有深色（绿、红、黄、紫）的食物都含有自然界的植物体与阳光作用而形成的色素，可以补充人体的色素，对头发色泽的保健有益。

(2)**注意保证充足的蛋白质、维生素**：多吃植物油，少吃动物类油脂，少吃白糖，可以用蜂蜜或红糖少量代替。严重白发，要及时治疗，保持心情舒畅，避免过度紧张、劳累。

(3)**日常洗发也很重要**：平时要定期洗头，一般每周1～2次，夏季可适当增加洗发次数。洗发后，不要湿着头发睡觉，这样易受风寒，会早生白发。

(4)**减少日晒**：强烈的日光或干燥多风会使毛发变性，因此，平时不要让头发过多地晒太阳，阳光强烈时，可以在出门时擦一些防紫外线的护发品。

十三、痤　疮

1.疾病综述

痤疮俗称青春痘、粉刺、暗疮，是一种发生于毛囊皮脂腺的慢性皮肤病，发生的因素多种多样，但最直接的因素就是毛孔堵塞。毛孔堵塞以后，毛囊里面的油脂排不出来，越积越多就形成一个个小痘痘，青春痘就是这样发生的。多发于头面部、颈部、前胸、后背等皮脂腺丰富的部位。中医古代称面疮、酒刺，是皮肤科常见病、多发病。主要临床表现为黑头粉刺、白头粉刺、炎性丘疹、脓疱、结节、囊肿，易形成色素沉着、毛孔粗大，甚至疤痕样损害。

2.民间验方

(1)丹参治疗痤疮

辛小姐今年25岁，面部患有皮疹2年了，经期前后病情会加重。面部有成簇的大小不等的炎性丘疹、脓疱，淡红色及紫红色的厚壁结节及囊肿，有的已化脓破溃，形成疤痕，随即确诊为聚合性痤疮。药方：丹参30～60克，生地30克，甘草30克，土大黄30克，川军3～15克，煎煮成汤药。服药1个月，面部皮疹、结节、脓疱、疤痕基本上全部消失，而且，随后的一年内未再复发。

许女士自今年36岁，自从高中开始，脸上就长了粉刺疙瘩。人家说"青春痘"只有在青春期才有，可如今她的儿子都9岁了，脸上的痤疮还是此起彼伏，毫无罢休的迹象。她因此非常的烦闷，到医院去就诊后，被确诊为内分泌失调、皮脂分泌过多以及毛囊内微生物感染引发的痤疮。医生给开的处方：丹参100克，研磨成细致的粉末，每日3次，每次3克内服。一般2周后，即可好转，6～8周后痤疮减少。可根据个人情况而逐渐减量，每日1次，每次3克。

(2)赤细饮治疗痤疮

王小姐最近因为工作非常的忙，任务重，所以经常失眠，并且也不能按时吃饭，最令她感到纠结的是在工作上与领导沟通也不是非常顺利，情绪低落，非常的郁闷。没几天发现脸上起了几个小痘痘，刚开始并没有太在意，用手挤了挤，觉得只要把里面的东西挤出来就会好的。可没想到，痘痘不但没有挤掉，反而附近的地方又连着长出来几个新痘，并且原来红色的痘痘变为暗紫色。这下可吓坏了王小姐，美丽的面容对于她来说太重要了，如果脸上长满痘痘她以后还怎么出门。最后，王小姐只好到医院来就医。中医说，她脸上的痘是痤疮，而痤疮是不能用手挤的，幸好就医及时，不然挤到最后，一定会留下满脸的坑。医生给王小姐开了一药方，回家用过之后，脸上痘痘的"攻势"便被遏制住了，原来的也慢慢的消下去了。具体药方：赤小豆20克，细辛、甘草各6克，麻黄、红花各3克，银花10克，泽泻8克，茯苓、神曲各15克，车前子8克，用沸水煎煮后，代茶饮用，每日1剂。

(3)柠檬葡萄煎治疗痤疮

冯太太的女儿刚满14岁，就来了月经，并且是一个月来2次，脸上也长满了恼人的青春痘。冯太太总想给她弄点药吃，又怕会有一些副作用。但看着她满脸的痘痘，又很别扭，实在叫她进退维谷。别人给推荐过外用除痤疮的药膏，但用了后，效果并不太理想，味道还特别重，她的女儿用过几次就不愿意再用了。冯太太到处给她找药，最后，求助于一位行医多年的老中医。给开了一剂药方：柠檬皮1个，葡萄干20粒，甘蔗1尺多长，可切断分成4段，甘草10片，所有药材一起下锅，加入4碗水煎煮至2碗左右。每天中午1点左右服用。连续服用3天，3天以后，痘子便可逐渐消除，而且，不会留下痘痕。

3.民间偏方

(1)米仁绿豆粥：绿豆40克，米仁100克，冰糖适量，将绿豆和米仁一起入锅，加入适量的清水，煮成粥，粥成后，加冰糖搅拌均匀即可，每日1～2次。清热利湿。适用于痤疮。

(2)茄汁炒藕片：鲜藕600克，番茄200克（绞汁），先用菜油将藕片煸炒一遍，然后，加入调料，在藕片熟透之前，加入番茄汁即可，佐餐食用。清热除湿，凉血益阴。适用于痤疮。

(3)海带绿豆杏仁汤：海带、绿豆各30克，甜杏仁18克，玫瑰花12克（布包），红糖适量，将上述材料一起煮成汤，除去玫瑰花即成，喝汤，食海带、绿豆、甜杏仁，每日1剂，连用20～30剂。理气化痰。适用于痤疮。

(4)绿豆百合粥：绿豆200克，百合100克，粳米或糯米适量，冰糖适量，将洗净的绿豆加水煮至开裂后，加入粳米或糯米同煮成粥，加入百合稍煮片刻，放入冰糖搅拌，使其溶解，均匀即可，当点心吃，每日分2次服完。清热解毒，利水消肿。适用于湿热蕴结型痤疮，皮疹红肿、脓疱、口臭口干、舌红者。

(5)肉炒三瓜片：瘦猪肉100克，苦瓜、丝瓜、黄瓜各200克，调料适量，所有原料先切成片，将猪肉煸炒至半熟，依次将苦瓜片、丝瓜片、黄瓜片下锅同炒，每味要间距1分钟下锅，下入黄瓜片之后，加入调料即可，佐餐食用。清热除湿，凉血消肿。适用于痤疮属湿热上蒸型皮疹红肿，或有脓疱、口臭口干者。

(6)山楂香蕉汤：山楂60克，香蕉4根，冰糖适量，将山楂洗净后切片，香蕉剥皮后切块。将山楂放入锅中，加入适量的清水，用中火煮10分钟后，加入香蕉和冰糖，开锅后稍煮片刻即可，每日服2剂，连服数日。清热解毒。适用于丘疹型、结节型、聚合型痤疮伴显著脂溢或大便不畅者。

4.外用偏方

(1)外擦法：将新鲜芦荟60克，搅拌成汁后，用于涂擦患处，每日2～3次，10日为1个疗程。本方适用于初发期。

(2)**磨面法**：取杏仁3粒，于每日早晨放入小瓷杯里，用温开水浸泡，晚间临睡前先取一枚，用小刀切出一个平面，用其平面摩擦患部，直到3粒擦完。一般用完90粒即可获愈。

(3)**外涂法**：取白果适量，切开后绞成汁，取汁液频繁涂抹患部，干后再涂，一直到将汁液用尽，每日使用2～3粒，本方解毒排脓，平痤除皮。适用于痤疮患者。

5.其他疗法

(1)**热洗疗法**：菟丝子15～30克，用水煎制成汤剂，每日数次，趁热温洗患处局部。

(2)**水洗疗法**：苦参15克，玉米、甘草各12克，加水煎煮成汤药，趁热冲洗患处，每日1剂，分2次洗。

6.生活建议

痤疮对于爱美心切的人来说是非常影响美观的，严重的可导致毁容，给年轻人造成极大的心理压力和精神痛苦。所以，对于本病应以预防为主。

(1)**清洁皮肤**：针对患者皮肤油腻的特点，采取晨起和睡前交替使用中性偏碱香皂（如力士、夏士莲香皂）和仅适合油性皮肤使用的洗面奶洗脸，并用双手指腹顺皮纹方向轻轻按摩3～5分钟，以增强香皂和洗面奶的去污力，然后，用温水或温热水洗干净，彻底清除当天皮肤上的灰尘、油垢。若遇面部尘埃、油脂较多，应及时用温水冲洗。一般洗脸次数以每日2～3次为宜。

(2)**疏通毛孔**：当面部出现粉刺时，打一盆热水，把经洗面奶或细砂磨砂膏净面后的脸置于升腾的蒸汽中，而后用大毛巾包裹面部3

分钟，促使毛孔打开，再用事先以75%酒精棉球消毒过的医用注射针头（5~7号）的针帽或粉刺器柔和地挤压粉刺边缘的皮肤，即可将粉刺挤出来。此法不易损害附近皮肤，不致留下疤痕。

(3)避免使用油性或粉质化妆品：酌情使用水质护肤品，尤忌浓妆，睡前应彻底清除当天的化妆品，并避免睡前涂抹营养霜、药膏等，使夜间的皮肤轻松、畅通，充分呼吸。

(4)克服乱挤粉刺的不良习惯：避免用手经常触摸已长出的粉刺或用头发及粉底霜极力掩盖皮疹，尤其要克服用手乱挤乱压粉刺的不良习惯，因为手上的细菌和头发上的脏物极易感染皮肤，加重粉刺，而乱挤乱压可致永久的凹陷性疤痕，留下终身遗憾。

(5)注意饮食：饮食上少吃脂肪、高糖、辛辣、油煎的食品及白酒、咖啡等刺激性饮料，多吃蔬菜、水果，多饮开水。经常便秘者可用绿豆20克、薏米50克，同煮成粥，加少量冰糖调和，每日分2次服。

(6)坚持多做一些室内的大幅度运动：以加快血液循环，促使体内的废物及时排出体外，使皮肤在不断地出汗过程中保持毛孔通畅，随后及时加以清洗。

十四、雀 斑

1.疾病综述

雀斑是一种好发于颜面、颈部及手背部的黄褐色或暗褐色的色素斑点。雀斑是一种浅褐色小斑点，针尖至米粒大小，常出现于前额、鼻梁和脸颊等处，偶尔也会出现于颈部、肩部、手背等处。除有碍美容以外，并无任何主观感觉或其他影响。对雀斑的评价不同，有些人认为雀斑影响美观，有些人则认为雀斑可以使女孩显得活泼可爱，并使成年女性显得亲切、自然。欧美国家常把雀斑看成女性美的一个标志。本病多在6岁以后出现，并随着年龄的增加而增长。

传统的中医文献中的"黑干黑曾"、"面皮干黑黾"就是指本病。而发病原因，中医认为是由于肾水不足、虚火上炎，以及郁于孙络血分、风邪外搏、肝肾阴虚、阴不制阳以致亢盛于上所致。因此，治疗宜采取疏导、调理于内法。

2.民间验方

(1)水牛角加升麻治疗雀斑

王女士今年29岁，一向皮肤很好。然而，就在3年前，她怀孕后期脸颊和鼻根部皮肤开始生长出烦人的雀斑。而且，数量越来越多，密度越来越大，于是王女士便狠下心来就去美容院花大价钱做了一次整容，同时也吃了些除斑的西药。但是，除斑的效果并不理想。所以，她在老公的推荐下去找中医治疗，老中医经过望闻问切之后断定，她属典型妇女产后雀斑，是由于怀孕期间体内分泌的大量雌性激素引起的。并开了一剂药方：水牛角60克，升麻、羌活、防风各30克，白附子、白芷各15克，生地30克，川芎、红花、黄芩各15克，生甘草6克，将上述各药一起研磨成细致的粉末，上锅蒸熟后，制作成小丸，每晚服10克，用温开水送服，半个月为1个疗程，经过两个疗程的治疗，一直以来困扰王女士的雀斑竟然全部消失，并且她的皮肤也较以前光泽了许多。

(2)茵陈加生地榆治疗雀斑

家住北京的孙小姐今年28岁，本来脸上就有一些雀斑。因为颜色较浅，所以也就没有特别在意。但是，就在几月前，因为公司工作的安排调动，她从北京移居到内蒙古，就在这之后的几个月里，斑点颜色日益加重，数量也明显增加了不少。孙小姐来到医院寻求帮助，中医认为孙小姐的症状主要是由于高原反映导致体内激素分泌紊乱，所以脸上色斑数目才逐渐增多的。给她推荐了一剂药方：茵陈20克，生地榆、老紫草各15克，赤芍10克，地肤子、土茯苓各15克。医生建议孙小姐加水煎煮成汤药，每日1剂。服药半个月后，孙小姐脸上的色斑全部消除，人也更亮丽可爱了。

3.民间偏方

(1)黑木耳红枣汤：黑木耳60克，红枣40枚，将黑木耳洗净，红枣去核，加入适量的清水后，蒸煮半个小时左右。每日早、晚餐后各一次。驻颜祛斑、健美丰肌。

(2)黄瓜粥：粳米200克，鲜嫩黄瓜600克，食盐4克，生姜20克，将黄瓜洗净，去皮去心切成薄片，粳米淘洗干净，生姜洗净拍碎，锅内加水约2升，放于火上，下粳米、生姜，大火烧开后，改用小火慢慢煮至米烂时，再下入黄瓜片，再煮至汤汁浓稠，加入食盐调味即可。每日早、晚餐后各一次。驻颜祛斑，健美丰肌。

(3)金针云耳鱼头汤：金针菜30克，云耳20克，生姜6片，红枣10枚（去核），鳙鱼头（黑鲢）头1个，食盐适量，先把金针菜、云耳用水泡发、洗净，鱼头一分为二，洗净后，先下炒锅煎一下，然后，将上述材料一同放入砂锅，加入适量的清水，在火上煲煮1小时。最后用食盐调味即可。每日早、晚餐后各1次。驻颜祛斑，活血祛淤。

(4)柠檬冰糖汁：柠檬汁、冰糖各适量，将柠檬绞成柠檬汁，加适量的冰糖即可。随量饮。驻颜祛斑，健美丰肌。

4.外用偏方

(1)柠檬黄瓜敷：每天洗完脸之后，抹上几层柠檬汁和黄瓜汁，保持约40～50分钟，然后洗掉。

(2)绿叶外敷：先将香芹菜的绿叶剁碎成为细末，与一杯酸奶混合，放2～3小时后，再把糊状物抹在脸上，建议每日做2～3次。

(3)胡萝卜柠檬敷：将2匙胡萝卜汁加入20滴柠檬汁，搅拌均匀后，均匀地敷于脸上约20～30分钟后洗掉，再涂上一些护肤霜即可。

5.其他疗法

(1)体部按摩法：肝俞、肾俞、心俞、脾俞、三焦穴，将双手搓热，然后，用手指由上到下分别按摩上述穴位，每穴约1～3分钟，按摩15～30分钟。

(2)蒲公英水洗脸：向一把蒲公英花中倒入一杯煮好的开水，冷却后过滤，所得液体倒入瓶里留以备用，每天早晚用蒲公英水洗脸。适用于各种雀斑。

(3)足部按摩法：沿足少阴肾经，用手掌从上到下做轻微的摩擦，每次5～10遍，再用拇指指尖按揉三阴交穴20次。

6.生活建议

雀斑多发生于青春期的女性身上，所以，为了自身的美丽和健康，建议广大女性朋友应以预防为先，而预防的重点应放在日常生活的保健上。因此，应时刻注意以下几点：

(1)及时发现病源：女孩子在平时如果雀斑数量增多，那么要查看正在使用的化妆品，若有问题应该及时停用。

(2)多吃水果蔬菜：新鲜的水果蔬菜能促使营养均衡，因此，平时要多吃像芹菜、菠菜、黄花菜、黑木耳、藕、苹果、梨等营养丰富的瓜果蔬菜。

(3)**少食辛辣食物**：辛辣刺激性食物尽量少吃，容易引起内分泌的紊乱，导致雀斑的滋生，这类的食物包括有可可、葱蒜、桂皮、辣椒、花椒等。

(4)**忌酒**：酒精也是细嫩皮肤的大敌，故而不宜多饮。

(5)**注意劳逸结合**：要保持健康积极的心态，心情要愉快，多参与运动锻炼，但同时也要注意多休息。

(6)**治疗相关疾病**：要尽快及早治疗慢性肝肾疾病。并且还要纠正月经不调、调节内分泌功能紊乱等病症。尽力避免使用口服避孕药。可以改用其他的避孕方式。

(7)**防止各种电离辐射**：包括各种玻壳显示屏、各种荧光灯、X光机、紫外线照射仪等等。这些不良刺激均可产生类似强日光照射的后果，甚至比日光照射的损伤还要大，其结果是导致色斑加重。

十五、神经性皮炎

1.疾病综述

神经性皮炎是好发于颈部、四肢、腰骶，以对称性皮肤粗糙肥厚、剧烈瘙痒为主要表现的功能障碍性皮肤疾病。常成片出现，呈三角形或多角形的平顶丘疹，皮肤增厚，皮脊突起，皮沟加深，形似苔藓。神经性皮炎又称慢性单纯性苔藓，是以阵发性皮肤瘙痒和皮肤苔藓化为特征的慢性皮肤病，为常见多发性皮肤病。多见于青年和成年人，儿童一般不发病。夏季多发或季节性不明显。

神经性皮炎与中医的"牛皮癣"、"摄领疮"等相类似。因风湿蕴肤、经气不畅所致。中医认为，神经性皮炎多因心火内生、脾经湿热、肺经毒客于肌肤腠理之间、外感风湿热邪，以致阻滞肌肤、血虚生燥、肌肤失荣所致。

2.民间验方

(1)全蝎赤芍汤治疗神经性皮炎

朱先生今年35岁，于1年前颈部、两下肢皮肤瘙痒，逐渐发展至全身，而且皮肤逐渐变粗变厚，晚间病情加重，影响睡眠。经医生检查，他的颈部及两下肢伸侧面和躯干部有散发铜钱大之皮损，肥厚角质，边缘不整齐，皮纹变深，颜色暗淡，表面有菲薄落屑，脉沉弦，舌苔薄白。医生将其诊断为神经性皮炎，具体开方：全蝎、赤芍、蛇床子、姜厚朴各9克，炙甘草6克，干生地、白鲜皮各15克，当归12克，浮萍、陈皮各6克，用水煎煮成汤药，每日1剂。患者服用10剂后皮痒全消，皮损变薄。

(2)芦菊饮治疗神经性皮炎

郑女士今年28岁，被诊断患有神经性皮炎，一个老中医给她开了一剂偏方：芦根60克，野菊花10克，将芦根洗净后切碎，与野菊花一起加水适量后煎煮10分钟，滤取汤汁，代茶频饮，连用半个月。15日后，郑女士的症状大为减轻。

3.民间偏方

(1)芹菜粥：新鲜芹菜120克，粳米100克，芹菜洗净后切碎，将淘洗干净的粳米放入砂锅内，加水800毫升煮沸，然后，加芹菜将粥继续煮熟即可，早晚餐温热服食。清热活血，平肝息风。适于神经性皮炎。

(2)**藕节汤**：藕节60克，加水煎煮成汤汁，饮汤，每日2次。清泻肺热，凉血化淤。适于神经性皮炎。

(3)**绿豆百合薏米粥**：薏米100克，绿豆50克，鲜百合200克，将百合掰成瓣，去掉内膜，绿豆、薏米加水煮至五成熟后加入百合，用文火熬粥，加白糖调味即可，每日1～2次。养阴清热，除湿解毒。适于神经性皮炎。

(4)**团鱼煲黑豆**：团鱼1只，黑豆60克，料酒、食盐各适量，将团鱼掏去内脏后切块，洗净后与黑豆一起入锅，加入适量的水和料酒、食盐，煲至团鱼肉烂，饮汤，吃团鱼、黑豆，每日1剂。疏风养血润燥。适于风盛血燥型神经性皮炎。

(5)**鸽子红枣汤**：鸽子1只，红枣30枚，发菜20克，食盐适量，将鸽子宰杀后洗净，与红枣、发菜一起炖熟，加入食盐调味。饮汤，吃鸽子、红枣、发菜，每日1剂。疏风养血润燥。适于血虚风燥型神经性皮炎。

4.外用偏方

(1)**五虎散**：生川乌、生草乌、生狼毒、生半夏各10克，百草霜适量，将生川乌、生草乌、生狼毒、生半夏、百草霜研磨成细末，装瓶备用，用时取药末3～5克，用适量的麻油调成糊状，外涂于患处，每3天1次。涂2～3次后，局部有烧灼感、微痛、起水泡，可将水泡挑破，外涂甲紫。祛风止痒。

(2)**皮炎净**：苦参、蛇床子各150克，黄柏、地肤子、白鲜皮、防风、皂刺各100克，樟脑20克，薄荷脑10克，苯酚10毫升，酒精1000毫升，聚山梨酸80毫升，蒸馏水适量，将苦参、蛇床子、黄柏、地肤子、白鲜皮、防风、皂刺、樟脑、薄荷脑一起研磨成细致的粉末，与苯酚、聚山梨酸、酒精、蒸馏水放在一起搅拌均匀即可。外搽患处，每日2～3次。消炎止痒。

(3)**铜绿软膏**：铜绿、官粉、密陀僧、松香、黄蜡各32克，香油500克，将香油煮开后关火，然后，加入黄蜡及松香，待药液冷却时，加入官粉、密陀僧及铜绿，迅速搅拌，之后制成软膏备用。先将病变周围涂上一圈凡士林，然后，在病变处涂上一层约1毫米厚的药膏，再用纱布包好，每日换药1次。燥湿杀虫止痒。

5.其他疗法

(1)**姜酒汁疗法**：取鲜姜250克剁碎，放入500毫升的50°～60°的烧酒中浸泡7天，每日摇晃1次，然后过滤掉残渣，外涂在患处，每日1～2次。

(2)**老豆腐疗法**：取老豆腐90克炒至焦黄，用芝麻油调匀后涂抹在患处，每日3次，3～4天即可见效。

(3)**核桃皮疗法**：取适量的鲜核桃皮，擦于患处，每日2～3次，适用于神经性皮炎。

6.生活建议

神经性皮炎患者在日常生活中需注意以下几点：

(1)保护好患处皮肤，不要用热水及肥皂洗擦。经常修剪指甲，感到瘙痒时，不要搔抓划破皮肤，以免引起皮肤继发感染。如使用抗生素药物，应在医生指导下进行。

(2)有些病症容易引发神经性皮炎，因此，胃肠道功能失调者应及早治疗；有传染性病应及时进行处理。

(3)神经性皮炎与人的神经精神因素有明显关系，患者要注意生活规律，稳定情绪，保持愉快心情，切忌烦躁，以免精神压力使病情更加严重。

(4)衣物穿着上要注意避免对皮肤产生刺激的材质，不穿高领衣服，应穿着宽松的全棉内衣。

(5)在饮食上，神经性皮炎患者要避免饮酒、喝茶及食用辛辣食品，应以清淡为主，宜食有安神定志作用的食物。

第九章

男科／妇科疾病偏方验方

一、闭 经

1.疾病综述

闭经是指从未有过月经或月经周期已建立后又停止的现象。如果超过18岁还没有来月经，或未婚女青年有过正常月经，但已停经3个月以上，都叫闭经。前者叫原发生闭经，后者叫继发生闭经。有些少女初潮距第二次月经间隔几个月，或一两年内月经都不规律，两次月经间隔时间比较长，都不能算闭经。闭经的原因有功能性及器质性两种，下丘脑—垂体—卵巢轴的功能失调所致的闭经为功能性闭经。器质性因素有生殖器官发育不全、肿瘤、创伤、慢性消耗性疾病（如结核）等。

中医将闭经称为经闭，多由先天不足，体弱多病，或多产过劳，肾气不足，精亏血少，大病、久病、产后失血，或脾虚生化不足，冲任血少，情态失调，精神过度紧张，或受刺激，气血郁滞不行，肥胖之人，多痰多湿，痰湿阻滞冲任等引起。

2.民间验方

(1)丹参治疗闭经

某位女大学生21岁，由于先天不足，发育迟缓，18岁时，月经才第一次来潮，并且每个月都延期，有时长达数月，而且经量很少，颜色也很淡。经过妇科检查，发现子宫发育较小，女性第二性特征不明显，曾经服用人工周期治疗的西药，服药期间较为正常，但停药之后，月经就又不正常了，患者形容憔悴消瘦，并且白带也很多，食欲缺乏。经诊为肾虚引起的闭经，宜用补肾填精来医治。具体的药方：丹参、仙灵脾、菟丝子各15克，熟地炭、狗肾、石楠叶、白芍各12克，当归、覆盆子各9克，陈皮、炙甘草各5克。用水煎煮成汤药。服半个月后，精神状态不错，腰膝酸软的症状减轻了不少。

(2)香附加益母草治疗闭经

陈女士的女儿今年18岁，15岁初潮后，行过2次经，后来发生闭经现象，经西药人工调节治疗后，又有过1次月经，经期时，情绪浮动，心烦气躁，腹部感觉胀气，头晕，腰痛，但是，经过妇科检查，没有其他症状，便取用香附、益母草各15克，熬制成汤药，几剂药后，腰痛、腹胀减轻，脾气也逐渐变小，重新恢复到以前的淑女形象了，再服几剂药，月经来了，并且经量也较为正常。

3.民间偏方

(1)鳖甲炖白鸽：鳖甲60克，白鸽1只，米酒少许，将白鸽去毛后，

掏空内脏，并将鳖甲碾碎后，放入白鸽腹内，加适量的清水，米酒少许，放瓦盅内隔水炖熟。调味服食。本方适用于肝肾不足之闭经。

(2)**黑木耳胡桃仁**：黑木耳、胡桃仁各240克，红糖480克，黄酒适量，将木耳、核桃仁研磨成碎末，加入红砂糖搅拌均匀，瓷罐装封，每服30克，黄酒调服，每日2次。本方适用于气血虚弱之闭经。

(3)**桂圆粥**：干桂圆肉18克，薏苡仁60克，红糖2匙，干桂圆肉与薏苡仁一起入锅，加入适量的清水煮粥，服用时，加入红糖调味即可，每日1次，健脾养血、调经，主治由经量少、经期延长渐至经闭、神疲乏力、面色少华、发色不泽、舌淡苔少引起的气血虚弱型闭经。桂圆肉性温，阴虚火旺者不宜过多服食。

4.外用偏方

(1)**耳穴压丸法**：以内生殖器、内分泌、皮质下反射区为主穴，肝、肾、心为配穴，每次取2～3穴，以王不留行籽贴压于耳穴上。敷贴好后，最好再用拇食和示指反复按压耳郭，每日按压3～4次，3天换1次贴，一般3～5次为1个疗程。月经来潮后，再贴压1个疗程，以巩固治疗的效果。

(2)**热熨法**：将益母草、当归、红花、赤芍、路路通各30克，五灵脂、青皮、穿山甲各15克，一起研磨成粗制的碎末后，用布包扎紧，用火蒸热后熨敷于小腹上。每日1次，每次热熨半小时，一周为1个疗程。

(3)**按熨法**：将白胡椒、黄丹、火硝各9克，一起研磨成细致的粉末，制成药饼3个。将脐部擦净后，再将药饼贴敷在脐上，以手掌按熨，连贴2～3次。

5.其他疗法

(1)淋洗疗法：用生地、当归、赤芍、桃仁、五灵脂、大黄、丹皮、茜草、木通各15克，将上述药物一起入锅，加入1500毫升的清水，制成汤剂后用以淋洗脐下，每日1次，每次半个小时，一周为1个疗程。

(2)栓剂疗法：将川牛膝、茜草各10克，一同捣烂后用纱布包成小团，塞入阴道内，每日1次，5次为1个疗程。

6.生活建议

闭经属于一种疑难杂症，因为诱发闭经的因素有很多，也很复杂。一般来讲，不能治愈闭经将会造成女性不孕，因此，应多加预防，以免此症的发生。

(1)平时要保持精神愉快：要时刻保持一种舒畅的心情，避免精神过度紧张，减少精神刺激，稳定情绪，保持气血通畅。

(2)少吃或不吃生冷食品：避免腹部受凉，特别是在人工流产后、分娩后尤应注意。经期禁食生冷瓜果，因为生冷瓜果容易造成自身体温下降，而体温的下降也会影响到人体的免疫力，同时基础代谢也会随之而下降，各种疾病也就容易在此时乘虚而入。

(3)积极治疗月经疾病：如月经期延后、月经量少等疾病，都会导致病情进一步发展，从而引起闭经。

(4)经期要注意保暖：由于经期身体抵抗力弱，要保证腰部以下直至两足不受寒，不涉冷水。行经前后和产后应注意不要受寒湿，以免引起继发性闭经。

(5)加强营养，调节饮食：注意蛋白质等营养物质的摄入，加强营养，注意脾胃，在食欲良好的情况下，可多食肉类、禽蛋类、牛奶以及新鲜蔬菜，不要食用辛辣刺激食品。避免因为过分节食或减肥而引起的营养不良诱发本病。

(6)增强体质，提高健康水平：平时需要加强体育锻炼，可以经常做保健体操或打太极拳等。

(7)经期要注意卫生，预防感染：注意清洁外生殖器，保持卫生，同时月经期要杜绝性交。

(8)及时治疗疾病：消除导致闭经的因素，如月经过少、慢性疾病及寄生虫病。做好计划生育，以减少或避免因流产及手术所造成的损伤。

二、子宫脱垂

1.疾病综述

子宫脱垂是指支撑子宫的组织受损伤或薄弱，致使子宫从正常位置沿阴道下降，子宫颈外口坐骨棘水平以下，甚至子宫全部脱出阴道口外的一种生殖伴邻近器官变位的综合征。根据其脱垂的程度分为三度。子宫脱垂患者平时就会有腰酸背痛，严重时还会拖累膀胱及直肠，而会有尿频、小便解不干净或大便不顺之感。中医称"阴挺"、"阴茄"因多发于产后又称"产肠不收"。

2.民间验方

(1)生芪党参煎治疗子宫脱垂

杨女士患有子宫下移，只要稍微劳累一点，子宫下垂得就会很厉害，小腹经常感到坠痛，整个人身体状态和精神状态都委靡不振，话都懒得多说几句，小便频但量却不大，尤其是白带特别多，医生建议用以下的药方，生芪30克，党参15克，升麻4.5克，白术12克，益母草24克，枳壳12克，地骨皮、石榴皮各4.5克，用水煎制成汤剂服用，连服10剂后，停药1天再继续服药，如此服60剂。杨女士使用后效果非常好。

(2)煎服金樱子根治疗子宫脱垂

郎女士患有子宫下移，脱出阴道口外，并且很久都无法恢复位置，小腹下坠，腰膝酸软，每晚几乎都要起夜数次，头晕耳鸣。医生建议用金樱子根60克，用水煎煮成汤药，连服3～4日，基本上子宫就恢复了。

(3)枳壳治疗子宫脱垂

孙女士最近常常腰酸背痛，尤其腰骶深部尤为严重，但该处局部并无压痛感。下腹部和阴道、外阴部都出现坠胀感。一旦长时间站立或者长时间步行就会引发病症，子宫下垂的程度非常厉害，然而平卧时就可以减轻这一系列的症状，甚至消失。中医推荐采用，枳壳、茺蔚子各15克，煎煮浓缩成100毫升的汤药，加糖适量，每日服100毫升，1个月为1个疗程。孙女士进行治疗一段时间后，子宫恢复状况良好，并且再没有发生脱垂现象。

3.民间偏方

(1)莲籽煮猪肚：莲籽500克，猪肚1只，黄酒适量，将莲籽洗净后，放在冷水中浸泡半小时，猪肚洗净后，剖开1个缺口，将莲籽塞入肚腔内，再用线将猪肚缝好，把猪肚放入砂锅内，加清水适量后，用大火烧开，加黄酒2匙，再改用小火慢炖，直至肚子熟烂，将肚子拆线后切开，取出莲籽，烘干后研磨成粉。服用莲籽粉，每日3次，每次1匙，肚子蘸酱油佐餐食。本方对妇女子宫轻度下垂和气虚者有效。

(2)**荔枝陈米酒**：连核去壳的鲜荔枝、陈米酒各2千克，将荔枝浸于陈米酒内1周后，取出饮用，按各人酒量不同而取适量酌饮，每日早晚各1次。本方适用于肾虚之子宫脱垂。

4.外用偏方

(1)**加醋熏洗法**：用川乌、五倍子各9克，加水煎煮成汤剂后，加醋60克熏洗患处。

(2)**金银紫地汤外洗法**：取金银花、紫花地丁、蒲公英各30克，蛇床子、苦参片、黄柏各15克，枯矾10克，黄连6克，用水煎煮成为汤剂后，取汁用于熏洗患处。适用于子宫脱垂伴感染流黄水者。

5.其他疗法

(1)**熏洗疗法**：枳壳50克，黄芪、益母草各25克，升麻10克，加适量的清水连续煎煮2次，早、晚熏洗患处。

(2)**外洗疗法**：将生核桃皮50克，用水煎煮成汤剂后，用以外洗患处，每日1剂，分2次浸洗，连用一周。

(3)**提肛练习法**：双手扶住床边，双腿并拢，屈膝下蹲5～15次，每日2次，有助于收缩子宫。做提肛锻炼，即肛门一缩一松的连续动作，每日2次，每次10分钟左右，做膝胸卧位，即大腿与床面垂直，身体俯向床面。早晚各1次，每次10分钟。

6.生活建议

子宫下垂应以预防为主。

(1)**注意劳逸结合**：更年期及老年期的妇女，应特别注意劳逸结合，避免过度疲劳同时，更注意保持心情舒畅，减少精神负担，排除紧张、焦虑、恐惧的心情。应适当减轻工作，避免参加重体力劳动。

(2)要注意营养，适当进行身体锻炼：坚持做肛提肌运动锻炼，以防组织过度松弛或过早衰退。

(3)积极防治老年性慢性支气管炎和习惯性便秘：定期进行全身及妇科检查，及早发现和治疗更年期和老年期妇女的各种常见病。

(4)及早接受雌激素替代治疗：在除外妇科肿瘤、心血管疾病、乳腺癌、高脂血症和肝胆疾患等全身性疾病时，应及时接受雌激素替代治疗，它不但可以预防骨质疏松症，减轻和缓解更年期症状，还可以改善更年期和老年期妇女由于卵巢功能减退甚至消失而产生子宫脱垂和阴道壁膨出的生理学基础。

(5)加强妇女的劳动保护：过度的负重作用及体姿用力是子宫脱垂的重要原因之一，加强妇女的劳动保护，是预防和减少子宫脱垂的可靠保证。

(6)做好青春期保健：由于青春期卵巢及女性生殖器官尚未完全发育成熟，容易受外界和内在环境的影响而发生各种疾病从而影响女子的正常发育和生殖功能。发育不良的女子，其肌肉虚弱，韧带张力较差，往往伴有腹壁松弛而无力称无力型体格。这种人通常伴有内脏器官下垂(如肾下垂、胃下垂等)如果由于某些原因而使腹内压力增加，就容易发生子宫脱垂。

(7)注意月经期保健：妇女在月经期间大脑皮质兴奋性降低，加之，受内分泌的影响而盆腔充血，故全身及局部抵抗力都降低。由于卵巢功能减退，雌激素分泌少，致使盆腔支持组织张力减退，容易发生子宫脱垂。

(8)**切实做好孕期保健**：做好妇女的孕期保健，及时发现并纠正胎位异常，防止发生胎位性难产，也是预防子宫脱垂的重要措施之一。

(9)**正确处理分娩各产程**：分娩损伤是子宫脱垂的重要病因。产程愈长，子宫脱垂的发病率愈高，这是与支持子宫的悬吊装置和盆底软组织遭受损伤的机会较大有关。目前认为，第一次分娩时所造成的损伤更是关键，在子宫脱垂患者中，第一胎产后发病者最高，约占30%。

(10)**认真做好产褥期保健**：产妇从胎盘娩出后，至生殖器官恢复到非妊娠状态，一般需6～8周，这段恢复过程称产褥期。在产褥期中，妇女的解剖和生理变化均较大，此期若未引起重视，最容易发生子宫脱垂。这是由于产褥期子宫及其支托结构因妊娠分娩而造成的生理及病理的改变，尚未得到充分恢复之前，过早参加劳动(包括繁重的家务劳动)，容易引起子宫脱垂。

(11)**切实做好哺乳期保健**：哺乳期间卵巢功能下降，尤其产后长期哺乳，可因卵巢功能长期处于低落状态而导致子宫萎缩，子宫的支持结构和悬吊装置松弛无力，盆底肌肉的张力和弹性减退，在这种情况下，如遇到增加腹压或体姿用力等外因条件，均可诱发子宫脱垂。另外发现，妇女在哺乳期承受腹压后，子宫位置下降较非哺乳期明显，加强营养，增强体质。

三、子宫肌瘤

1.疾病综述

子宫肌瘤又称子宫平滑肌瘤，是女性生殖器最常见的一种良性肿瘤。由于子宫平滑肌组织增生而形成的良性肿瘤，是女性生殖系统最常见疾病之一。根据肌瘤所在子宫肌壁的部位不同，可分为壁间、浆膜下、黏膜下及阔韧带内肌瘤。多无症状，少数表现为阴道出血、腹部触及肿物以及压迫症状，如发生蒂扭转或其他情况时，可引起疼痛，以多发性子宫肌瘤常见。本病确切病因不明，现代西医学采取性激素或手术治疗，尚无其他理想疗法。

中医讲情绪对子宫肌瘤的影响时提到："气滞，七情内伤，肝失条达，血行不畅滞于胞宫而致，表现为下腹痞块，按之可移，痛无定处，时聚时散，精神抑郁，胸胁胀满。"

2.民间验方

(1)丹参赤芍汤治疗子宫肌瘤

程女士今年28岁，生有一小孩，月经量多，而且，经期长达10天，小便不畅，肚子也有疼痛的感觉。经过妇科检查后发现子宫有肌瘤，查其病因，是由血淤引起的，应该采用活血化淤的方法进行治疗。具体的药方：丹参30克，赤芍15克，紫草根20克，大黄、甘草各6克，用水煎煮成汤药，每日1剂，分2次服。服药一段时间后到医院复诊，经量减少，再继续服药几天，症状全部消失，其疗效比预想的要好很多。

(2)王不留行治疗子宫肌瘤

小王今年刚满26岁，前不久刚刚流产了，而直接导致流产的原因竟是她肚子里的那个子宫肌瘤。医生建议：王不留行100克，夏枯草、生牡蛎、苏子各30克，用水煎煮成汤药服用，每日或隔日1剂，1～2个月为1个疗程。小王在经过1个疗程治疗后，再进行妇科检查，发现肌瘤已经明显地萎缩变小了。

(3)鳖甲加牡蛎治疗子宫肌瘤

曲女士以今年38岁，前的月经量不多，但是，最近的这3次月经量骤然增多，其中掺杂着血块，经期也相比以前延长了几天，并且还淋漓不尽，痰多；月经前期，乳房、小腹胀痛，胸胁胀闷，医生采用祛痰化淤的药方对曲女士进行治疗，没想到几剂药过后，她的月经量不是那么多了，乳房的疼痛也减轻了不少，医生嘱其再服药。具体药方：鳖甲30克，牡蛎30克，用水煎制成汤剂，每日1剂，分2次服。

3.民间偏方

(1)消瘤蛋：鸡蛋4个，壁虎10只，莪术18克，以上材料，加入800毫升的水一起煮，待鸡蛋煮熟后，剥皮再煮即可，吃鸡蛋，每晚服1次。散结止痛，祛风定惊。适宜气滞血淤型子宫肌瘤。

(2)二鲜汤：鲜藕240克，鲜茅根240克，鲜藕切片，鲜茅根切碎，将两种材料一起用水煎煮成汤汁，代茶饮用。滋阴凉血，祛淤止血。适宜月经量多，血热淤阻型子宫肌瘤。

(3)银耳藕粉汤：银耳50克，藕粉20克，冰糖适量，将银耳泡发后加入适量的冰糖一起炖烂，兑入藕粉后，搅拌均匀即可，经常食用。有清热润燥止血的功效。适宜月经量多，血色鲜红者。

4.外用偏方

敷贴法：取蜣螂1条，焙干后，研磨成粉末，用适量的黄酒调成

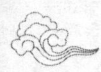

药膏后，填入在脐中，上面用胶带封死，以免药剂外漏，每日1次，每次贴1小时左右即可，经期时须停用。

5.其他疗法

自我按摩疗法：患者仰卧，施术者站于其旁，用拇指指腹按揉神阙、气海、关元、天枢、四海、归来、子宫、气冲、血海、三阴交穴，每穴1分钟。再用手掌搓热后，放置小腹部，沿顺时针方向摩腹36圈后，改逆时针方向摩腹36圈。最后，用手掌自上而下平推腰背部10～15次，以酸胀为度，每日按摩1次，10次为1个疗程，经期停止按摩即可。

6.生活建议

子宫肌瘤的表现症状是下腹部有肿块。其发病率在成年女性中很高，由于有些子宫肌瘤毫无症状，只有在妇科检查时，才可以被发现，所以，一般发现时，肌瘤长的都比较大了，因此，对于子宫肌瘤，应及早预防。

(1)防止过度疲劳，经期尤须注意休息。

(2)多吃蔬菜、水果，少食辛辣食品。

(3)保持外阴清洁、干燥，内裤宜宽大。若白带过多，应注意随时冲洗外阴。

(4)确诊为子宫肌瘤后，应每月到医院检查1次。如肌瘤增大缓慢或未曾增大，可半年复查1次。如增大明显，则应考虑手术治疗，以免严重出血或压迫腹腔脏器。

(5)避免再次怀孕。患子宫肌瘤的妇女在做人工流产后，子宫恢复差，常会引起长时间出血或慢性生殖器炎症。

(6)如果月经量过多，要多吃富含铁质的食物，以防缺铁性贫血。

(7)不要额外摄取雌性激素，绝经以后的女性尤其应该注意，以免子宫肌瘤长大。

(8)需要保留生育能力而又必须手术治疗的，可采用肌瘤挖除术。

(9)严禁房事。

四、外阴瘙痒

1.疾病综述

外阴瘙痒是妇科疾病中较常见的症状之一，是由多种原因引起的一种症状，但外阴完全正常者也可能会发生，一般多见于中年妇女。当瘙痒加重时，会令患者寝食难安、如坐针毡，以致影响正常的生活和工作。

2.民间验方

(1)蚤休外洗汤治疗外阴瘙痒

患者任女士，35岁，患有外阴瘙痒，并且已经治疗一年，但是，疗效不甚理想，阴瘙痒多发生于阴蒂、小阴唇。有时也可波及大阴唇、会阴，甚至肛门周围，属于阵发性发作，一般夜间比较厉害，后来，任女士开始采用外洗法进行治疗，方法：蚤休、土茯苓、苦参各90克，黄柏、大黄各45克，龙胆草、萆薢各30克，枯矾15克，每日1剂，用水煎煮成汤药后，去渣取液，熏洗外阴。早、中、晚各洗一次，每次半个小时，连续使用8天左右，即可痊愈。

(2)桃叶汤治疗外阴瘙痒

宋女士由于平时爱吃冷饮和辛辣的食物，即便是经期也不例

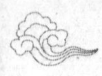

外，近期突然出现白带增多现象，刚开始除了白带多之外，并没有发现其他的什么症状，所以，宋女士也没太在意，可是下面越来越痒，也不敢用手抓，担心自己是得了性病什么的，想去医院但又不好意思，自己就到药店里买了一些内服的药品，可就是不见起色，于是乎没办法只能去医院了，比较幸运的是医生说这只是由于饮食不调而引起的外阴瘙痒，用一些外用的药剂也就好了。具体药方：取鲜桃叶500克，加水煎煮成汤药后熏洗患部，每日洗2次，每次换1剂药，连用1周。

3.民间偏方

(1)**莲籽煮蚌肉**：莲籽、薏苡仁各120克，蚌肉240克，莲籽先去皮去心，苡仁淘洗干净，鲜肉切成薄片，一起放入锅内，加入750毫升的清水，用文火煮1小时后，即可服用。在食用时，应有食物中注意避免葱、姜、蒜、椒等刺激物，以防诱发瘙痒。一般7~10次即可见效。适用于外阴瘙痒。

(2)**绿豆海带粳米粥**：绿豆、海带各60克，白糖适量，粳米200克，先将洗净的海带切碎，绿豆放入清水中浸泡半天，粳米淘洗干净，一起煮成粥。将要熟时加入白糖，调味即成。每日早晚服用，最好连续食用7~10天。清热解毒，利水泄热。适用于阴部瘙痒。

(3)**牛奶荷包蛋**：鸡蛋4个，苹果1个，白糖40克，牛奶300毫升，将鸡蛋打入沸水锅内煮熟，捞出盛入碗内待用。将削掉皮的苹果去核后，切成小丁，与白糖、牛奶一起放入锅中煮沸，最后，倒入盛有荷包蛋的碗中即成。每日早晚各1次。对防治外阴瘙痒有益。

4.外用偏方

(1)蜀椒汤：将蜀椒、蒲公英、艾叶各15克，加入1500毫升左右的清水，放在大火上煮沸后，改用文火继续再煮2～3分钟，将水倒入盆中，待水温适宜（40℃左右）后，即可用以清洗患处局部10～25分钟，每日2～3次。1剂药可以重复使用2次。

(2)蛇白汤：将蛇床子、白鲜皮、黄柏各50克，荆芥、防风、苦参、龙胆草各15克，薄荷1克（后下），用水煎煮成汤剂，外用熏洗，每日2次。如阴道内瘙痒可熏洗阴道，10～15天为1个疗程。带下多而黄者，则可以将黄柏的剂量加倍；有滴虫或真菌感染者，则将苦参的剂量加倍。

(3)蛇黄洗剂：将蛇床子30克，黄柏、没食子各15克，枯矾10克，煎煮成汤剂后用以外洗，每日1剂，每次15分钟，10日为1疗程。

5.其他疗法

(1)纳药疗法：苦杏仁100克，炒干后，研磨成细致的粉末，用麻油450克调兑成稀薄的糊状，用时先以桑叶150克加适量的水煎煮成药液，用以冲洗外阴，然后，再用杏仁油涂擦，每日1次，或用蘸满杏仁油的带线棉球塞入阴道，24小时后取出，连用7天。

(2)熏洗疗法：取生姜120克，洗净后连皮一起捣碎，艾叶90克（鲜者200～250克），加入1500毫升的清水，入锅煮沸20分钟后，过滤掉残渣，将药液倒入盆内，患者先坐在盆上，以药物蒸气熏阴部，待水温适宜后，浸洗10～15分钟，每日1～2次，连洗3天，即可痊愈。

6.生活建议

由于内分泌失调、情绪不佳、卫生习惯不良、药物或内裤质料过敏等一系列原因，绝经妇女或孕妇经常会出现外阴部瘙痒的症状。所以，为了避免这种尴尬的局面出现，平日大小便或性交之后，以及日常生活中应注意以下几个方面：

(1)注意经期卫生，行经期间勤换月经垫，勤清洗。

(2)保持外阴清洁干燥，不用热水烫洗，不用肥皂擦洗。

(3)忌乱用、滥用药物，忌抓搔及局部摩擦。

(4)忌酒及辛辣食物，不吃海鲜等及易引起过敏的药物。

(5)不穿紧身兜裆裤，内裤更须宽松、透气，并以棉制品为宜。

(6)局部如有破损、感染，可用1∶5000高锰酸钾液（在温开水内加入微量高锰酸钾粉末，使呈淡红色即可，不可过浓）浸洗，每日2次，每次20～30分钟，最好看过医生后遵医嘱。

(7)就医检查是否有真菌或滴虫，如有应及时治疗，而不要自己应用"止痒水"治疗。

(8)久治不愈者应做血糖检查。如果瘙痒症状严重，且伴有白带异常、腹痛等其他症状，就很有可能是炎症感染，需及时去医院妇科进行相关检查，针对性治疗。

五、阴道炎

1.疾病综述

阴道炎是阴道黏膜及黏膜下结缔组织的炎症，多由于病原体侵入阴道引起，是妇科门诊常见的疾病。正常健康妇女，由于解剖学及生物化学特点，阴道对病原体的侵入有自然防御功能，当阴道的自然防御功能遭到破坏，则病原体易于侵入，导致阴道炎症。幼女及绝经后妇女由于雌激素缺乏，阴道上皮菲薄，细胞内糖原含量减少，阴道pH高达7左右，故阴道抵抗力低下，比青春期及育龄妇女易受感染。临床常见的有细菌性阴道炎、滴虫性阴道炎、真菌性阴道炎、老年性阴道炎，是妇科门诊常见的疾病。

在中医学理论认为，阴道炎多由于肝、脾、肾三脏及风、冷、湿、热之邪，属于"带下"、"阴痒"的范围。西医则认为阴道的环境经常受到宿主的代谢产物、细菌本身的产物及外源性因素（性交、冲洗及其他干扰）不稳定引起炎症。

2.民间验方

(1)紫花地丁茯苓汤治疗阴道炎

有一位患者今年33岁，生过一个孩子，她的白带像豆渣一样，并有强烈的臭味，经检验后，被诊断为真菌感染所致阴道炎，用紫花地丁茯苓汤进行治疗。药方具体：紫花地丁、野菊花、土茯苓各25克，车前草12克，用水煎制成汤药，每日1剂，分2次服用。服1个疗程后复查，效果非常好，不但臭味有所减轻，而且，炎症也全部消失。

(2)冬瓜白果饮治疗阴道炎

小丘平时很是相信中药，一有个小灾小病的就熬点儿中药喝。这不，前几天由于白带臭黄，去医院检查后查出是阴道炎，自己不知道在哪里搜罗来了一个药方，刚开始别人都觉得她自己找的偏方不靠谱，是不会起到很好的疗效的，没想到服了几次药后，病还真的见好了。具体的药方：冬瓜子30克，白果10个，将冬瓜子、白果洗净后，与1杯半的清水一起入锅煮熟，取汤汁服用，可每日代茶频繁饮用。注意此方不宜长期久服。

(3)苦参贯众饮治疗阴道炎

林小姐最近由于白带多，下阴处瘙痒难耐，小便时又痛又黄，还尿频尿急，根据症状，她主观判断自己可能是阴道有些发炎了，就自己到药店买了一些杀菌消炎的药物，但就是都没有起到什么效果。到医院检查后，中医说这是湿热蕴结所导致的念珠菌性阴道炎，虽然，她自己在用药，但没有对症，就算吃再多的药也是南辕北辙，后来医生用苦参贯众饮进行治疗，下阴瘙痒的症状很快就止住了，白带也没有以前那么多了。药方：将苦参、贯众各15克加水煎煮，过滤掉残渣，服用时可加入适量的白糖，每日2次，5～10日为1个疗程。

3.民间偏方

(1)淮山鱼鳔瘦肉汤：淮山药60克，猪瘦肉500克，鱼鳔30克、将淮山药、猪瘦肉洗净后切块，鱼鳔用水泡发，洗净后切丝，把全部用料放入锅中，加入适量的清水，用大火煮沸后，改文火煲2小时，最后调味即可，适量食用。滋阴补肾，涩精止带，主治老年性阴道炎证属肝肾阴虚，症见腰酸脚软、头晕耳鸣、带下不止、稠黏如丝、五心烦热、潮热盗汗，也适用于产后血虚眩晕。

(2)扁豆花山药粳米粥：扁豆花、淮山药适量，粳米适量，取含苞未放的扁豆花晒干，之后研磨成粉末状，加入适量的淮山药，煮粳米粥，粥成后，放入扁豆花末，煮沸即成，每日早晚食用。本方具有健脾利湿的功效。

(3)茯苓粳米粥：茯苓60克（研磨成粉末），粳米60～120克。先将粳米煮成粥，在粥呈半熟时，加入茯苓末，搅拌均匀后，煮至米熟，空腹服用。脾虚湿重引起的细菌性阴道炎可食用此方。

(4)鲤鱼赤豆汤：鲤鱼1尾，赤小豆12克，鲤鱼去头去尾后，片成肉片与赤小豆一同煮至熟烂即可，分2次服用。用于白带多、湿热有毒者。适用于细菌性阴道炎。

(5)莲籽煮蚌肉：莲籽、薏苡仁各120克，蚌肉240克，将莲籽去皮去心，薏仁淘洗干净，蚌肉切成薄片，一起放入砂锅后，加水1500毫升，用文火煮1小时即可，连服7～10天。清热，燥湿，止带。

(6)淡菜炒韭菜：淡菜120克，韭菜240克，黄酒适量，在炒锅中倒入生油，用大火烧热，放入洗净的淡菜，快速翻炒片刻，再加4碗的清水煮沸，然后倒入洗净切好的韭菜以及黄酒，再煮沸2次即可，每日1剂，分2次服完，5～7天为1个疗程。本方可以补肾止带。

4.外用偏方

(1)纳药法：用蛇床子仁15克，研磨成细末后，加白面粉少许，搅拌均匀，制成像大枣一般大小的丸粒，用卫生棉裹住塞进阴道中。本方可以起到温阴中而燥湿、杀虫止痒的功效。

(2)外散法：取苦参、蛇床子、黄连、黄柏各30克，川椒、枯矾各10克，冰片3克，一起研磨成细末，消毒后备用，再用浓度为3%的苏打水将外阴及阴道冲洗干净，然后，取适量的药散撒于阴道和外阴，每日1～2次，5次为1个疗程。

5.其他疗法

(1)熏蒸疗法：黄柏、苦参、蛇床子、白鲜皮各30克，冰片3克，将药物用纱布包好后放入锅中，煎煮制成药汁2000毫升，趁热熏蒸外阴，待药液变凉后坐浴20分钟，每日1～2次。注意在熏洗前，应将药包取出晾干，一剂药材可再使用1次。1周为1个疗程。泡洗后，可以塞入阴道克霉唑栓或达克宁栓1粒，外阴涂抹上用上药制成的药膏。

(2)**外洗疗法**：丁香12克，藿香、大黄各30克，龙胆草20克，枯矾15克，黄连、薄荷各15克，冰片1克，用水煎煮成药液，冷却到适宜的温度后用以外洗、浸泡外阴1～2次，每日1剂，每次30分钟，已婚妇女可配合每天用药液冲洗阴道1次，12天为1个疗程。本方有清热燥湿、杀虫止痒的功效，可以起到强效抑制杀灭白色念珠菌和其他浅部皮肤真菌以及淋病双球菌的作用。

(3)**坐浴疗法**：苦参、蛇床子各30克，龙胆草20克，生百部、土槿皮、黄柏、地肤子各15克，加入2000～3000毫升的水，煎煮30～40分钟，过滤掉残渣后，用以熏洗、坐浴，每晚1次，每次20～30分钟。

6.生活建议

由于阴道炎的发病主要与防护有关，因此，要做到以下几点：

(1)**放弃滥用抗生素**：咳嗽、发烧、头痛，就吃抗生素。殊不知，抗生素可能抑制部分有益菌群，真菌就会乘机大量繁殖。因此，使用抗生素要慎之又慎。

(2)**单独清洗内裤**：真菌可以在皮肤表面、胃肠道、指甲内等地方大量繁殖。如果家人或自己患有足癣、灰指甲等，就容易造成真菌交叉感染。因此，内衣裤一定要单独洗。

(3)**切忌过度清洁**：频繁使用酸性的妇科清洁消毒剂、消毒护垫等，容易营造滋生真菌的潮湿酸性环境。弱碱配方的妇科洁护产品更适合日常的清洁保养。

(4)**重视怀孕时的护养**：妊娠时性激素水平、阴道内糖原和酸度都会增高，容易受真菌侵袭。对孕妇而言，不宜使用口服药物，而应选择针对局部的预防和辅助治疗方案。

(5)**警惕洗衣机**：几乎每个洗衣桶内都暗藏真菌，而且，洗衣机用得越勤，真菌越多。不过不用担心，对付洗衣机里的真菌有一个百试不爽的杀手锏：用60℃左右的热水清洗洗衣桶就可以完全没有后顾之忧。

(6)**注意公共场所卫生**：公共场合可能隐藏着大量的真菌。出门在外，不要使用宾馆的浴盆、要穿着长的睡衣、使用马桶前垫上卫生纸等等。同时，选用适宜的个人清洁护理产品。

(7)**正确避孕**：避孕药中的雌激素有促进真菌侵袭的作用，如果反复发生真菌性阴道炎，就尽量不要使用药物避孕。

(8)**伴侣同治**：如果你感染了真菌性阴道炎，需要治疗的不仅是你，还有你的他，这样才会有预期的疗效。

(9)**穿着全棉内裤**：紧身化纤内裤会使阴道局部的温度及湿度增高，这可是真菌拍手称快的"居住"环境，还是选用棉质的内裤更为健康。

(10)**控制血糖，碱性产品清洗外阴**：女性糖尿病人阴道糖原含量和酸度偏高，易于被真菌侵害。所以，在控制血糖的同时，还要注意清洗外阴，选用pH值弱碱性产品。

六、宫颈炎

1.疾病综述

宫颈炎可分为急性和慢性两种，临床上以慢性宫颈炎多见。宫颈炎主要表现为白带增多，呈黏稠的黏液或脓性黏液，有时可伴有血丝或夹有血丝。急性宫颈炎常与急性子宫内膜炎或急性阴道炎同时存在，但以慢性宫颈炎多见。长期慢性机械性刺激是导致宫颈炎的主要诱因。宫颈炎相当于中医学的"带下病"的范畴。

2.民间验方

(1)冬葵煎治疗宫颈炎

赵女士29岁，其带下异常量多，并且呈黄绿色，像流脓一样有红色杂质，恶臭难闻，腰骶酸痛，小便色黄味大，阴部还时有灼热瘙痒感，经过医院的诊断后，被确认为宫颈炎。医生用清湿毒的方法进行治疗。药方：冬葵叶200克，用水煎制成汤药服用，每日1剂。复诊时，症状减轻，继续服药病，症便得到了痊愈。

(2)扁豆花加椿白皮治疗宫颈炎

王女士今年26岁，结婚两年以后，渐渐有小肚子疼痛的感觉，去医院检查后，发现支原体强阳，宫颈炎，伴有盆腔积液，曾采用过半个月的理疗不见好转，反而加重了病情。后来，朋友给推荐了一个偏方，尝试着用过了之后，效果很好。偏方：扁豆花9克，椿白皮12克，用纱布包好后，加水200毫升，煎煮出150毫升的汤药，分次饮用，一般1周便可起效。

(3)鱼腥草治疗宫颈炎

路女士今年38岁，曾有过一个小孩，最近白带下量突然变多而且又很黏，并且颜色泛黄，闻着气味腥臭，同时还伴有下腹胀痛、口干且苦等症状。听人家说，女人到了一定的年龄，就会有类似于她这种的妇科病，如果不及时治疗很容易产生不良的后果，甚至发生癌变。所以，路女士很是担心害怕，便立即到医院做妇科检查，原是由于湿热蕴盛引起的宫颈炎，用清利湿热的方法进行治疗。具体药方：鱼腥草、蒲公英、忍冬藤各30克，用水煎煮成汤剂，每日1剂，分2次服完。路女士服药后，各种症状有所减轻，再继续服用一段时间后，效果非常好，而且愈后并无复发。

3.民间偏方

(1)马齿苋炖蛋清：鸡蛋清6个，鲜马齿苋120克，将马齿苋洗净后，与鸡蛋清搅在一起，加适量的水炖熟，温食，每日2次。适用于湿热蕴盛型宫颈炎。

(2)蚌肉炖鸡冠花：蚌肉90克，白鸡冠花30克，将蚌肉切成片，白鸡冠花洗净，将原料一起放在陶瓷罐中，用文火隔水炖至蚌肉熟透即可，每日1次，连服7～10次。适用于湿毒内侵型宫颈炎。

(3)苋菜粳米粥：苋菜100克，大蒜头2个，粳米200克，将苋菜与粳米洗净后，与大蒜一起下锅，加入适量的清水，煮粥至粳米熟开即可，随意食之。适用于湿热蕴盛型宫颈炎。

(4)胡椒蒸鸡蛋：鸡蛋2枚，白胡椒20粒，将胡椒洗净后焙干，研磨成细面，在鲜鸡蛋上凿开一个小孔，将胡椒面放入蛋内，再用纸封住小孔，用文火隔水蒸熟即可，去壳食鸡蛋。温中健脾，化湿止带。适用于慢性宫颈炎。

(5)鲫鱼苡仁汤：鲫鱼1尾（约600克），薏苡仁60克，生姜35克，将鲫鱼、生姜冲洗干净，薏苡仁炒黄后洗净，与鱼、姜一起入锅，加清水适量，大火煮沸后，改用小火煨约2小时，加入食盐、味精等调味即可，佐餐食之。健脾利水，去湿止带。适用于脾虚湿胜型慢性宫颈炎。

(6)豉汁文蛤肉：文蛤肉400克，豆豉30克，大蒜20克，白糖、食盐、植物油各适量，用清水将文蛤肉洗去泥沙，大蒜去皮，豆豉洗净，一起捣烂成泥状，放入碟内待用，加入白糖、食盐、植物油调味，用文火隔水蒸熟即可，随量食用。清热解毒，利湿止带。适用于急性宫颈炎。

4.外用偏方

(1)纳药法：取枯矾3克，蛇床子6克，一起研磨成细致的粉末，用蜡调匀后制成药丸，每粒如弹珠大小，以消毒纱布包裹后塞入阴道，每日1换，直至病愈。用于虚证。

(2)涂擦法：紫草200克，香油750克，取紫草去除泥土和杂质，用香油炸干后，过滤取油，装瓶后密封备用，治疗时，以医用干棉球轻轻拭去宫口分泌物，再用紫草油涂抹在宫颈及阴道上端，每隔1日上1次药，10次为1个疗程。治疗时，应暂时禁止性生活，行经期停药。

(3)上药法：鲜猪胆1个，白矾9克。将白矾混入猪胆胆汁内，阴干或烘干后研磨成细末，过箩筛细，留取备用。一般轻症患者上药5次即可痊愈，重者可上药10次便可起到作用。主治子宫颈炎。

5.其他疗法

(1)按摩疗法：先把两手的手掌搓热，然后，用手掌向下推按小腹部若干次，再用手掌按摩大腿内侧若干次，明显感到疼痛的部位可以多按几次，以局部微微发热为度。最后，用手掌按揉腰骶部若干次后，再改用搓法按摩2～3分钟，使小腹部也感觉到热感为宜。

(2)熏洗疗法：蛇床子、苦参各30克，枯矾15克，黄柏10克，用水煎煮成汤剂，先熏洗阴部后，采用坐浴。适用于湿热症。

6.生活建议

宫颈炎是育龄妇女的常见病，所以，更应该加强对宫颈炎的预防，以下几点值得广大女性朋友密切关注。

(1)尽量减少人工流产及其他妇科手术对宫颈的损伤，以减少人为的创伤和细菌感染的机会。因为大多数患者都是在分娩、流产或手术损伤子宫颈后，病原体侵入而引起感染，继而导致慢性宫颈炎。产后发现宫颈裂伤应及时予以缝合。

(2)在流产后及产褥期要注意下阴部的卫生，以预防感染。

(3)慢性宫颈炎与宫颈癌有一定的关系，所以尽早积极治疗宫颈炎，可以预防宫颈癌。

(4)注意性生活卫生，性生活要有节律，杜绝婚外性行为和避免经期性交，保持外阴清洁。

(5)积极治疗有月经周期过短、月经期持续较长等症状。

(6)定期做妇科检查，以便及时发现并采取治疗宫颈炎症。

(7)治疗期间禁忌房事，经期暂停宫颈上药。

七、宫颈糜烂

1.疾病综述

宫颈糜烂是妇女最常见的一种疾病。由于炎症分泌物的刺激，颈管外口黏膜的鳞状上皮细胞脱落，被增生的柱状上皮所覆盖，其表面颜色鲜红、光滑或高低不平，这种改变叫做"子宫颈糜烂"。多由急、慢性宫颈炎转变而来，常见于已婚、体虚的妇女。其病因大多是由于性生活或分娩时造成宫颈损伤，使细菌侵入而得病，也有因为体质虚弱、经期细菌感染而造成的。

2.民间验方

(1)五月霜治疗宫颈糜烂

廖女士今年30岁，患有中度的宫颈糜烂，以前也曾使用过药物治疗，但效果都不甚理想。想尝试用激光疗法，以为能够彻底治好此病，但是，对于还没生过孩子的人，激光疗法容易造成宫颈的损伤，导致患者不孕。所以，医生建议她用中药进行保守治疗。具体处方：五月霜9克，麦麸草6克，羊膣适量，煎煮成汤药服用。几个疗程后，复诊结果显示疗效不错。

(2)甘油调云南白药治疗宫颈糜烂

小严在体检时，查出患有轻度宫颈糜烂，小严感觉很奇怪，并且怀疑检查的结果是否有误，因为之前仅仅是白带略比以前多一些而已，也并没有其他的症状，医生说一般的宫颈糜烂在初期是不会被发现的，但是若及早发现的话，及时治疗是有好处的，他们建议小严尽早采取治疗，以免延误病情。医生给开了一个治疗宫颈糜烂的处方：用云南白药10克，调入甘油搅拌制成软膏状，将软膏均匀地涂于带线的棉球上，塞入阴道置于紧贴宫颈糜烂处，12小时后，将棉球取出（上药前应先将阴道冲洗干净），每3天上药1次，半个月为1个疗程。使用两个疗程以后，复查时一切症状全部消除。

(3)冰片儿茶治疗宫颈糜烂

30岁的徐女士，因带下而出现了腰骶酸痛、小腹坠胀等症状。去医院诊治后，发现阴道内有淡黄色脓性分泌物，黏稠臭秽且量少，子宫颈发炎肥大，颗粒状的糜烂面凸凹不平，占有子宫颈面积的2/3，随后即被确诊为子颗粒型宫颈中度糜烂。治疗处方：儿茶、苦参、黄柏各25克，枯矾20克，冰片5克，一起研磨成细末，取适量的香油混入后，调成糊状。用酒精棉球擦拭阴道后，将蘸满了药糊的带线棉球放在糜烂面上，24小时后取出，每2次用药中间要间隔2天，10次为1个疗程。1个疗程结束时，徐女士再去复查，糜烂面已愈大半，

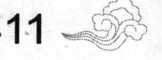

继续使用1个疗程后复查，宫颈光滑，已经全部恢复正常。

3.民间偏方

(1)**马鞭蒸猪肝**：猪肝200克，鲜马鞭草120克（干品60克），将洗净后的马鞭草切成小段，猪肝洗净切成薄片，混合拌匀后，盛入瓦碟中，隔水蒸熟，每日1次。适用于宫颈糜烂。

(2)**鱼腥猪肺煲**：猪肺400克，鲜鱼腥草120克。将鱼腥草洗净后，把猪肺切成块状，用力挤洗后，撇去泡沫，加入适量的清水煲汤，用少许的食盐调味。饮汤食猪肺。适用于宫颈糜烂所致的热毒蕴结者。

(3)**家鸽鳖甲汤**：肉鸽1只，醋无数，鳖甲、淮山各60克，将鸽宰杀后，挖去内脏，切碎后与后2味一起加水炖煮熟烂，加入食盐调味，饮汤食肉，佐餐食用。适用于热毒蕴结者。

(4)**菱粉粳米粥**：菱粉60～120克，粳米200克，红糖少许，加适量的水将上述材料一起煲煮，待米粥煮至半熟后，调入菱粉，加红糖调匀后，将粥煮熟即可，佐餐食用。益气健脾。

(5)**白鳝汤**：白鳝1条，鲜马鞭草120克（干品60克），白鳝掏去内脏后，与马鞭草（布包）一起放入适量的水中煮1小时，过滤掉残渣，放入盐油调味即可，饮汤食鱼。适用于热毒蕴结者。

4.外用偏方

(1)**清洗法**：猪苦胆5～10个，石榴皮60克，先将风干后的苦胆与石榴皮一起研磨成细致的粉末，加入适量的香油调成糊状。再用桉树叶50克，用水煎煮成汤药，用之清洗阴道后，再用带线的棉球蘸油糊塞入宫颈处，每日换1次药。

(2)**外涂法**：五倍子60克，研磨成极细的粉末，加入适量的水，放入器皿中炖热后搅拌成糊状，涂抹在患处。

5.其他疗法

(1)**按摩疗法**：将两手掌搓热后，用右手掌搓左脚心，再以左手掌搓右脚心各50次，早、中、晚各做3次，每日9次，用手掌轻压脐下、小腹部、耻骨联合上方，方向自左向右，每1～2秒压一次，连续按压20次左右，但要注意用力不要过猛。

(2)**纳入疗法**：紫草200克，香油750克，将紫草清洗干净后，放香油中炸干，过滤掉残渣和提取香油，用温开水将阴道冲洗干净后，再用药油将医用棉球浸透，拴上一根长线后，塞入宫颈及阴道上端，隔日1次，10次为1个疗程。

6.生活建议

近年来，有好几个影视明星被宫颈癌夺去了生命，如何预防宫颈糜烂等宫颈疾病已经成为了女性关注的焦点。所以，在日常生活中，主要注意以下几点，便可以起到预防作用。

(1)房事有节，注意性生活卫生，适当控制性生活的次数，坚决杜绝婚外性行为和避免在经期性交，以减少性传播疾病。

(2)及时有效地采取避孕措施，尽量避免人工流产、引产的发生，以减少人为造成的宫颈创伤和细菌感染的机会。

(3)在分娩时防止器械损伤宫颈。

(4)一旦发现月经周期过短、月经期持续较长者，应及时采取积极的治疗。

(5)应及时缝合产后发现的宫颈裂伤。

(6)定期做妇科检查，做到早发现、早诊断、早治疗，以便及时发现宫颈炎症，以免延误病情。

(7)要注意个人卫生，外阴要保持清洁、干燥，要勤换内裤，尽量选择穿纯棉材质的内裤。

(8)做好自我保健工作，提倡晚婚、少育，并同时开展性卫生教育，拓宽卫生知识面，普及女性公民的个人生理卫生常识。

八、慢性盆腔炎

1.疾病综述

慢性盆腔炎是指妇女的内生殖器及其周围的结缔组织、盆腔腹膜发生的慢性炎症。一般为急性盆腔炎未能彻底治愈，或因体质较差、抵抗力低下、病程缠绵或反复感染所致。但相当多的患者无急性盆腔炎的病史，而常有流产、分娩、宫腔内不洁操作，或经期、产褥期性交史。其主要临床表现为月经紊乱、白带增多、腰腹疼痛及不孕等，如已形成慢性附件炎，则可触及肿块。本病常见的一个重要影响是会导致患者不孕。

盆腔炎在中医学理论当中，被认为属于"热疝"、"带下"等病症范畴。

2.民间验方

(1)土茯苓治疗慢性盆腔炎

诸小姐是一位已婚白领，平时白带量多，色黄质稠，腰腹疼痛，特别是左侧尤为严重。月经期延后、量少，而且还夹杂着紫色血块，面容憔悴，容易疲倦乏力。经妇科检查，被确诊为慢性盆腔炎。中医医生采用了以下食疗方法进行治疗，具体做法：土茯苓50克、芡实30克，金樱子15克，石菖蒲12克，猪瘦肉100克，加入清水适量并用慢火煲汤，加食盐调味即成，饮汤食肉。诸小姐服用了一段时间后，效果不错。

(2)三七仔鸡汤治疗慢性盆腔炎

小张在哺乳期得了慢性盆腔炎，因担心母乳喂养时对孩子产生影响，所以，她不想服用太多的药物，后来选用了一个食疗的偏方，效果不错。偏方：生三七5克，仔鸡1只，把鸡褪毛开膛后洗净，与三七一起炖煮，加入葱、姜、食盐调味，吃鸡喝汤，也可以每次用鸡汤冲服2克三七米，每日2～3次，连服5～6日。此方法适用于产后血淤引起的慢性盆腔炎。另外需要注意：对于经行量多色鲜、带下色黄者来说，本方不宜服食。

(3)阿胶鸽蛋治疗慢性盆腔炎

有一位姓刘的患者被确诊为慢性盆腔炎后，一直坚持用阿胶鸽蛋进行食疗，并且确实起到了很好的辅助治疗作用。具体做法：鸽蛋10个，阿胶60克，先将阿胶泡在适量的清水中，放在无烟火上烤化，趁热将鸽蛋打入后，搅匀即成，每日1次，早晚分2次食用，可连续服用至慢性盆腔炎痊愈即止。适用于肝肾阴虚型慢性盆腔炎。另外，患了慢性盆腔炎，一定要注意多吃如赤小豆、绿豆、冬瓜、扁豆、马齿苋等清淡易消化的食品；也可以适量食用如山楂、桃仁、果丹皮、橘核、橘皮、玫瑰花、金橘食品等具有活血理气散结功效的食品；还要适当补充一些必要的蛋白质，如瘦猪肉、鸭、鹅和鹌鹑等。

3.民间偏方

(1)枸杞当归猪肉汤：枸杞子、当归各40克，瘦猪肉适量，枸杞子、当归与猪肉一起煮成汤后，调味即可，吃肉饮汤。适用于慢性盆腔炎。

(2)荔枝核蜜饮：荔枝核60克，蜂蜜40克，将荔枝核敲碎后，放入水中浸泡片刻，然后用砂锅煎煮半个小时，过滤掉残渣后，留取汤汁，趁温热放入蜂蜜调匀即可，早晚2次分服。理气，利湿，止痛。适用于各类慢性盆腔炎所导致的下腹及小腹两侧疼痛、不舒、心情抑郁、带下量多等症状。

(3)核仁栗子饮：核桃仁、栗子各60克，白糖适量，将栗子炒熟后去壳，与核桃仁一起捣烂成泥状，加入白糖后搅拌均匀，用开水冲调，日常食用。适用于慢性盆腔炎。

(4)马齿苋煮鸡蛋：马齿苋120克，鸡蛋6个，先将洗净后的马齿苋捣烂取汁，再用适量的水把鸡蛋煮熟，剥去蛋壳后，加入马齿苋汁即成，每日1次。适用于慢性盆腔炎。

(5)瓜仁槐花粥：冬瓜仁40克，槐花18克，薏苡仁60克，粳米120克。先把冬瓜仁和槐花用适量的清水煮成汤汁，过滤掉残渣后，与淘洗干净的薏苡仁和粳米按照通常的做法煮成粥即可，每日1次，连服7～8剂。适用于慢性盆腔炎。

(6)煨猪腰：猪腰1对。用湿纸将洗净后的猪腰包裹起来，煨熟，每日1次。适用于慢性盆腔炎所引起的赤白带下、腰酸痛等。特别需注意的是带下色黄奇臭、口苦咽干，口渴喜饮者不宜多食。

4.外用偏方

(1)大黄散外敷法：取大黄100～200克，可以根据病情定量，将大黄研磨成细粉后，加入米醋搅拌成糊状，直接敷于下腹部，为了时刻保持药膏的湿润，随时可以加醋，外面可用塑料布包裹住，为防止脱落可加绷带或橡皮膏用以固定。一剂药量可以连续使用2天。此药可以起到活血化淤、消肿散结的功效。适用于湿热蕴结型急、慢性盆腔炎所引起的腰腹疼痛，带下量多、色黄，低热或高热，口渴心烦，尿黄，便秘，舌红、苔黄腻，脉滑而快等病症。

(2)**芒硝大蒜泥法**：芒硝100克，研磨成细致的药末后，与50克大蒜泥一起搅拌成均匀的糊状，用纱布包好，如有必要，可以加入少量温水，敷贴于下腹疼痛处，20分钟后，或者皮肤出现潮红时即可取下，2天后换1次药。

(3)**中药灌肠法**：用红藤、败酱草、蒲公英、鸡距草、紫花地丁各24～30克，加水100毫升煎煮成汤剂，用导尿管插入直肠内14厘米以上，缓慢地将药剂注入，在20分钟以内注完，之后要保持半个小时的卧床休息，在临睡前，灌肠会效果更好，另外，有炎性包块者可在原方的基础上加三棱、莪术、桃仁各6克，腹痛较重者则可以加延胡索、香附各12克，腹中冷痛严重者，需要另加附子9克。

(4)**野菊花草外敷法**：用野菊花、栀子、白花蛇舌草、鱼腥草等一起研磨成粉末，装在布袋里缝好，蒸热后，趁热在下腹的两侧热敷，一次药量可以连用3～5日。

5.其他疗法

(1)**自我按摩法**：先将两手互相搓热，用双手搓腰部两侧各18次，然后用双手的示指和中指按揉骶部，两侧各30～40次，最后，在大腿内侧按揉20～30次。

(2)**热沙浴疗法**：用热沙浴法治疗慢性盆腔炎，效果显著。具体方法：把8～10厘米厚的热沙均匀地铺在床单或者油布上。俯卧在热沙上面，每次半个小时，每日1次，10～15日为1个疗程。注意在用热沙浴治疗后，要用温水将身上的热沙冲洗干净，并擦干身体。

6.生活建议

慢性盆腔炎是困扰女性的常见病之一，使患病的女性饱受着心理和生理的双重折磨，成为一生困扰女性的烦恼。所以，广大的女性朋友更应该在日常生活中多加注意，预防慢性盆腔炎应从以下几点开始做起：

(1)注意避免各种途径的感染，保持会阴部清洁、干燥，并且要准备一个每晚用清水清洗外阴的专用盆。

(2)内裤要勤换，尽量不要选择穿紧身、化纤质地的内裤。

(3)月经期、人流术后及上、取环等妇科手术后等阴道出血的期间，要禁止性生活，同时也要禁止游泳、盆浴、洗桑拿浴，要勤换卫生巾，以免致病菌易乘虚而入，造成感染。

(4)患有急性或亚急性盆腔炎的患者，要积极配合治疗，一定要卧床休息或半卧位，这样有利于炎症局限化和分泌物的排出。

(5)不做人工流产手术，并且尽量避免药物流产：做好计生措施，以尽量减少人工流产所造成的创伤。手术中要尽量采用严格的无菌操作，避免病毒菌的感染。

(6)坚持体育锻炼，增强身体素质，以增强身体的免疫能力。

(7)孕妇应注意加强营养，防止贫血，及时治疗病毒菌感染。

(8)分娩时，应采用科学接生，以降低难产和生产出血的可能性。

(9)产褥期应注意及时清洗阴部，避免恶露阔至。

(10)更年期女性应适当地服用雌激素，以使生殖道的自然防御力得到增强。

(11)患有性病和生殖炎症的患者要及时治疗，一旦发病应及时到正规的专业医院，进行治疗，坚持服药，遵从医嘱，以求彻底治愈。

九、前列腺炎

1.疾病综述

前列腺炎是青壮年男性生殖系统的常见疾病。前列腺炎是指前列腺特异性和非特异感染所致的急慢性炎症，从而引起的全身或局部症状。前列腺炎可分为非特异性细菌性前列腺炎、特发性细菌性前列腺炎（又称前列腺病）、特异性前列腺炎（由淋球菌、结核菌、真菌、寄生虫等引起）、非特异性肉芽肿性前列腺炎、其他病原体（如病毒、支原体、衣原体等）引起的前列腺炎、前列腺充血和前列腺痛。其症状是尿频、尿急、尿痛、尿不尽、尿等待、血尿，早期伴有少许白色液体滴出，在腹部、会阴部或直肠内出现疼痛。据统计，20岁以上男性，31%～40%患有慢性前列腺炎。

前列腺炎在中医学理论当中属"劳淋、精浊、白浊"等范畴。中医认为，前列腺炎系湿热郁结所致。

2.民间验方

(1)化淤解毒汤治疗前列腺炎

小叶今年19岁，最近感觉到下腹部胀痛、腰酸、乏力、排尿不畅。去医院就诊后，医生检查其前列腺液常规，白细胞两个加号、脓细胞一个加号，认为应当采用活血化淤、清热解毒、化湿利浊的治疗方法，便给他开了化淤解毒汤方：丹参、泽兰、乳香、赤芍、王不留行、楝子各9克，桃仁6克，败酱草15克，蒲公英30克，用水煎煮成汤药后服用，每日1剂，1个月为1个疗程。小叶服用2月后再去医院查

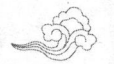

前列腺液常规，白细胞的数量明显下降，而且，其他的症状也都消失了。小叶在服药过程中，又去复查了4次，前列腺液常规各项数值均正常。

(2)细辛加白胡椒治疗前列腺炎

王先生患有前列腺炎，有一次他在一份报纸上偶然发现了一个偏方可以治疗前列腺炎，心想不妨试试，便照方买回了细辛和白胡椒，放进蒜缸里捣成了末之后，平均地分成了10份。第一天，他取其中的一份塞进了肚脐眼里，然后，外面贴上风湿止痛膏封好。为了避免药粉外漏，他还特意在里面扎了一条护腹腰带。连续用了大概5～6天，他起夜尿频的毛病就开始逐步减轻。继续坚持用了几天后，下腹疼痛的症状也消失了，前列腺炎是个挺难缠的病。王先生以前也吃过一些药，还用过一些栓剂，可几次治疗都是治标不治本，他对这病的治疗一度失去了信心。但是报纸上登的治前列腺炎的偏方彻底地治愈了王先生的前列腺炎，他停药一个多月后，依然没有任何复发的迹象。

3.民间偏方

(1)泥鳅炖豆腐：泥鳅鱼1千克，豆腐500克，食盐、葱、姜、黄酒、味精、生粉各适量，泥鳅去掉腮和内脏后洗净，放入锅内，加入适量的食盐、葱、姜、黄酒及清水。用大火烧沸后，转用文火炖至泥鳅鱼快熟时，加生粉调味，再把鱼炖至熟透即可，佐餐食用，每日1次。适用于慢性前列腺炎。

(2)地黄牛膝炖鸡：熟地黄60克，知母、牛膝各40克，公鸡1只（约1千克），先将鸡宰杀后，褪毛、掏去内脏及鸡头和鸡爪子，药材洗净后，用纱布包好，塞进鸡腹内。加入适量的清水后，放炖盅内，隔水炖熟，放入适量食盐、味精即可，食鸡饮汤。这道菜适用于前列腺炎。

(3)**生地黄粥**：蜂蜜100克，生地黄、车前草各60克，粳米200克，将生地黄、车前草筛洗干净，粳米淘洗干净，先把生地黄入锅，加入清水适量后，煎熬1小时，过滤掉残渣后，留取汤汁。用此汤汁兑入适量的清水后，煮车前草、粳米，在煮熟之前，加入蜂蜜，再煮成稀粥即成，早晚各服1次。适用于前列腺炎。

4.外用偏方

外敷法：麝香0.5克，白胡椒7粒，研磨成细致的粉末，装进瓶中备用。用酒精将肚脐洗净，将麝香填入肚脐内，再在上面覆盖一层胡椒粉，然后，盖上圆形白纸一张，外用胶布固定住，每7～10天换1次药，10次为1个疗程。

5.其他疗法

(1)**坐浴疗法**：将40%左右的清水（手放入不感到烫即可），倒半盆用以坐浴。每次可进行10～30分钟，水温冷却后，再添加热水适量，以保持有效的温度，每日1～2次，10天为1个疗程。若使用治疗前列腺炎的栓剂后再坐浴，可促进吸收药物，提高疗效。

(2)**按摩疗法**：患者可以跪在床上或者侧躺在床上，将肛门及直肠下段清洁干净后，用自己的中指或示指伸进肛门并沿着直肠前壁触及前列腺后，按从上到下的顺序有节奏地轻柔按压前列腺，每次按摩3～5分钟，每次以从尿道排出前列腺液为佳。注意按摩时，一定要轻柔，按摩前可用肥皂或者润滑油润滑指套，以减少不适的感觉。每2次按摩治疗，要间隔至少3天以上。

6.生活建议

前列腺炎使患者苦不堪言，因此，在日常的生活当中，应注意预防。

(1)注意饮食：禁忌烈酒，少吃辛辣油腻的食品，少喝咖啡，少食柑橘、橘汁等酸性强的食品，而且白糖及精制面粉也应该尽量少吃一点。多食新鲜水果、蔬菜、粗粮及大豆制品，适量多吃一点蜂蜜以保持大便通畅，可以食用牛肉、鸡蛋。平时多吃一些种子类食物，可选用南瓜子、葵花子等，每日食用，数量不限。把绿豆煮烂成粥，放凉后，任意食用，适用于膀胱发热、排尿涩痛者。不能因尿频而减少饮水量，多饮水有利于稀释尿液，并且可以有效避免泌尿系统感染及形成膀胱结石，最宜饮用凉开水，浓茶则需要尽量少喝一些。

(2)体位调节：改变久坐和长时间骑自行车的习惯，以免造成前列腺血流不畅，提倡少坐车多走路。

(3)排尿有节：憋尿可使尿液反流进入前列腺，因而，使前列腺受到感染，所以，要养成及时排尿的习惯。

(4)调剂情绪：培养出心胸豁达、乐观向上的良好修养，并且要多谈心，广交友。

十、早　泄

1.疾病综述

早泄是指性交活动中，男子性器官尚未接触或者刚接触时，便发生射精，以致影响双方满足感，甚至影响生育。早泄一般有几种类型，其一是习惯早泄，症状有性欲旺盛，阴茎勃起有力，交媾迫不及待，大多见于青壮年人；其二是年老性早泄，是由性功能减退引起；

其三是偶见早泄，大多在身心疲惫、情绪波动时发生。

中医常将早泄与阳痿并论。因早泄是男子性功能障碍中经常见的一个症状，也是对正常性功能误解最多的一个问题，其治疗方法与阳痿有一定区别：临床所见早泄，绝大多数为心因性，受大脑病理性兴奋或脊髓中枢兴奋增强影响；少数为器质性疾病引起。中医认为，早泄以虚证为多。阴虚火亢症表现为手足心烦热、腰膝酸软、阴茎易勃、交媾迫切、夜寐易醒等。肾气不固症表现为体弱畏寒、小便清长、夜尿多、阴茎勃起不坚等。当以补肾益气、固摄涩精、清肝泻火、清利湿热为治。

2. 民间验方

心理疗法治疗早泄

张氏夫妇刚刚步入婚姻的殿堂，正处于如胶似漆、新婚燕尔的蜜月期，但是，有一次因为生活中的琐碎小事而导致夫妻双方意见不合，结果发生了一次比较严重的争吵。随后的几天里，两人形同陌路，本来甜蜜的"性"福时光也戛然而止。两人过了一阵子冷静下来后，当双方再次走进性生活时，又一个苦恼的事情再一次打乱了家中的平静。据张太太透露，张先生每次性生活都草草收场，对她不再那样浓情蜜意了，还以为两人感情出现了裂痕。而张先生的心里却有苦难言，其实他也想像以前一样游刃有余，控制好射精的时间，但每次都做不到了。在医生的眼里看来，张先生并没有什么器质性的病因，而是因为心理的因素导致的暂时性功能障碍。并对他解释说，早泄的发生绝大多数是精神因素引起的，毕竟解铃仍需系铃人，所以，治疗也要从心理层面开始做起。先看一看自己的期望值是否过高、性生活时精神准备是否充足、性交时是否紧张等条件因素，然后，针对自己的实际情况加以调节，彻底扭转不良的精神状态，消除不合适的性交条件，这样就可以康复。张先生如法炮制，果然渐渐收到了效果，从此，张先生与他的妻子又恢复从前的"珠联璧合"了。

3.民间偏方

(1)狗肉大补方：狗肉1000克，八角、小茴香、桂皮、生姜、大蒜、胡椒面、食盐各适量，将狗肉用清水洗净，切成小块，用开水焯一下后，放入热油锅中炸至表面焦黄时捞出。另准备砂锅1只，将狗肉及八角、茴香、桂皮、大蒜、生姜一起放入砂锅中。加适量的水以浸没这些食材，用大火烧沸，再改为小火烧2小时，调入食盐、胡椒面，稍事焖煮一会儿即成，吃狗肉。温阳祛寒，补虚健脾。适用于脾胃虚寒型早泄。

(2)腐皮白果粥：白果18～24克，腐皮90～160克，白米适量，将白果挖去核心，加入腐皮、白米，用适量的水，如常法煮粥即可，每日1次，当早点吃。补肾益肺。适用于早泄等。

(3)芡实茯苓粥：芡实30克，茯苓20克，粳米适量，将芡实、茯苓一起捣碎后，加入适量的水，煎煮到熟烂时，再加入淘洗干净的粳米，继续煮烂成粥即可，每日内分顿食用，连吃数日。补脾益气。适用于早泄。

4.外用偏方

(1)涂抹法：细辛30克，丁香20克，用75%浓度的酒精浸泡7天后，同房前涂抹在阴茎上。

(2)熏洗法：五倍子、金樱子、覆盆子各20克，用水煎煮半个小时，趁热熏洗阴茎及龟头部，水温冷却到不烫手时，可以用药液浸泡龟头，每晚1次，两周为1个疗程。

(3)**药袋法**：将小茴香、檀香、丁香、白蒺藜、木香、香附各15克，芡实、金樱子、煅龙牡各20克，一起研磨成细粉后，装入药袋，封口后，佩于腰带上，或者也可以固定在脐部、小腹丹田部等位置。

5.其他疗法

(1)**挤捏疗法**：此法由女方操作，具体方法：女方用自己的拇指和示指捏住男方的龟头，拇指在下，示指在上，挤捏4秒钟（力量以男方不感觉疼痛为度），然后突然放松，每分钟捏1次，不管男方是否有射精冲动，每晚在睡前挤捏4～5次，7天为1个疗程，采用此方治疗1～2个疗程之后，即可在性生活中同步施治。两人在性生活时，在男方阴茎插入阴道前，女方先进行3～6次的龟头挤捏。插入阴道片刻后，抽出再次挤捏。男方感到有射精冲动的时候可再次挤捏。在病情得到控制以后，可改为挤捏阴茎根部，在挤捏的过程中，不必中途停止性交。

(2)**指压疗法**：如果能够使腰椎和骶骨结合处恢复正常的柔性即可治疗早泄。可以采用以下的方法来恢复其功能，以指压"大肠俞"（位于第四腰椎下方左右3指宽处）和"小肠俞"（位于第一腰椎左右3指宽处）最有效。用手指按压时，一边慢慢呼气，一边用力按压6秒钟，重复此动作10次。如果先将手搓热，再采取指压，则治疗早泄效果更佳。早泄者平常应主动地做一些提肛运动。平静地做深呼吸对治疗早泄也有一定的效果。具体的做法：丹田用力缓缓深吸，大口迅速地吐气，如此不断重复，平常应该有意识地进行这种呼吸法。

6.生活建议

早泄是性生活的隐形杀手，如果就这样放任自流的话，将对夫妻"性"福造成极大的危害，因此，应当予以足够的重视。

(1)**锤炼意志**：绝大多数早泄都没有器质性的缺陷或病变，而是由于心理因素引起的，心理素质过硬的话，则完全可以杜绝早泄的发生。因此，应当积极参加体育锻炼，特别可以尝试一些气功的操练，以提高身心素质，增强意念的控制能力。

(2)**戒除恶习**：不良习惯也可能会诱发早泄，因此，要养成良好的生活习惯，尽量要控制手淫，另外，婚前性行为也最好要避免，以免留下隐患。

(3)**调摄情绪**：情绪可以直接决定性生活的质量，因此，应注意调整情绪，而担心女方怀孕，或担心性器官过小、性能力不强等心理因素所产生的紧张、自卑和恐惧心理都是负面的心理，在性生活时，应该尽量避免，保持精神的放松。

(4)**房事有度**：性生活虽说是一种乐事，但不要带有任何勉强，所以应切勿纵欲，勿疲劳后行房，勿勉强性交。

(5)**正视早泄**：即便是患了早泄，也没什么大不了的，如果男方患有早泄，女方应表示理解，并积极鼓励和治疗，以免加重男方的心理压力。

(6)**固本祛邪**：良好的身体素质是避免发生早泄的最好保证，所以，在日常生活中，要尽量多补充一些（如牡蛎、胡桃肉、芡实、栗子、甲鱼、鸽蛋、猪腰等）具有补肾固精作用的食物。阴虚火亢型早泄患者，不宜食用如（羊肉、狗肉、麻雀、牛羊鞭等）过于辛热的食品，以免加重病情。

十一、遗 精

1.疾病综述

遗精是指不因性交而精液自行泄出的一种生理现象，有生理性与病理性的不同。中医将精液自遗现象称遗精或失精。因为梦中与异性交合而发生遗精为"梦遗"，没有做性梦而遗精，甚至清醒时精液自行滑出者为"滑精"。多由肾虚精关不固，或心肾不交，或湿热下注所致。西医可见于包茎、包皮过长、尿道炎、前列腺疾患等。有梦而遗往往是清醒滑精的初起阶段，梦遗、滑精是遗精轻重不同的两种证候。需要指出的是，遗精不是月经，所以，遗精是没有规律可言的。以前有遗精，现在消失了，也是很正常的事情。中医将精液自遗现象称遗精或失精。梦遗有虚有实，有先实而后虚。病程日久以虚证为多见，或虚实夹杂。虚又分阳虚与阴虚。病位主要在肾，阳虚则精关不固，多由先天不足，自慰过频，早婚，房事不节而致。肾阴虚，阴虚则火旺，精室被扰而遗精。但是，这些内容西医并不认可，也没有科学实验可以证明这些会导致"梦遗"。

2.民间验方

莲籽治疗遗精

庞同学最近正在紧张地考前复习中，由于精神过度疲劳，每天晚睡早起，刚开始有些心烦失眠，记忆力减退，不久之后便经常做梦，频频遗精，平均每周2～3次，次日精神萎靡，四肢乏力，腰膝酸软，头晕耳鸣，已经连续三周难以坚持上学，舌质红，体瘦小，苔薄黄，脉弦细尺部浮大滑利。后来被医生诊断为遗精，并告诉他说："中医将遗精分为两种，在梦里有性行为而遗精叫梦遗，清醒状态下遗精叫滑精。无论是梦遗还是滑精，治疗的方法都大致相同。可将莲籽挖去莲心，每次带皮生嚼4～5粒，每日1次，多吃几天，自然见效。"庞同学便根据医嘱常食莲籽，3个月后，病状完全消失。

《医林纂要》云："莲籽，去心连皮生嚼，最益人，能去烦止渴，涩精，和血，止梦遗，调寒热。"《本草纲目》载："莲籽交心肾，厚肠胃，固精气，强筋骨，补虚损，利耳目，除寒湿，止脾泄久痢，赤白浊，女人带下，崩中诸血病。"

3.民间偏方

(1)鸡蛋三味汤：鸡蛋2个，芡实、去芯莲籽、淮山药各18克，白糖适量，将芡实、莲籽、淮山药熬煮成汤，再将鸡蛋用此汤煮熟，汤内加入适量的白糖即可。吃蛋喝汤，每日服1次。补脾，益肾，固精安神。适用于肾虚所致的遗精。

(2)莲籽百合煲猪肉：莲籽、百合各60克，猪肉400～500克。将莲籽、百合、瘦猪肉下锅，加水适量，用文火煲熟即可。调味后服用。调理心肾，固摄精气。

(3)酒炒螺蛳：螺蛳1000克，白酒适量，将螺蛳中的泥沙洗净，用铁锅炒热后，加入适量的白酒和水，煮到汤汁快干的时候盛出，用牙签挑螺蛳肉蘸调料吃。清热利尿止遗。适用于小便白浊不利，滑精。

4.外用偏方

(1)外敷法：五倍子10克，白芷5克，放在文火上烘干后，研磨成细粉末，用等份的醋和水调成药丸状。把药丸填入肚脐内，以纱布覆盖，外用胶布固定，每日一换，一般连续使用3～5日即可见效。

(2)**盐敷法**：用食盐1000克（最好是大粒的粗盐），用火炒热后，包裹在布里，热敷脐部。适用于肾阳不足、肾气亏虚等所导致的遗精。需要注意的是：一旦发现有发痒、发红、起皮疹等现象，此方法应立即停用。

5.其他疗法

酒疗法：取1000克以上甲鱼1只，将甲鱼宰杀后，用其血兑入400毫升的白酒中，放在冰箱里冷存，每次取出1～2小杯引用，每日饮1～2次。饭前空腹饮用，效果更好。

6.生活建议

对于一般正常的男性来说，每月遗精2～3次或短至3～5天遗精一次都是正常的。甚至在1～2天遗精一次，也不该被认为是异常。当然，如果长期频繁遗精，比如每天都发生几次，则应考虑是病理性的可能。因此，对于不同的遗精现象应以科学地区分。

(1)**切勿将生理现象视为疾病**：成人未婚或婚后久别1～2周，出现一次遗精，遗精后，并没有感到任何不适的症状，属于正常生理现象。千万不要为此而终日忧心忡忡，自寻烦恼，以免增加精神负担。

(2)**患病后不要过度紧张**：遗精时，不要主观地去控制避免，如中途忍精、用手捏住阴茎不使精液流出等，以免腐败的精液潴留在身体中，转变为其他疾病。遗精后要注意避免受凉，更不要用冷水洗涤，以防风寒湿邪乘虚而入。

(3)**减少环境刺激的影响**：不看色情书画、录像、电影、电视，戒除手淫。黄色书刊或电影中的性刺激镜头刺激大脑，诱发遗精。房事纵欲、手淫频繁都会使射精中枢呈病理性兴奋而诱发遗精。

(4)生活有规律：禁忌烟、酒、茶、咖啡、葱蒜辛辣等刺激性食品，不用温度过高的水洗澡，睡时应采取屈膝侧卧位，被褥不要过重过厚，不穿过紧的内裤。遗精发生后，应去医院正规机构就诊，找出致病原因，及时治疗。

十二、阴茎异常勃起

1.疾病综述

阴茎异常勃起是指与性欲无关的阴茎持续勃起状态。阴茎持续勃起超过6个小时已属于异常勃起。传统上，阴茎异常勃起分为原发性和继发性。按血流动力学分为低血流量型（缺血性）和高血流量型（非缺血性）。前者因静脉阻塞（静脉阻塞性），后者因异常动脉血注入（动脉性）。阴茎异常勃起还分为急性、间断性（复发或间歇，如镰状细胞贫血）和慢性（通常为高血流量型），阴茎异常勃起初期，均为生理性阴茎勃起，以后发展为高血流量型。给患者造成极大的痛苦。其临床特点为发病突然，阴茎海绵体持续性勃起、肿胀，伴有疼痛，发病后一般不会自行缓解，病人常不能自行排尿或排尿困难。阴茎异常勃起，中医学上称为"纵挺不收"、"强中病"、"阳强不倒"、"阳强"等。传统中医学理论当中认为，本病乃宗筋受损所致。

2.民间验方

(1)清肝通滞散治疗阴茎异常勃起

邓先生今年35岁，有嗜烟酗酒的癖好，最近，在睡觉的时候，经常不知不觉中阴茎勃起，而且，还伴有小腹、睾丸胀紧不适，就算和妻子做爱后，也没能缓解，非得持续3～5小时才能松软下来。病情严重时阴茎坚硬，一旦触碰后，就会疼痛。经医生检查后，发现其胃纳尚可，大便干，小便赤，舌红，有淤斑，苔黄干，脉弦略数，即被确诊为为肝经湿热壅滞型阴茎异常勃起，拟以清肝经湿热为主，辅以活血通滞的治疗方法。便给他开了如下的药方：龙胆草、栀子、泽泻、桃仁、当归各12克，生地黄、车前子（包煎）各15克，柴胡、木通、红花各10克，甘草6克。每日1剂，连续用水煎煮2次分服。邓先生遵循医嘱，服用10剂后，病情大有起色。

(2)泽泻治疗阴茎异常勃起

周先生很长时间以来一直为一件难以启齿之事而十分苦恼。就是他在白天什么刺激和欲望都没有的时候，阴茎也一直勃起着，很不舒服，而且，还隐隐地有些痛感。有位医生朋友推荐给他一个方子，用泽泻15克，用水煮后代茶饮，他试过之后，效果很好。

3.民间偏方

(1)黑豆粥：黑豆240克，紫皮大蒜4头，粳米400克，将黑豆、大蒜、粳米一起加水煮成粥即可，分次服食。活血解毒消肿。

(2)泽泻茶：泽泻30克，加水煮成茶，代茶饮。渗利湿热。

(3)夏枯草茶：夏枯草30克，红花10克，一同用水煎煮成汤剂，代茶饮。清热软坚，活血化淤。

(4)银耳茶：银耳4克，冰糖50克，茶12克，将去蒂后的银耳洗净，放入水中泡2小时，切成碎块，加入冰糖后，用水煮烂，再掺入茶汁即可，代茶饮。滋肾阴，泻相火。

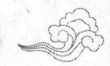

(5)**桑葚荸荠汤**：鲜桑葚120克，荸荠适量，一起用水煎煮成汤，每日分早晚2次服，7天为1个疗程。滋阴潜阳。

4.外用偏方

(1)**涂敷法**：用适量的鲜丝瓜叶捣烂后，滤取汁液，将五倍子研磨成细粉30克，涂抹在阴茎上，外用纱布包缠，每日2次。

(2)**药饼法**：水蛭9条，放在水盆养几个月后，取出放在阴凉通风处风干，另取各等份的麝香、苏叶、三味，一起研磨成细末，和蜜后制成药饼，每次取少许擦在左脚心。

5.其他疗法

(1)**推拿疗法**：患者可坐在靠背椅上，将两腿抬高，双手揉按小腿外侧的阳陵泉和足背上的太冲穴，以出现酸麻胀痛感为度，每日2～3次，每次6～10分钟。

(2)**调息疗法**：当患者欲望强烈时，要保持身体放松，并把注意力集中在龟头部位，做深呼吸，以意领气，经会阴，通过提肛运动，入长强穴，气沿督脉直上百会穴，下颌内收，呼气入脑，再把注意力聚焦在百会穴，反复呼吸运行。要求呼吸平稳，做到缓慢、绵长，一般做3～5次调息，即可平息欲火。

(3)**按摩疗法**：患者仰卧在床，两腿微屈，大腿分开。按摩者用拇指抵按住患者的会阴穴，力量由轻慢慢加重，拇指也由拇指指腹接触转变为拇指指尖端点，持续按压1分钟后，缓缓放松。但要注意会阴穴的位置一定要找准，是在阴茎膨胀的海绵体末端，与肛门之间的凹陷处中心，按压下去会很敏感。

6.生活建议

对于男人而言，"该出手时就出手"是感觉不错的，但是，有事没事都那么挺着，不但不雅，而且还会给自己带来难以名状的痛苦，因此，对于阴茎异常勃起，应当注意预防和调理。

(1)经常清洗会阴部，以避免感染。

(2)行房有节，避免各种强烈的性刺激，切忌酒后同房，以免损伤肾精。

(3)避免过度服用金石热药，以防止热毒沉积肾中。

(4)注意控制情绪，不要紧张过度，以免郁怒伤肝。

(5)在行房时，如果不能射精，应及时去医院检查治疗，以防止可能引起阴茎异常勃起的其他疾病。

十三、精囊炎

1.疾病综述

精囊炎是由大肠杆菌、克雷白氏产气杆菌、变形杆菌及假单胞菌等引起。当精囊邻近器官，如前列腺、后尿道、结肠等有感染或任何情况下导致前列腺、精囊充血时，细菌就会乘机捣乱，侵及精囊，诱发精囊炎，是青壮年时期男性比较多见的疾病。临床上分为急性精囊炎和慢性精囊炎两类，前者少见，后者多见。发病年龄多在20～40岁左右，其主要临床表现为血精，或伴有尿频、尿急、尿涩、会阴部不适等症状，常与慢性前列腺炎并存。周身疼痛，畏寒发热，甚至寒战、高热、恶心、呕吐等。慢性精囊炎多为急性精囊炎病变较重或未彻底治疗演变所致，由于经常性兴奋或手淫过频，引起精囊前列腺充血，继发感染。精囊炎属于中医学"血精症"范畴，中医认为，精藏于精室，为肾所主。精室出血，其主要病因病机为热入精室，损伤血络，迫血妄行，血随精出，或为淤血败精内停，阻滞血络，血不循经，或为脾肾气虚，不能摄血液，血精同出。

2.民间验方

(1)生地黄加栀子治疗精囊炎

王先生今年38岁，在一次劳累过后，出现了尿血的症状，但并没有疼痛、发热、畏寒等症状，病状时有出现，进而再行房后出现了血精的现象，阴部感到不适，肛门坠胀，性欲也开始减退。经过医生诊断后，被确诊为阴虚火旺、迫血上行所致的"精囊炎"，宜清热凉血，便给开了如下的药方：生地黄、牡丹皮、白芍各10克，山茱萸、栀子各12克，白茅根、当归、仙鹤草、小蓟各15克，用水煎煮成汤药，每日1剂。王先生在连服10剂后，病情便得到了显著的缓解。

(2)鲜鲤鱼治疗精囊炎

有一位患有湿热性精囊炎的患者，他有一位当医生的朋友给他介绍了一个治疗精囊炎的方子："用一尾鲜活鲤鱼，加上胡椒、小茴香、葱、姜作调料，炖汤服用，对湿热型精囊炎有显著的疗效。"他按照这个方法试了几次，果然感觉很好，于是坚持服用，不久之后，便摆脱了精囊炎的困扰。

3.民间偏方

(1)桃仁粥：桃仁20克，粳米100克，白糖适量，先将桃仁洗净后，除去皮尖，捣成泥状备用，把淘洗干净的粳米盛入铝锅内，加入适量的清水，用中火煮沸后，改为文火慢煮，粥快煮成时，再加桃仁、白糖，再继续煮沸1～2次，即可服食。治疗淤血阻络型精囊炎。

(2)槐花粥：陈槐花20克，粳米60克，红糖适量，先将粳米煮熟后提取米汤，将槐花研磨成粉面状后，再调入米汤中，放适量的红糖即可，服食。治疗阴虚火旺型精囊炎。

4.外用偏方

(1)按摩法：每周坚持做前列腺按摩1～2次，持续1个月。适用于慢性精囊炎导致淤积较多的患者。可以适当延长按摩时间，以便于精囊液的排空。对于有急性前列腺炎合并者的患者禁用。

(2)灌肠法：金黄散15～30克，山芋粉或藕粉适量，用200毫升左右的水煎煮成稀薄的糊状，冷却到适宜的温度时，做保留灌肠，每日1次。

5.其他疗法

(1)气功疗法：取十几厘米高的枕头一个，仰卧后，将其垫在后腰下，两膝弯曲，双腿外翻，两脚心相合。用左手中指轻轻抵在会阴穴上，再把右掌心的劳宫穴贴在神阙穴（肚脐）上。意守会阴穴，用鼻孔吸气（要求要领是"深、长、柔、缓"），气沉丹田后，再将气缓缓提至"膻中"（心窝），最高不过"玉堂"（胸骨中间），同时，自然做提肛运动。鼻息自然呼气，将气往丹田沉下，同时放松肛门括约肌。以锻炼36息为度，收功时，双掌在丹田或腰眼摩擦50～300次。

(2)茶疗法：绿豆衣20克，金银花30克，用沸水冲泡，代茶饮，每日1剂。

6.生活建议

纵欲过度、不注意个人卫生、过食辛辣燥热之品都会直接导致精囊炎的发生。因此，应当着重注意在日常生活中加以预防和调理。

(1)生活调理：注意保持会阴部的清洁，可常用淡盐水浸泡外阴，将包皮垢冲洗干净。饮食要保持清淡，要尽量远离酒类、咖啡、浓茶及辛辣炙烤类食物，注意休息，提倡劳逸结合，不参与骑自行车、骑马等对于会阴部有强烈压迫的运动，节制性欲，避免频繁而强烈的性刺激。

(2)精神调理：尽量压制焦虑的情绪，以科学客观的态度看待本病，避免产生讳疾忌医的心理，以免延误病情，错过最佳治疗时机；另外，也不要过于担心，只要保持乐观的情绪，积极配合治疗，就可以早日得到康复。

十四、睾丸炎

1.疾病综述

睾丸炎是男科常见疾病，其发病率为12%～18%，通常由细菌和病毒引起。睾丸本身很少发生细菌性感染，由于睾丸有丰富的血液和淋巴液供应，对细菌感染的抵抗力较强。细菌性睾丸炎大多数是由于邻近的附睾发炎引起，所以，又称为附睾-睾丸炎。常见的致病菌是葡萄球菌、链球菌、大肠杆菌等。病毒可以直接侵犯睾丸，最多见是流行性腮腺炎病毒，这种病原体主要侵犯儿童的腮腺，引起大嘴巴病，但是，这种病毒也嗜好于侵犯睾丸，所以，往往在流行性腮腺炎发病后不久，便会出现病毒性睾丸炎。临床上主要分为急性化脓性睾丸炎和腮腺炎性睾丸炎两种，其中以急性化脓性睾丸炎最为多见。急性化脓性睾丸炎的主要表现为发病较急，发热恶寒，一侧或双侧睾丸肿大疼痛。腮腺炎性睾丸炎患者常常出现睾丸疼痛，并向腹股沟放射，有明显的下坠感觉，并伴有高热、恶心、呕吐、白细胞升高等症状，同时，睾丸肿大，压痛非常明显，阴囊皮肤红肿。急性化脓性睾丸炎属中医学"子痈"范畴，腮腺炎性睾丸炎中医则多称之为"卵子瘟"。其病因病机，急性期与湿热蕴结、火毒炽盛、蕴结而成痈脓有关，慢性患者则表现为痰淤互阻于阴部。

2.民间验方

(1)二丸合并治疗睾丸炎

刘先生今年25岁，曾有两年的睾丸炎病史，经过了很长一段时间的西医治疗，输液、打针、口服抗生素，起初还能起点效果，但好景不长，药效一天比一天减弱，特别是一到冬天，就感觉下身发凉，每次小便都淋漓不净，温度暖和一点，才会舒服些，症状也会有所缓解。后来，他求助一位中医为他诊治，大夫见他舌胖，色淡红，有薄白苔，于是便给他开了一副附子理中丸合并桂附地黄丸治疗的方子。他依照医生的处方服用一个月之后，症状明显减轻。

(2)橘核丸治疗睾丸炎

邹先生今年36岁，是位普通工人，因睾丸持续肿痛，伴有半个多月的下坠胀痛，前去医院就诊。西医诊断为急性睾丸炎，并先后用庆大霉素和青霉素进行治疗，基本上没见到什么好转。后经中医检查，痛苦病容，行走不便，阴囊肿痛坠胀，痛引小腹，左侧为甚，压痛明显，皮肤紧绷光亮，舌苔白厚腻，脉弦。中医认为，他是由于寒湿客于厥阴所致，应当祛湿逐寒、软坚散结，便给他开了橘核丸方：橘核、荔核各15克，山楂18克，香附、木通各12克，桃仁、小茴香、川楝各10克，甘草6克，用水煎煮成汤药，分2次温服。邹先生连续服用3剂后，阴囊肿痛明显改善，压痛感明显减轻。于是再服5剂，巩固疗效，便彻底痊愈。

3.民间偏方

(1)**二核炖瘦肉**：橘核12克，荔枝核20克，猪瘦肉300克，料酒、葱花、姜末、食盐、味精、麻油各适量，先将橘核、荔枝核洗净，在露天处晒干后捣碎，装进纱布袋中，扎紧袋口后备用，再将洗净的猪肉放入锅中，用水焯一下，晾凉后，切成肉丁，与橘核、荔枝核药袋一起放入砂锅，加水适量后，用大火煮沸，再调入少许的料酒，改用文火煨煮1小时，待猪肉煮熟后，飘出香味，取出药袋，将药汁过滤掉，加葱花、姜末、食盐、味精，搅拌均匀，再次煮沸，滴上适量的麻油即成，佐餐而食，当日吃完。疏肝解郁，理气散结。适用于肝气郁结型睾丸炎。

(2)**山楂荞麦饼**：荞麦面1000克，鲜山楂500克，橘皮、青皮各15克，砂仁8克，枳壳10只，乌梅12克，白糖200克，将橘皮、青皮、砂仁、枳壳、乌梅一起放入锅中，加白糖后，用1000克水煎煮半个小时，过滤掉残渣后，精取浓缩汁。山楂煮熟后，挖掉内核，捣烂泥状，放置在一旁待用。用浓缩汁将荞麦面和成面团，将山楂泥做馅儿，制成小饼，放入平底锅中焙熟即可，当早点，随意食用。理气活血，化淤散结。适用于气滞血淤型睾丸炎。

(3)**小茴香粥**：小茴香20克，粳米200克，白糖40克，将小茴香洗净后，装进纱布袋里，放进砂锅，加入适量的水，用中火煎煮

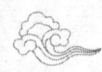

半个小时后，取出药袋，再用洁净的双层纱布滤取小茴香汁，保留待用，将淘洗干净的粳米放入洁净的砂锅，加水适量，用中火煨煮成稠粥，在快要煮熟时缓缓倒入小茴香滤汁并放入白糖，搅拌均匀后，再煮沸即成，早晚分服。疏肝解郁，理气散结。适用于肝气郁结型睾丸炎。

(4)**海带绿豆粥**：海带50克，绿豆100克，粳米200克，白糖40克，将海带去除杂质后洗净，放入清水中浸泡几个小时，等到海带被全部泡发后，切成1厘米见方的小块，盛入碗中备用，将粳米、绿豆分别淘洗干净后，一起放入砂锅，先用大火加适量的水共同煮沸，再改用小火煨煮1小时，煮到绿豆、粳米熟烂，粥汤黏稠时，再加入海带片，拌匀后，再煮沸，加入白糖后，拌匀即成，早晚分食。清热解毒。适用于热毒内结型睾丸炎。

(5)**绿豆赤豆皮蛋粥**：绿豆、赤豆各60克，皮蛋2只，糯米60，。将绿豆、赤豆、糯米分别淘洗干净，把皮蛋切成丁，然后一起放入锅中，用大火煮沸后，改为小火煮至粥羹浓稠即可。早晚分食。清热解毒。适月于热毒内结型睾丸炎。

4.外用偏方

(1)**外敷法**：将大青叶、大黄、芒硝各30克，研磨成细末后，再用蜂蜜调匀，敷于患处。外用纱布固定。每天换药1次，3天为1个疗程。

(2)**贴敷法**：睾丸炎初期可用金黄膏外敷，或用马鞭草全草捣烂，蜜糖适量，调匀后敷贴在患处，溃破后，可以用八二丹或九一丹去除脓水及腐肉，上面用红油膏覆盖住，脓水干净后，用生肌散以促进溃烂伤口的愈合。

5.其他疗法

(1)**老姜兜卵疗法**：取大块的老生姜一个，洗净后，横向切成2毫米的薄片，每次用6～10片，敷于患处，并在外面盖上纱布，使阴囊兜在纱布中，1～2天换1次药，直至病愈。注意有化脓穿溃及阴虚内热者、失血者忌用。

(2)**坐浴疗法**：用马齿苋、芒硝各30克，一起煎煮成汤剂，兑入温水后，用以坐浴，每日2次，每次15分钟。适用于睾丸炎。

6.生活建议

所有男性朋友都应当加强对于睾丸炎的预防和保健。

(1)急性期应保持卧床休息，将阴囊用布袋托起以减轻坠痛感，慢性期可适当地活动。

(2)对于原发感染要给予积极的治疗，如尿道炎、前列腺炎、精囊炎、腮腺炎等疾病。

(3)在发病和治疗期间，暂时停止或减少房事。

(4)对酒、葱、蒜、辣椒等刺激性食物要尽量避免食用，注意平时的饮食营养。